MEJORA TU SALUD DE POQUITO A POCO

MEJORA TU SALUD DE POQUITO A POCO

UNA GUÍA COMPLETA DE BIENESTAR PARA TI Y TU FAMILIA

DOCTOR JUAN RIVERA

Mejora tu salud de poquito a poco

Primera edición: julio de 2016
Quinta edición: febrero de 2017

© 2016, Dr. Juan Rivera

© 2016, Penguin Random House Grupo Editorial USA, LLC.
8950 SW 74th Court, Suite 2010
Miami, FL 33156

Diseño de cubierta: Víctor Blanco
Fotografías del autor: Univision Communications Inc.

ISBN: 978-1-941999-85-1

Printed in USA

Penguin
Random House
Grupo Editorial

DEDICATORIA

Dedicado a mi esposa, Ana Raquel,
y a mis hijos, Ana Sofía, Juan Antonio y Nina.

AGRADECIMIENTOS

Este libro no hubiese sido posible sin la ayuda de Alice Kelly,
Dániza Tobar, Dr. José Calderón Abbo, Sabrina Hernández-Cano,
el grupo de Univision Enterprises y Penguin Random House
Grupo Editorial.

Índice

SEGUNDA PARTE
Los siete mandamientos de la salud

Tercer mandamiento: El buen sueño te brinda salud y empeño

Cuarto mandamiento: No se puede curar el cuerpo sin prestarle atención a la mente

Introducción

Por años me había resistido a la idea de escribir un libro. En el mundo de hoy, en donde la manera más fácil y efectiva de transmitir un mensaje es a través de las redes sociales e internet, me parecía una inversión de tiempo inútil. Mi plataforma en la televisión siempre ha sido una manera efectiva de llegar y ayudar a la comunidad.

Primero, por medio de los programas de Telemundo *Al Rojo Vivo*, con María Celeste Arrarás, y *Un nuevo día*, y luego, como corresponsal médico de Univision para los programas *Primer Impacto*, *Despierta América* y *Noticiero Univision* entre otros, mi labor ha sido la de ayudar a los latinos tanto a entender mejor su salud como a adoptar estilos de vida que logren prevenir enfermedades. Con esa posibilidad de transmitir rápido y en directo mi mensaje, ¿por qué entonces un libro?

Varias circunstancias me hicieron cambiar de opinión y entender la importancia de darme a la tarea de crear un plan de salud y bienestar más completo e integral para la comunidad hispana. Quizá la más importante es que observo cómo nuestra comunidad está perdiendo la batalla en contra de la obesidad, la diabetes, las enfermedades del corazón y el cáncer. Todas estas enfermedades se pueden prevenir en gran medida.

Nuestro objetivo colectivo en esta gran nación es muy claro: prosperar. ¿Pero cómo pretender lograr una vida mejor para nosotros y nuestros hijos si no nos mantenemos saludables y libres de enfermedades crónicas? Para trabajar hay que poder moverse libremente sin dolor, hay que tener energía. Para progresar en un negocio, hay que evitar las bancarrotas a causa de los gastos médicos excesivos. ¡Tenemos que mantenernos sanos!

La segunda circunstancia que me empujó a escribir este libro fue percatarme de que muchas de las personas que me ven por televisión, me escriben o me saludan en la calle creen que, en cuanto a salud y estilo de vida, soy perfecto. No lo soy. Ni la bata blanca ni el título al lado de mi nombre me hacen, ni remotamente, ser perfecto. Y por esa razón pensé que mi historia, mis dificultades, mis debilidades y logros —todo lo cual forma parte de este intento de brindarle a mi comunidad una guía práctica de salud y bienestar— podría servir para llevar el mensaje de que todos estamos en el mismo bote y juntos debemos encontrar soluciones. Vas a encontrar en este libro historias muy personales, entre ellas algunas que hago públicas por primera vez.

Finalmente, existen millones de hispanos en Estados Unidos sin acceso a cuidados de salud. No tienen acceso porque están en este país sin documentos, o porque no tienen dinero para pagar un seguro médico; algunos tienen dos trabajos y se les hace imposible ir a ver a un doctor. Son los que me detienen en un aeropuerto o en la calle y se aventuran a hacerme una pregunta médica... Y muchas veces he tenido la impresión de que es la primera vez que un doctor les presta atención.

Esta guía de salud es un intento de cumplir con ellos, con los que por mucho tiempo me han preguntado por mi libro. No soy perfecto y mi palabra no es ley, pero lo que aquí presento es un trabajo honesto, responsable y lleno de ilusión de que por lo menos logre transformar una vida. Amo mi profesión y espero que ese amor y deseo de ayudar al prójimo quede plasmado en cada una de estas páginas.

DOCTOR JUAN RIVERA

PRIMERA PARTE

NUESTRA SALUD

¡Somos aproximadamente 57 millones de hispanos en Estados Unidos! Una mezcla perfecta de norteamericanos, suramericanos, centroamericanos, caribeños... en fin, una amalgama de sabores, sonidos, bailes e historias que enriquecen esta gran nación. Nacidos aquí o habiendo dejado atrás la patria que nos vio nacer, todos perseguimos la misma meta: prosperidad. Pero para ser prósperos primero tenemos que estar saludables.

Lamentablemente, la salud de nuestra comunidad no se encuentra en buenas condiciones. Las enfermedades cardiovasculares, la diabetes, el cáncer y la obesidad están causando más estragos en los hispanos que en otros grupos étnicos. Según estadísticas de la Sociedad Americana del Corazón, el 33% de los hombres hispanos y el 31% de las mujeres padecen de enfermedades cardiovasculares. Increíblemente, se considera que el 81% de los hombres tienen sobrepeso o están obesos; la cifra es similar para las mujeres: 78%. Peor aún, el 40% de nuestros niños, el futuro de nuestras comunidades, también son víctimas de esta epidemia. Por otro lado, tenemos un 50% más probabilidades de morir de diabetes que una persona de raza blanca. Finalmente, en cuanto a las pruebas para detectar el cáncer en etapa temprana, tenemos un 28% menos de probabilidad de someternos a una colonoscopia; y a las mujeres hispanas, el norte de nuestra sociedad, se le tiende a detectar el cáncer de mama en etapa más avanzada porque no se hacen mamografías rutinariamente.

Es precisamente este estado de emergencia de la salud de nuestra población lo que constituye el mayor estímulo para crear este plan de bienestar, estos *siete mandamientos de la salud*, que espero que te ayuden a tomar control de tu cuerpo, tu mente y tu futuro. Me parece lógico que, para poder poner en práctica las guías que he creado para ti, primero hablemos brevemente de estos cuatro males, estos asesinos en serie, que ponen en riesgo nuestra prosperidad: las enfermedades cardiovasculares, la diabetes, el cáncer y la obesidad.

CORAZÓN LATINO: ENFERMEDADES CARDIOVASCULARES

Las enfermedades cardiovasculares son aquellas que afectan las arterias principales de nuestro cuerpo reduciendo el flujo de sangre y oxígeno hacia órganos vitales como el corazón y el cerebro. Son procesos fisiológicos que se van dando de manera silenciosa y que, lamentablemente, se presentan clínicamente por primera vez de manera fatal hasta en un 50% de los casos.

Las enfermedades cardiovasculares más importantes y que mayormente afectan a nuestra comunidad son:

(1) Ataques al corazón

(2) Accidentes cerebrovasculares

ATAQUES AL CORAZÓN

Lub-dub, lub-dub, lub-dub… así suena la máquina que nos mantiene vivos. Nuestro corazón está compuesto de músculo, venas y arterias. El músculo es el motor de la máquina que se contrae rítmicamente para bombear sangre al resto de nuestro cuerpo. Las arterias son los "tubitos" que llevan el alimento, la sangre y el oxígeno que el corazón necesita para funcionar. Las venas forman el sistema de drenaje que se lleva la sangre sin oxígeno para permitir que más sangre oxigenada pueda llegar al músculo cardíaco. Cuando una arteria se obstruye en su totalidad, esa sección del corazón no recibe la cantidad de sangre que necesita para funcionar. Esa parte del músculo comienza a deteriorarse y, en definitiva, va muriendo.

¿CÓMO SABER SI SE ESTÁ SUFRIENDO UN ATAQUE AL CORAZÓN?

Es importante tener en cuenta que el 15% de las 735 mil personas que cada año en Estados Unidos sufren un ataque cardíaco pierden la vida. Tristemente, la mayor parte de estos ataques ocurren en situaciones cotidianas, ya sea en el hogar, en el trabajo o mientras las personas se divierten y no alcanzan a llegar a tiempo a un hospital. Por eso es muy importante saber reconocer los síntomas tanto en hombres como en mujeres.

En el caso de los hombres:

- La primera señal de que algo anda mal es la presencia de dolor, opresión o malestar en el pecho, especialmente hacia el centro o el lado izquierdo. Muchas personas han explicado que sienten como si tuviesen un elefante sentado en su pecho. Esta molestia puede durar un par de minutos, o bien, ser intermitente.

- Además del dolor en el pecho, hay problemas para respirar.
- El dolor se puede irradiar a la mandíbula o brazo izquierdo.
- Además, la persona puede comenzar a sudar frío, a sentir náuseas o mareos.

En el caso de las mujeres:

- La gran mayoría de las mujeres que sufren de un ataque al corazón no lo reconocen pues suelen confundirlo con otras molestias menores. En general, sienten mareos y náuseas, dolor abdominal o de espalda y dificultad para respirar, que asumen como cualquier otro problema.
- También pueden sentir un cansancio repentino o debilidad, como si hubieran realizado un gran esfuerzo, aunque no hayan hecho nada.

Se deben seguir tres pasos importantes si experimentas estos síntomas...

1. Llamar al 911 o al servicio de emergencia de tu ciudad/país.
2. Tomar una aspirina de 325 mg si no eres alérgico a este medicamento.
3. Reposar en tu cama mientras llegan los servicios de emergencia médica.

¿ES VERDAD QUE LA MAYORÍA DE LOS ATAQUES AL CORAZÓN OCURREN EN HORAS DE LA MADRUGADA?

Si bien es verdad que un infarto puede ocurrir en cualquier momento del día, también es cierto que en la madrugada las personas podrían correr un riesgo más alto debido a un aumento en las hormonas de estrés durante esas horas.

¿CÓMO SE OBSTRUYEN LAS ARTERIAS?

El proceso por el cual las arterias de nuestro cuerpo, en especial las del corazón, se obstruyen, ocurre de manera silenciosa, y toma décadas. Las paredes de las arterias del corazón se dañan poco a poco debido a la mala alimentación, el sedentarismo, la obesidad, el colesterol alto, el tabaquismo, un nivel alto de azúcar en la sangre, triglicéridos elevados y un nivel alto de inflamación en el cuerpo. Todos estos factores de riesgo forman progresivamente unos "huequitos" en la pared arterial y por ahí se introducen partículas de colesterol que paulatinamente forman la placa de grasa de la cual tantas veces has escuchado hablar. Si estos factores de riesgo no se corrigen a tiempo, la placa continúa aumentando de tamaño hasta que obstruye el flujo de sangre en la arteria de manera significativa, y se manifiestan los síntomas.

> **¿Debo utilizar una aspirina diaria para prevenir infartos?**

La aspirina es un arma de doble filo. Por un lado salva vidas en pacientes que sufren un ataque de corazón o tienen un riesgo cardiovascular alto, sin embargo, también aumenta levemente el riesgo de úlceras gastrointestinales y hasta sangrado cerebral. ¿Entonces quién debe utilizar aspirina?

Tipo de pacientes que deben tomar una aspirina de 81 mg diariamente: quienes han sufrido un ataque al corazón o un derrame cerebral; quienes han sido objeto de alguna cirugía de bypass; los que tienen un historial de revascularización con endoprótesis (stent); personas de alto riesgo cardiovascular debido a que padecen de hipertensión, diabetes y colesterol alto.

Tipo de pacientes que no deben tomar aspirina: individuos que no tienen historial cardíaco o múltiples factores de riesgo. En estos casos, el riesgo asociado al uso de aspirina es más alto que los beneficios que puede aportar.

ACCIDENTES CEREBROVASCULARES

Cada cuarenta segundos una persona sufre un accidente cerebrovascular; así de común es este mal. Debido al alto porcentaje de obesidad e hipertensión arterial en la población hispana, tendemos a sufrir accidentes cerebrovasculares a una edad más temprana que individuos de raza blanca. En promedio, los hispanos tienden a sufrir este problema a los 67 años de edad, mientras que los individuos de raza blanca lo tienden a sufrir a los 80.

Durante un accidente cerebrovascular, un área del cerebro deja de recibir sangre y oxígeno. En cuestión de minutos, las neuronas, o sea las células cerebrales del área afectada, comienzan a morir, lo que explica la experimentación de problemas o síntomas neurológicos.

¿CUÁLES SON SUS SÍNTOMAS?

Los síntomas de los accidentes cerebrovasculares son:

1. Adormecimiento repentino o debilidad en una de las extremidades del cuerpo (si se experimenta simultáneamente en ambas extremidades, es poco probable que sea un accidente cerebrovascular).
2. Confusión, dificultad para hablar o comprender cualquier situación simple.
3. Pérdida de la visión en uno o en los dos ojos.
4. Problemas al caminar o falta de coordinación.
5. El peor dolor de cabeza de tu vida.

¿CÓMO SABER SI UNA PERSONA ESTÁ SUFRIENDO UN ACCIDENTE CEREBROVASCULAR?

1. Pídele a la persona que se ría: un lado de su cara podría lucir caído.
2. Pídele a la persona que levante ambos brazos: quizá no pueda levantar uno de ellos.
3. Pídele a la persona que repita alguna frase sencilla: es posible que se le dificulte hacerlo.

Si observas que la persona muestra alguna de estas características, llama de inmediato al 911 o al servicio de emergencia médica de tu ciudad.

¿SE DEBE TOMAR UNA ASPIRINA ANTE LA SOSPECHA DE UN ACCIDENTE CEREBROVASCULAR?

¡No! Algunos accidentes cerebrovasculares causan sangrado cerebral. Si este es tu caso y te tomas una aspirina, aumentaría el riesgo de más sangrado y daño neurológico. Llama al servicio de emergencia de inmediato; en el hospital te podrían practicar una tomografía computarizada del cerebro para ver si has sangrado o no. Esto sirve para decidir qué tipo de terapia te conviene.

FACTORES DE RIESGO DE LAS ENFERMEDADES CARDIOVASCULARES

Es muy importante tener en cuenta que los antecedentes familiares de problemas cardíacos aumentan las probabilidades de sufrir un ataque al corazón. Sin embargo, no es determinante. Esto solo implica mantener un control médico más riguroso y darle más énfasis a la prevención. Muchos pacientes que no tienen un historial de problemas de este tipo en su familia directa se descuidan y no toman en cuenta los factores de riesgo. Esto aumenta las probabilidades de tener problemas cardíacos. Los hábitos más importantes que ayudan a prevenir problemas cardíacos están relacionados con los siguientes aspectos:

1. Colesterol bueno y malo
2. Triglicéridos
3. Hipertensión

COLESTEROL BUENO Y COLESTEROL MALO

Hay colesterol bueno y colesterol malo. *El colesterol malo* o LDL es el causante directo de la formación de placas en las arterias del corazón. El *colesterol bueno* o HDL se encarga de transportar colesterol al hígado para que este órgano logre expulsarlo del cuerpo. No hay que se ser adivino para saber que la clave del éxito se encuentra en tener un LDL bajo y un HDL alto.

Niveles de colesterol

Según el Programa Nacional para la Educación sobre el Colesterol *(National Cholesterol Education Program)* los parámetros normales y anormales de colesterol malo son los siguientes:

   —Óptimo: ‹ 100 mg/dL
   —Casi óptimo: 101–129 mg/dL
   —Intermedio: 130–159 mg/dL
   —Alto: 160–189 mg/dL
   —Zona de peligro: › 190 mg/dL

¿Cuál es el nivel normal de colesterol bueno o HDL?

Mujeres: › 50 mg/dL

Hombres: › 40 mg/dL

¿Puede una persona delgada tener el colesterol malo alto? ¡Definitivamente! De hecho, existen personas que a pesar de llevar una dieta saludable tienen un nivel alto de LDL. Esto se debe a una predisposición genética que hace que el hígado produzca colesterol malo en exceso. ¡No te confíes! La mejor manera de conocer tu nivel de LDL es mediante un análisis de sangre.

¿Cómo mejorar los niveles de colesterol bueno? A diferencia del colesterol malo, el cual muchas veces es producido en exceso por el cuerpo y es difícil de controlar sin medicamentos, el HDL tiende a responder mejor a cambios en el estilo de vida. El ejercicio aeróbico, el dejar de fumar, el bajar de peso, la Niacina o vitamina B3 y el consumir alcohol en moderación (solo un trago al día) aumentan el nivel de HDL en el cuerpo.

Mientras más grandes, mejor. Estoy hablando del tamaño de las partículas de colesterol. *Mientras más pequeñas sean las partículas de colesterol malo y de colesterol bueno, más alto es el riesgo de sufrir un ataque al corazón.* El sobrepeso, el tabaquismo, el sedentarismo y la diabetes disminuyen el tamaño de las partículas. El mantener un peso ideal, practicar ejercicio aeróbico y la Niacina o vitamina B3 aumentan su tamaño.

TRIGLICÉRIDOS

Al hablar de triglicéridos nos referimos básicamente a la grasa proveniente de una dieta alta en carbohidratos y grasa saturada. Cuando ingerimos más calorías de las que el cuerpo necesita para realizar sus funciones, esas calorías adicionales se convierten automáticamente en triglicéridos. Un nivel normal es menos de 150 mg/dL medidos en ayunas.

Un nivel elevado de triglicéridos aumenta el riesgo de sufrir un ataque al corazón o un derrame cerebral. ¿Alguna vez has estado en un estadio de béisbol en Estados Unidos y has visto a esas personas que se comen un pedazo de pizza, una cerveza y una paleta de helado para terminar el banquete? ¡La megabomba de triglicéridos!

HIPERTENSIÓN: ASESINA SILENCIOSA

A la hipertensión arterial muchos la conocen como la asesina silenciosa. Y la llaman así porque, aun cuando la persona no experimenta síntoma alguno, cuando la presión sanguínea es elevada puede llegar a sufrir repentinamente un ataque al corazón o un derrame cerebral. El sobrepeso y el consumo excesivo de sal o sodio son dos factores de riesgo importantes que ocasionan esta afección.

¿Cuál se considera un valor normal de presión sanguínea? La siguiente tabla contiene la información que necesitas.

Tensión arterial

	Máxima sistólica	Mínima diastólica
Óptima	< 120	< 80
Normal	120-129	80-84
Normal elevada	130-139	85-89

Hipertensión

	Máxima sistólica	Mínima diastólica
Grado 1	140-159	90-99
Grado 2	160-179	100-109
Grado 3	100-109	> 110

Pasos a seguir para medir adecuadamente la presión sanguínea en la casa.

(1) Hazlo regularmente en las mañanas, ya que es cuando más elevada podría estar.

(2) Ve al baño antes. Aunque no lo creas, una vejiga llena puede contribuir a que tu presión sanguínea sea elevada.

(3) No bebas café antes de medirla.

(4) Siéntate en un lugar cómodo donde puedas descansar el brazo a nivel, más o menos, de tu corazón.

(5) Cierra los ojos por dos minutos y respira hondo por la nariz y exhala por la boca.

(6) Procede a medir tu presión sanguínea.

¿Por qué si no uso sal en mi comida cuando cocino, aún tengo mi presión sanguínea alta? ¡Ojo! La sal de mesa constituye únicamente un 7% del sodio que consumes diariamente. El otro 93% se encuentra escondido en alimentos procesados como por ejemplo los *chicken nuggets*, los cereales, las sopas enlatadas, los embutidos y las sodas, entre otros. Es por esto que es tan importante que leas siempre las etiquetas nutricionales y mantengas tu consumo de sodio a menos de 2000 mg al día. Cuando vayas al supermercado ten cuidado con los productos que se encuentran en los pasillos del medio: es ahí usualmente donde se encuentran la mayoría de los alimentos procesados.

Antiinflamatorios y su riesgo cardiovascula

Los llamados AINE, o medicamentos antiinflamatorios no esteroides, están prácticamente en todos los hogares y carteras a la mano, ya que, además de disminuir la inflamación, tienen efectos analgésicos para bajar el dolor y antipiréticos para disminuir la fiebre. Existe una gran variedad de ellos, pero entre los más comunes están los siguientes: ibuprofeno, ketoprofeno, celecoxib, nabumetone, indometacina y naproxeno. Cuando se trata de un dolor de cabeza, dolores de artritis, dolores reumáticos, dolores menstruales, dolores de espalda, entre otros, representan la primera opción disponible en cualquier farmacia. El ibuprofeno, por ejemplo, es el analgésico sin receta más vendido en Estados Unidos y en muchos otros países.

Como todo medicamento, estos también tienen sus efectos secundarios, como irritación gastrointestinal, esofagitis y úlceras, así como problemas renales. Estudios recientes han demostrado que además pueden aumentar la presión sanguínea y hasta aumentar el riesgo de un infarto de corazón.

Recomendación: en lo posible, trata de evitar el uso de estos medicamentos. Si necesitas aliviar un dolor, intenta con acetaminofén, para el cual no se ha demostrado que produzca un efecto adverso en el sistema cardiovascular. No te olvides que también pueden ayudar a combatir el dolor las terapias alternativas como la acupuntura, los remedios caseros sencillos como aplicar hielo (si hay hinchazón) o calor (en caso de espasmos musculares), así como el yoga y la meditación.

¿**Es bueno utilizar suplementos o remedios naturales para mantener un corazón sano?** Se habla muchísimo de los suplementos. Esto se debe, en parte, a que es una industria muy lucrativa. Los siguientes son los nombres de algunos sobre los cuales comúnmente me preguntan:

1. **Multivitaminas.** Nunca se ha demostrado que un multivitamínico al día reduzca el riesgo de sufrir un ataque de corazón.

2. **Omega 3.** Si una persona padece de triglicéridos altos, 4 gramos de Omega 3 al día podrían resultar útiles para disminuir el nivel.

3. **Red yeast rice.** En mi experiencia clínica, 1,200 mg diarios de este suplemento en ocasiones logra disminuir el LDL o colesterol malo unos 15 a 30 mg/dL.

4. **Aceite de oliva.** Me parece muy útil para prevenir problemas del corazón. Es parte integral de la dieta mediterránea de la cual existe evidencia científica que demuestra que disminuye el riesgo cardiovascular de las personas que la siguen. ¡Mi suegro tiene la costumbre de tomarse una cucharada todas las mañanas! Si, como a mí, esta práctica te parece repugnante, simplemente añade el aceite de oliva a tus comidas.

5. **Niacina (vitamina B3).** Tiende a funcionar en pacientes que tienen un colesterol bueno, o HDL, bajo. ¡Ojo!, no te asustes si al tomar la niacina sientes que la cara se te pone superroja y caliente. No es una reacción alérgica. Lo que sucede es que esta vitamina dilata los vasos sanguíneos de la cara y al llegar más sangre a esa área se enrojece y aumenta la temperatura.

6. **CoQ10.** Si tomas estatinas para controlar el colesterol y has sufrido dolores musculares como efecto secundario de estas, podría ser que el CoQ10 te ayude a combatir ese síntoma y te permita continuar utilizando el medicamento.

Bebidas energéticas:
"bombas enlatadas" para el corazón

Desde hace unos años, las llamadas "bebidas energéticas" se han convertido en casi una adicción para quienes necesitan dosis extra de estímulo para cumplir con sus tareas, como estudiantes universitarios, deportistas, trabajadores, personas que trabajan de noche, etcétera. La verdad es que es muy raro que alguien no las haya probado. Y es que la promesa de contar con una cuota de energía que nos levante anímicamente o nos ayude a concentrarnos en cuestión de minutos es muy tentadora. Pero, ¿qué hay realmente en el interior de esas latas? ¿Tienen efectos positivos para todos? La respuesta es no, especialmente cuando se trata de personas con antecedentes de problemas cardíacos.

Lo primero que hay que tener en consideración es que realmente no son energéticas, sino *estimulantes*, pues sus componentes no representan un aporte calórico que ayude a incrementar la energía, sino que generan un aumento de los efectos sensoriales al exacerbar el sistema nervioso central.

También es importante no confundir *bebidas energéticas* con *bebidas deportivas*. Estas últimas, en general, no contienen sustancias químicas para elevar la energía. Sus ingredientes suelen ser agua, sal, azúcar, vitaminas y minerales, y tienen el propósito de reponer el agua y los electrolitos o minerales de la sangre que el cuerpo pierde durante el ejercicio o esfuerzo físico.

Por otro lado, la *Sociedad Americana del Corazón* ha emitido advertencias sobre el uso de las bebidas energéticas, especialmente para aquellas personas con riesgo de problemas cardíacos. La razón es que sus ingredientes, si bien ayudan a mantenernos en alerta en forma temporal, realmente no alivian el cansancio y la fatiga. Pero, sobre todo, pueden ser *extremadamente peligrosas* para la salud, pues son todo un cóctel de exaltación cardiovascular. Por ejemplo, el principal ingrediente que contienen es cafeína, en cantidades que llegan a ser tres veces mayor que la que proporciona una taza de café o una bebida de cola. Además, incluyen otros ingredientes altamente estimulantes, como guaraná, que al combinarse, multiplican sus efectos y no existen estudios que muestren hasta cuánto se puede considerar una dosis segura para el organismo. Este efecto es mayor en quienes suelen ingerir más de una lata diaria de este producto.

Hay estudios que demuestran cómo las bebidas energéticas pueden aumentar el ritmo cardíaco en un promedio de un 11%, hasta siete latidos por minuto. La presión arterial también aumenta, generando mayor presión para el corazón. También se han dado casos de muerte repentina al utilizar estas bebidas con otras sustancias como alcohol o para incrementar el rendimiento físico en una sesión de ejercicio, algo que obviamente no se recomienda.

En los siguientes gráficos se muestran los efectos de sus ingredientes, las cantidades incluidas y quiénes definitivamente no deben consumirlas.

Ejemplos de ingredientes y cantidades en cada lata de dos conocidas marcas de bebidas energéticas

Ingredientes	Bebida 1	Bebida 2
Cafeína	80 mg	80 mg
Taurina	1000 mg	0 mg
Glocoronolactona	600 mg	600 mg
Guaraná	0 mg	1500 mg
Tiamina	0 mg	1000 mg

Efectos y contraindicaciones de los principales ingredientes de las bebidas energéticas

Ingredientes	Efectos	Dosis máxima diaria	Dosis peligrosa diaria	Quiénes no deben consumirlas
Cafeína (alcaloide estimulante)	Estimula el sistema nervioso central	300 mg	600 mg	Personas con problemas cardíacos
	Aumenta estado de vigilia			Niños y menores de 18 años
	En exceso genera insomnio y ansiedad			Mujeres embarazadas
	Aumenta presión arterial y latidos del corazón			
Taurina (aminoácido sintético)	Ayuda en el metabolismo de grasas	5 a 10 g (dosis internacional)	No ha sido evaluada	Personas con problemas cardíacos
	Genera pérdida de agua en el cuerpo			Niños y menores de 18 años
	Estimulante			Mujeres embarazadas
Guaraná (semilla amazónica similar a la cafeína)	Estimula el sistema nervioso central	No ha sido evaluada	No ha sido evaluada	Personas con problemas cardíacos
	Puede causar insomnio, ansiedad, temblores			Niños y menores de 18 años
	Puede generar palpitaciones e hiperactividad			Mujeres embarazadas

(Continúa)

Ingredientes	Efectos	Dosis máxima diaria	Dosis peligrosa diaria	Quiénes no deben consumirlas
Ginseng (raíz asiática estimulante)	Estimula la circulación y el sistema nervioso	No ha sido evaluada	No ha sido evaluada	Personas con problemas cardíacos
	Usada para aumentar la concentración			Niños y menores de 18 años
	Puede incrementar la hipertensión			Mujeres embarazadas
	Puede aumentar los niveles de estrógenos			
	Puede incrementar el efecto de anticoagulantes como dipiridamol, warfarina o aspirina y causar sangrado			
	En exceso podría provocar cáncer de colon			
Glucoronolactona (hidrato de carbono derivado del azúcar)	Estimulante de efecto levemente más lento y duradero que el de la cafeína	1 a 2 mg proveniente de productos naturales	No ha sido evaluada	Personas con diabetes
	Algunos resultados sugieren que en combinación con la taurina podría elevar la presión arterial			Niños y menores de 18 años
				Mujeres embarazadas

Diabetes:
el sabor amargo del azúcar

Mi relación con la diabetes

El control del nivel de azúcar en el organismo es un tema bastante personal para mí. En 2010 mi madre vino de visita a Miami y logré convencerla de que se hiciera un examen preventivo en mi consultorio. La verdad, sentía un honor increíble de poder ser en ese momento el doctor de mi mamá. Imagínate... después de todo lo que mis padres han luchado y se han esforzado para ayudarme a lograr mis sueños, ¡qué mejor manera de pagarle que con un servicio clínico de óptima excelencia! Sin embargo, lo último que imaginaba era que iba a terminar en la situación dificilísima de tener que darle una mala noticia.

Aún recuerdo el día bien clarito. Me encontraba trabajando en mi consultorio. En un momento dado comencé a revisar los resultados de laboratorio de mi mamá. Todo se veía de maravilla hasta que llegué a la sección del azúcar. No daba crédito a lo que aparecía en la pantalla. Un nivel de azúcar en ayunas de 340 mg/dL y una hemoglobina glucosilada de 12% (valores que pronto aprenderás que son bastante altos). Mi primera reacción fue la del médico, no la del hijo. Recuerdo que pensé que eran lógicos los síntomas de cansancio y ese "desgano" que ella sentía. Luego sentí un nudo en el estómago... Entonces comencé a pensar como hijo, en esa responsabilidad de darle a mi propia madre una mala noticia. ¿Cómo le digo que tiene que bajar de peso sin ofenderla? ¿Que tiene que comenzar a usar medicamentos? En fin, ¿cómo le explico que tiene que cambiar su vida drásticamente para evitar un deterioro paulatino pero cruel que causa la diabetes en múltiples órganos del cuerpo?

En retrospección, admito que cometí un error al comunicarle la noticia por teléfono. Hice lo que un buen doctor hace... comunicarle con empatía la noticia al paciente lo antes posible y presentarle el mejor plan de acción. Pero el hijo en mí debió indicarme que había que hacerlo en persona. Ella se encontraba con mi esposa y mis hijos, almorzando en un restaurante italiano cuando la llamé para decírselo. Su silencio instantáneo fue prueba indiscutible de que había cometido un error; debí haber esperado. Mi esposa me cuenta que lloró, no pudo seguir comiendo y su cara cambió drásticamente. Mis sentimientos eran un contraste de orgullo por haber hecho un diagnóstico que otros médicos habían ignorado y de culpa por haber sido el vehículo de una mala noticia a mi propia madre. Quizá es por eso que dicen que los doctores no deben tratar a sus familiares.

Hoy día mi madre se encuentra en total control de su padecimiento. Bajó de peso, cambió su dieta drásticamente y hace ejercicio. Fue una lección para ambos. Tengo una suerte infinita de tenerla saludable y poder decir que es una excelente madre y abuela, y que hoy tiene más energía que el conejito de Energizer.

Quizá me has escuchado hablar en televisión del rol tan importante que juega en nuestra salud nuestro historial familiar. Y por supuesto que no soy la excepción. Pocos saben de mi lucha personal en contra de esta terrible afección. Gracias a Dios he podido disfrutar de buena salud, pero desde hace unos años mis niveles de azúcar en la sangre han estado más altos de lo que se espera. No padezco de diabetes, pero en ocasiones mis resultados han sido compatibles con prediabetes. Como te contaré en los próximos capítulos, esto me ha llevado a una transformación significativa en mi estilo de vida en cuanto a mi dieta, ejercicio, sueño y manejo del estrés. No ha sido fácil, especialmente en lo que a dieta se refiere. ¡Me considero adicto al azúcar! Es una lucha constante contra mis genes. El cambio ha sido poquito a poco... Y es así, poquito a poco, que quiero inspirarte y ayudarte a cambiar tu vida. No estás solo.

A principios del nuevo siglo, la Organización Mundial de la Salud estimaba que el número de personas en el mundo afectadas por la diabetes podría llegar a unos 299 millones en el año 2025. Pero al ritmo en que aumenta el número de personas diagnosticadas, su estimado cambió a más de 380 millones para el mismo año. Actualmente, según la Asociación Americana de la Diabetes, solo en Estados Unidos existen aproximadamente 29 millones de personas que viven con este padecimiento.

La diabetes tiene que ver con la manera en que nuestro organismo utiliza y procesa la glucosa o azúcar que llega a la sangre y con la insulina, una hormona que transforma en energía esa glucosa que obtenemos a través de los alimentos.

Cada vez que ingerimos un alimento o un líquido, nuestro cuerpo se encarga de triturarlo hasta obtener los nutrientes que necesita de esos diminutos pedacitos y de absorberlos a través del flujo sanguíneo. Entre estos nutrientes está la glucosa que es como el combustible que necesitamos para desarrollar una serie de funciones.

Al subir el nivel de glucosa en la sangre, "enciende" el motor del páncreas que se encarga de producir insulina y de enviarla al flujo sanguíneo. La insulina funciona como una "compuerta" que se abre para dejar pasar la glucosa hasta las células de distintos órganos que la necesitan para funcionar. Sin embargo, hay ocasiones en que no se logra generar la cantidad suficiente de esta hormona, o simplemente el páncreas no la genera, lo cual desata una serie de problemas. Sin pasar por esa compuerta abierta, la glucosa se queda en el torrente sanguíneo, elevando los niveles de azúcar en la sangre y dejando "sin combustible" a distintos órganos, lo cual complica la salud general del cuerpo.

TIPOS DE DIABETES

Existen básicamente dos tipos de diabetes: *diabetes tipo 1* (conocida anteriormente como diabetes insulino-dependiente o diabetes juvenil) y *diabetes tipo 2*. En ambos casos se trata de la presencia de azúcar en la sangre en un nivel que sobrepasa lo normal. Existe cierta predisposición hereditaria que explica este desequilibrio, la diferencia está en cómo se produce.

DIABETES TIPO 1

La diabetes tipo 1 es lo que se llama autoinmune, es decir, ocurre cuando es el propio organismo el que provoca una alteración en el sistema inmunológico que hace que este se "confunda" y ataque al páncreas. De esta manera este órgano no puede cumplir su tarea de producir la hormona insulina.

Anualmente alrededor de trece mil niños en Estados Unidos son diagnosticados con esta enfermedad y un total de 1.2 millones de personas en el país la padecen. Todos ellos requieren dosis diarias de insulina para poder procesar y mantener la glucosa necesaria en la sangre.

Como ya mencioné, existe un factor genético que determina esta enfermedad, sumado a otros factores que aún se están investigando. Todavía no hay evidencia suficiente para probar el papel que juegan algunas infecciones virales durante la etapa de gestación, las deficiencia de algunas vitaminas como la D o ácidos grasos omega 3 y el clima, entre otros.

DIABETES TIPO 2

En el caso de la diabetes tipo 2, el organismo produce insulina, pero no en cantidades suficientes para hacerlo funcionar eficientemente y abrirle paso a la glucosa. De esta manera, tampoco la glucosa puede desempeñar adecuadamente su función y llegar hasta las células para generar energía. Ese azúcar "extra", que se convierte en glucosa, se queda en el torrente sanguíneo, lo cual obliga al páncreas a esforzarse al tratar de producir más insulina. Eventualmente, este órgano "colapsa" sin poder mantener estables los niveles de azúcar.

Es en este tipo de diabetes en el que realmente debemos enfocarnos, especialmente los hispanos, pues aunque también posee un fuerte factor hereditario, este no es determinante. En cambio sí lo es el estilo de vida que llevemos y, sobre todo, nuestra alimentación y la actividad física que realizamos. Por lo tanto, que ataque nuestro organismo depende mayormente de nosotros.

También existe lo que muchos *llaman intolerancia a la glucosa, alteración de la glucosa en ayunas o prediabetes*. Esta ocurre cuando los niveles de glucosa en la sangre comienzan a subir, aunque no al punto de ser considerados como diabetes. Sin embargo, una prediabetes generalmente es el preámbulo de la enfermedad. En Estados Unidos hay 86 millones de individuos con prediabetes. Muchos otros cumplen los criterios de laboratorio y ni siquiera lo saben.

Tratamiento para la diabetes tipo 2

Debemos estar claros de que, hasta ahora, no existe un tratamiento para curar la diabetes, pero sí hay formas de mantenerla bajo control para que no deteriore nuestra calidad de vida. La comunidad médica completa está de acuerdo en una cosa: la base para un paciente diabético y para la población en general que no quiere convertirse en un paciente más se encuentra en mantener hábitos de vida saludables, es decir, observar una dieta sana y mayor actividad física que mantengan a raya el sobrepeso, la obesidad y toda su carga de consecuencias. Estudios recientes también apuntan a la importancia de controlar el estrés y de dormir adecuadamente. En los próximos capítulos te brindo pasos claros y fáciles de seguir para que logres mantener un nivel de azúcar adecuado.

DIABETES EN LOS HISPANOS: ALERTA ROJA

La diabetes tipo 2 es un verdadero desafío para la salud de nuestra comunidad, ya que las cifras y la realidad son alarmantes. Esta enfermedad es la sexta causa de muerte entre los hispanos de Estados Unidos y la cuarta causa de muerte entre las mujeres y los ancianos hispanos. Para que te hagas una mejor idea, el 17% de nuestra población hispana tiene diabetes, es decir, uno de cada seis adultos. Y lo que es aún peor es que solo un poco más de la mitad está consciente de esto. El resto ni lo imagina... o no quiere hacerlo.

Los hispanos tenemos en promedio el doble de probabilidad de morir de diabetes que las personas caucásicas. También tenemos mayor riesgo que otros grupos étnicos de sufrir complicaciones relacionadas con la diabetes, como presión arterial alta, enfermedades cardíacas, daño a los nervios, ceguera, problemas en los riñones o amputaciones.

Otro punto en que estamos en desventaja es que la diabetes se presenta a una edad más temprana en nuestra comunidad. Por ejemplo, entre puertorriqueños y mexicano-americanos, que entre los hispanos son los grupos de mayor incidencia de diabetes, esta enfermedad comienza entre los 30 y 50 años de edad.

SÍNTOMAS DE LA DIABETES: ¿CÓMO RECONOCER LA ENFERMEDAD?

La diabetes es una enfermedad silenciosa, ya que sus síntomas en muchas ocasiones son difíciles de identificar y con frecuencia, las personas que tienen resistencia a la insulina o bien diabetes tipo 2, simplemente no manifiestan ninguna señal. Mientras tanto, si los síntomas se desarrollan, lo hacen lentamente.

Síntomas	¿Por qué sucede?
Cansancio	Como el cuerpo no puede convertir adecuadamente la glucosa en energía, las reservas se agotan más rápidamente, provocando fatiga constante.
Pérdida de líquido	Para batallar con los altos niveles de glucosa en el flujo sanguíneo, los riñones tratan de eliminarla a través de la orina, con más frecuencia y en mayor cantidad de lo normal.

Síntomas	¿Por qué sucede?
Sed	Como se orina tanto, se siente mucha sed. La persona bebe más agua de lo que acostumbra para compensar el agua que pierde su cuerpo.
Halitosis o mal aliento	Los niveles de azúcar demasiado altos modifican el proceso de los nutrientes y el aliento cambia, pues hay mayor acidez en la sangre e insuficiencia renal, entre otros.
Hambre	Como las células no reciben suficiente energía proveniente de la glucosa, no regulan la sensación de saciedad y se sienten ganas de comer permanentemente.
Piel seca	La deshidratación y falta de electrolitos causa resequedad en la piel.
Picazón en la piel	Como los tejidos de la piel están más sensibles, se vuelven vulnerables al ataque de bacterias, hongos y otros microorganismos, lo cual es muy molesto.
Lesiones que no se curan	La mala circulación sanguínea y los problemas con las terminaciones nerviosas provocan menor capacidad de respuesta a lesiones e infecciones, ya que disminuye la regeneración celular, especialmente en los pies.
Hormigueo en los pies	Los altos niveles de azúcar en la sangre y el menor flujo sanguíneo provocan daño neurológico, y puede manifestarse con dolor, entumecimiento y hormigueo en las piernas y los pies.
Visión borrosa	El exceso de azúcar en la sangre también va deteriorando los diminutos vasos sanguíneos de la retina, provocando doble visión o visión borrosa, entre otros problemas.
Bajada de peso	Debido a que el cuerpo no recibe suficiente energía, comienza a utilizar las reservas de grasa almacenada, y se pierde peso.
Oscurecimiento o engrosamiento de la piel	Es posible reconocer algunas áreas de la piel más oscuras y gruesas alrededor del cuello, axilas, codos, rodillas y dedos de los pies, especialmente en niños y adolescentes.

¿Cómo se diagnostica la diabetes?

Si tienes la más mínima sospecha de que observas algún síntoma de diabetes o prediabetes, es vital que recurras a tu médico para que te realice los exámenes que corresponden para verificarla o descartarla. Existen distintas formas de diagnosticar la enfermedad, pero hay que estar claros cuáles son las que realmente requieres, de acuerdo a la Asociación Americana de la Diabetes. Un análisis de orina, por ejemplo, pudiera mostrar que existe hiperglucemia, sin embargo, no determina si hay diabetes.

Existen diferentes tipos de exámenes de sangre para diagnosticar la diabetes: A1C, glucosa plasmática en ayunas, prueba oral de tolerancia a la glucosa y prueba al azar de glucosa en plasma.

A1C. También se le llama examen de HbA1C, de hemoglobina glucosilada o de azúcar o glucosa en la sangre durante los últimos tres meses. Para este examen no se necesita estar en ayunas. En esta prueba, el porcentaje de glucosa en la sangre indica si una persona es diabética o está libre de la enfermedad:

- Menos de 5.7% de glucosa en la sangre: no hay diabetes
- Entre 5.7% y 6.4% de glucosa en la sangre: presencia de prediabetes
- 6.5% o más de glucosa en la sangre: presencia de diabetes

Glucosa plasmática en ayunas. Como su nombre lo indica, para esta prueba, salvo agua, no se debe ingerir nada por lo menos durante las ocho horas previas al examen para medir el nivel de glucosa en la sangre. La prueba se realiza en dos ocasiones. Los resultados pueden ser los siguientes:

- Entre 100 y 126 mg/dL de glucosa en la sangre: presencia de prediabetes o alteración de la glucosa
- Más de 126 mg/dL de glucosa en la sangre: presencia de diabetes

Prueba oral de tolerancia a la glucosa. Esta prueba toma al menos dos horas. Mide el nivel de glucosa en la sangre antes de beber una bebida azucarada y dos horas después de hacerlo, para mostrar cómo el organismo procesa el azúcar. Se considera que un paciente tiene diabetes si el nivel de glucosa en la sangre es superior a 200 mg/dL dos horas después de haber bebido el líquido.

Prueba al azar de glucosa en plasma. Se realiza en cualquier momento del día cuando hay síntomas que hacen sospechar que hay una diabetes severa. Se considera que un paciente tiene diabetes si el nivel de glucosa en la sangre es superior a 200 mg/dL.

PARA TENER EN CUENTA

- Generalmente, cualquiera que sea el examen que el médico utiliza, se pide repetirlo para diagnosticar con certeza la diabetes, salvo en caso de que se determine que tiene un nivel demasiado alto de glucosa en la sangre.

- La Asociación Americana de la Diabetes (ADA, por sus siglas en inglés) recomienda que los adultos, especialmente los hispanos, se hagan un examen de diagnóstico a partir de los 45 años de edad.

- Las personas con sobrepeso y que presentan otros factores de riesgo deben hacerse un examen de diagnóstico a partir de los 25 años de edad.

- También se recomienda que se hagan exámenes de diagnóstico, incluso si no presentan síntomas, a niños con obesidad u otros factores de riesgo, especialmente a partir de los diez años de edad, repitiéndolo al menos cada tres años.

¿Cómo afecta la diabetes a distintos órganos del cuerpo?

Lamentablemente, el exceso de azúcar en la sangre no es una *dulce* experiencia... Con el paso del tiempo, la diabetes puede desencadenar una serie de problemas más y más complejos, atacando distintos órganos del cuerpo. La diabetes de hecho representa una de las principales causas de discapacidad por problemas como accidentes cerebrovasculares, ceguera y amputaciones. A fin de cuentas, el cuerpo es una máquina cuyas piezas dependen unas de las otras.

Por ejemplo, la relación entre los problemas cardiovasculares y la diabetes es directa. Basta decir que los infartos son la primera causa de muerte entre los diabéticos, pues el solo hecho de desarrollar la enfermedad duplica las probabilidades de un derrame o un ataque al corazón. Hay que recordar que entre los muchos problemas que causa el exceso de azúcar en la sangre está el debilitamiento y la obstrucción de los vasos sanguíneos. Otros problemas causados por la diabetes:

- Debilitamiento significativo del sistema inmunológico, lo que genera que todo el organismo sea propenso a contraer enfermedades e infecciones, lo cual complica su recuperación.

- Las enfermedades en las encías también son una de las complicaciones relacionadas con la diabetes. Los diabéticos, de hecho, tienen mayor incidencia de enfermedades bucales.

- La probabilidad de padecer ceguera es diez veces mayor en una persona con diabetes. Algunos problemas visuales derivados de la diabetes, como la retinopatía diabética o el edema macular diabético, están entre las principales causas de ceguera en países desarrollados como Estados Unidos.

- Asimismo los diabéticos son más susceptibles de sufrir problemas en los pies, que a menudo derivan en las tan temidas amputaciones y su consecuente discapacidad. Esto se debe a la pérdida de sensibilidad y, sobre todo, a la mala circulación. Ambos factores pueden complicar una insignificante herida y convertirla en una úlcera que no se pueda curar. Cuando la infección pone en riesgo la vida de la persona, se tiene que tomar la terrible decisión de amputar un miembro.

Órganos que se deterioran comúnmente a causa de la diabetes

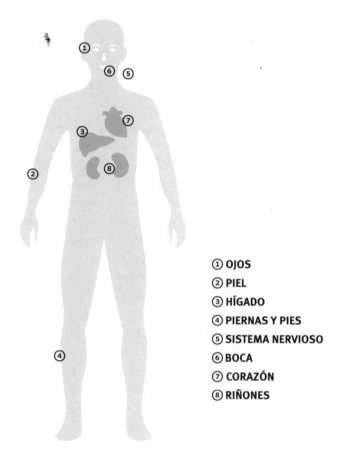

① OJOS
② PIEL
③ HÍGADO
④ PIERNAS Y PIES
⑤ SISTEMA NERVIOSO
⑥ BOCA
⑦ CORAZÓN
⑧ RIÑONES

(1) **OJOS.** Se dañan distintos tejidos y partes esenciales como la retina; hay problemas de lubricación y soporte, lo cual aumenta la sensibilidad a la luz y, finalmente, conduce a la ceguera.

(2) **PIEL.** Causa deshidratación que reseca la piel, volviéndola más sensible, sin brillo, y más vulnerable a las infecciones.

(3) **HÍGADO.** En este órgano se almacena grasa que luego causa su inflamación. Puede resultar en cirrosis y en cáncer.

(4) **PIERNAS Y PIES.** Disminuye la circulación sanguínea y aumentan los problemas con las terminaciones nerviosas, convirtiendo las extremidades en presa fácil de úlceras e infecciones. Si no se tratan a tiempo pueden ser causa de amputación.

(5) **SISTEMA NERVIOSO.** Se generan neuropatías diabéticas con síntomas como hormigueo, dolor, enfriamiento, pérdida de la sensibilidad, etcétera. Los problemas pueden manifestarse en cualquier parte, ya sea el tracto digestivo, el corazón o los órganos sexuales.

(6) **BOCA.** Las encías y los dientes sufren heridas, úlceras y daños, como la periodontitis que llena las encías de gérmenes, llegando a destruir el hueso. Muchas veces esto termina en pérdida de piezas dentales.

(7) **CORAZÓN.** Aumenta significativamente la probabilidad de sufrir un ataque cardíaco o un accidente cerebrovascular.

(8) **RIÑONES.** Se producen fallas renales y hasta el colapso de estos órganos a causa de los desechos y líquidos que no logran ser eliminados y se acumulan. En Estados Unidos la diabetes es la causa más común de enfermedades renales de fase final.

FACTORES DE RIESGO PARA LA DIABETES

Antecedentes de la enfermedad en la familia. Tener un padre, una madre, un hermano o una hermana con diabetes es un factor importante a tener en cuenta, pues ya nos pone en situación de riesgo. En muchas ocasiones un padre o una madre pueden ser diagnosticados con diabetes tipo 2 al mismo tiempo que su hijo o hija.

Sobrepeso u obesidad. Las personas con índice de masa corporal (BMI) más alto, definitivamente corren mayor riesgo. El exceso de grasa, especialmente en el área abdominal, dificulta más la respuesta de las células a la insulina.

Presión arterial alta. Las personas con presión arterial máxima o sistólica de 130 o 140 y presión mínima o diastólica de 80 o 90 mm/Hg en forma sistemática diagnosticadas con hipertensión arterial deben acudir a un especialista. La presión arterial alta es una manifestación común en personas con diabetes y hay que poner especial cuidado, pues puede ser la causa de otras complicaciones graves en el sistema circulatorio y de problemas renales.

Mujeres que han sufrido diabetes gestacional. A menudo ocurre que algunas mujeres desarrollan diabetes durante el embarazo, la cual suele desaparecer al nacer el bebé. Sin embargo, aunque la enfermedad desaparezca, la madre tiene una gran probabilidad de volver a desarrollarla. Asimismo es más probable que su hijo o hija padezca obesidad y diabetes tipo 2. También es un factor de riesgo para las mujeres que tienen un bebé que pesa nueve libras o más al nacer.

Falta de ejercicio y estilo de vida sedentario. La inactividad disminuye la capacidad del organismo para responder a la insulina. Por eso, muchos expertos coinciden en que en gran parte de los países industrializados, como Estados Unidos, la contracción de la diabetes se explica más por el estilo de vida que por la carga genética. La falta de actividad provoca sobrepeso y obesidad, especialmente a nivel medio del cuerpo, alrededor de la cintura, y este exceso de peso y grasa genera resistencia a la insulina y problemas circulatorios, aumentando las probabilidades de sufrir de accidentes cerebrovasculares.

Fumar. El cigarrillo sigue en la lista negra de factores de riesgo en todos nuestros grandes problemas de salud. Para que tengas una idea de cuánto afecta, los fumadores tienen entre 30% a 40% más probabilidades de tener diabetes tipo 2. Mientras más fumes, más aumenta tu riesgo de contraer la enfermedad; y una vez que se desarrolla, los fumadores también tienen mayor dificultad para controlar y para dosificar la insulina.

Edad. No cabe duda de que mientras más velas apagamos en nuestro pastel de cumpleaños, más probabilidades hay de desarrollar diabetes, especialmente después de los cuarenta años de edad. Antes, a esta enfermedad se le llamaba diabetes de los adultos, porque prácticamente afectaba a adultos mayores que sufrían de sobrepeso. Pero las cosas han empezado a cambiar… Hoy en día impresiona el aumento del número de niños y adolescentes diagnosticados con diabetes tipo 2, gran parte de ellos con sobrepeso u obesidad.

CÁNCER, LA GRAN PESADILLA

La sola mención de la palabra cáncer nos hiela la sangre. Le tenemos pavor, pues de inmediato asociamos cáncer a muerte. Y es que las cifras también lo avalan: es una de las principales causas de muerte a nivel mundial. En 2012, de los 14 millones de personas que sufrieron cáncer, 8,2 millones fallecieron. Entre la comunidad hispana de Estados Unidos la situación no es más alentadora, ya que esta enfermedad es la primera causa de muerte, superando a las enfermedades cardiovasculares.

¿QUÉ ES EL CÁNCER?

En primer lugar, en realidad no se trata de una sola enfermedad, sino de distintas enfermedades con una característica en común: basta una célula enferma o anormal para que se inicie el ciclo. Así de simple. Como sabemos, el cuerpo está formado por millones y millones de células que van formando tejidos, órganos, músculos, etcétera. El proceso normal de estas células las hace crecer, dividirse, detener su crecimiento en determinado momento y morir cuando es necesario. Así funcionan cuando están sanas. Sin embargo, en ocasiones una o más células, en vez de morir, siguen creciendo de forma descontrolada y, por lo general, más rápidamente. Así comienza el cáncer.

Esas células enfermas se juntan con otras en las mismas condiciones y forman tumores. Estos no solo contienen a las células dañadas, sino que además van deteriorando a otras alrededor, que están sanas y que son parte de distintos órganos y tejidos. Es como si fuera un pequeño ente devorador y siniestro que no se conforma con nada y va arrasando con todo lo que lo rodea.

Cuando esos tumores no logran ser controlados con ningún tratamiento, algunas células deterioradas se desprenden y comienzan a vagar por el cuerpo, formando nuevos tumores. De esa manera van dañando otros órganos y tejidos. Ese proceso se conoce como *metástasis*, cuyo pronóstico es grave y, en la mayoría de los casos, de resultado fatal.

Cánceres más comunes y letales entre los hispanos

Tipo de cáncer	Hombres	Mujeres	Mortalidad en hombres	Mortalidad en mujeres
Cáncer de mama		El más diagnosticado		Primer lugar en causa de muerte
Cáncer de próstata	El más diagnosticado		Segundo lugar en causa de muerte	
Cáncer colorrectal	Segundo más común	Segundo más común	Tercer lugar en causa de muerte	Tercer lugar en causa de muerte
Cáncer de pulmón	Tercero más común	Tercero más común	Primer lugar en causa de muerte	Segundo lugar en causa de muerte

Es cierto que hay algunos estudios que muestran que los hispanos tenemos índices menores de esta enfermedad entre los distintos grupos étnicos y también que el número de casos fatales disminuye poco a poco gracias al diagnóstico en etapas tempranas y a los tratamientos adecuados. Sin embargo, el cáncer sigue siendo la principal causa de muerte entre nuestra comunidad, pues más de *30 mil hispanos* al año pierden la batalla contra este mal.

¿Cómo se explican estas estadísticas de la comunidad hispana?

Tal como ocurre con otros problemas de salud, como las enfermedades coronarias o la diabetes, el cáncer también tiene un porcentaje de factores de riesgo puramente genéticos. Sin embargo, al menos un 30% de las muertes por cáncer tiene que ver con factores de riesgo relacionados con el estilo de vida. Y esto ocurre especialmente entre nuestra comunidad hispana.

Puede parecer un disco rayado pero lamentablemente volvemos a observar las mismas causas de los problemas anteriores: nuestra manera de alimentarnos, nuestros hábitos, nuestra proclividad a la falta de actividad física. Esa etiqueta de "amantes de la buena mesa, el cigarrillo, el alcohol y la vida apacible" que cargamos los latinos no es un buen augurio en materia de salud. La suma de índice de masa corporal alto, bajo consumo de frutas y verduras, poca actividad física y, además, consumo de tabaco y alcohol lleva tristemente a estos resultados.

Hay otros tipos de cáncer que también se están presentando de forma más común en nuestra comunidad, lamentablemente con tasas superiores de mortalidad a las de otros grupos étnicos, y se desarrollan debido a infecciones. Por ejemplo, el cáncer de estómago es causado por infecciones de *Helicobacter pylori*; el cáncer de hígado, por infección por hepatitis; y el cáncer de cuello uterino en las mujeres, por infección del virus del papiloma humano (VPH).

En un país como Estados Unidos, al menos un 7% de las muertes por cáncer de hígado y útero o cuello uterino se deben a *infecciones generalmente vinculadas a conductas sexuales*. Por otro lado, solo el tabaco causa el 22% de las muertes por cáncer a nivel mundial y el 71% de las muertes por cáncer de pulmón. Al final de este capítulo hablaremos de manera más detallada del tema.

Otro factor que influye en estos altos índices es que los hispanos, en general, mantenemos *un control menos estricto de nuestra salud preventiva*. Lamentablemente, los hombres hispanos aún tenemos esa actitud de "supermachos" y hacemos caso omiso a muchas molestias o las tratamos con remedios caseros y acudimos a revisión cuando muchas veces los problemas ya han avanzado demasiado. Lo mismo ocurre con las mujeres hispanas, preocupadas de todos y de todo menos de ellas mismas.

Tanto en mis columnas en internet y revistas, como en los programas de televisión que realizo y, por supuesto, en mi consulta suelo insistirle a mis pacientes que no dejen pasar sus controles rutinarios. Un chequeo anual puede ser la diferencia entre la vida y la muerte.

¿Qué significa todo esto? En definitiva, que gran parte de los cánceres que afectan a los latinos pueden ser prevenidos con cuidados y cambios de estilo de vida.

¿QUÉ SÍNTOMAS PRESENTAN LOS TIPOS DE CÁNCER MÁS COMUNES EN LOS HISPANOS?

Tipo de cáncer	Posibles síntomas o signos
Cáncer de mama	Una masa nueva irregular y dura en uno de los senos. También puede haber hinchazón, dolor o retracción del pezón y descarga anormal de fluido a través de este.
Cáncer colorrectal	Dolor abdominal persistente, presencia de sangre en la excreta, cambio en la consistencia de la excreta (tamaño o cantidad) y pérdida de peso no intencional.
Cáncer de cuello uterino	En etapa temprana usualmente la mujer no presenta síntomas. Mientras el cáncer crece y va invadiendo otros tejidos adyacentes, se presenta sangrado vaginal anormal, dolor durante el coito y descarga de fluido vaginal.
Cáncer de pulmón	Tos persistente, ronquera, dolor de pecho (usualmente empeora al respirar profundamente), dificultad respiratoria, toser sangre e infecciones pulmonares frecuentes.
Cáncer de próstata	Problemas al orinar, sangre en la orina, impotencia y dolor en las caderas o espalda.

¿QUÉ PRUEBAS DEBE HACERSE PARA DETECTAR EL CÁNCER?

De acuerdo a las recomendaciones de la *Sociedad Americana Contra el Cáncer*, en el siguiente cuadro se describen las pruebas de detección temprana que deberías realizarte.

Cáncer de mama	Las mujeres deben comenzar a realizarse mamografías anualmente entre los 45 y los 54 años de edad. Después de los 55, deben hacerlo cada dos años. No es recomendable autoexaminarse, como se creía en el pasado. Mujeres con antecedentes de cáncer en la familia deben comenzar a realizarse mamografías a los 40 años, y hacerlo anualmente.

Cáncer colorrectal	Tanto los hombres como las mujeres deben de realizarse una colonoscopia cada 10 años a partir de los 50. Es probable que tu doctor las recomiende con más frecuencia si tienes historial familiar o si en la primera se encuentra alguna lesión sospechosa.
Cáncer de cuello uterino	Las mujeres entre 21 y 29 años de edad deben hacerse practicar la prueba de Papanicolaou cada 3 años. Las mujeres entre 30 y 65 años deben hacerse además la prueba del virus del papiloma humano cada 5 años. Si los resultados han sido siempre normales, no es necesario hacerse más pruebas al cumplir los 65 años de edad.
Cáncer de pulmón	Se recomienda a las personas cuya edad esté comprendida entre 55 y 74 años y que hayan fumado una cajetilla de cigarros al día por 30 años o dos cajetillas diarias por 15, hacerse practicar una tomografía computarizada de baja resolución de los pulmones una vez al año..
Cáncer de próstata	La Sociedad Americana Contra el Cáncer sugiere que los hombres, a partir de los 50 años de edad, se hagan un examen rectal anual y una prueba de sangre para medir el antígeno prostático.

FACTORES DE RIESGO

Veamos los factores de riesgo y qué podemos hacer para evitarlos.

Alimentación. Como ocurre con la mayoría de nuestros males hoy en día, la dieta que llevamos marca la pauta de nuestro estado de salud. Si llevamos una alimentación plagada de grasas saturadas, carente de frutas y vegetales que proporcionen buenos nutrientes y fibra, entre otras cosas, el riesgo de desarrollar algún tipo de cáncer, como el estomacal y el (tan temido) colorrectal, aumenta. Por lo tanto, comer saludablemente es una medida vital de prevención. Al menos cinco porciones de frutas y verduras al día, menos grasa, más proteínas de calidad y fibra aumentan nuestra capacidad de defensa natural al deterioro de células en nuestro organismo.

Sobrepeso y obesidad. Lamentablemente nuestro peso y masa corporal también tienen relación directa con problemas asociados con el cáncer. Quienes tienen sobrepeso aumentan las probabilidades de desarrollar varios tipos de cáncer como próstata, páncreas, colon, útero, ovarios y mama, especialmente si al exceso de peso le sumamos la edad. Por lo tanto, controlar el peso es vital.

Falta de ejercicio y actividad física. Hay estudios que sostienen que entre un 30% a un 40% de los tumores tiene relación directa con el sobrepeso y el sedentarismo. Las personas que llevan vidas sedentarias tienen entre 30% a 50% más de riesgo de desarrollar cáncer de colon, de mama, de útero y de riñón, entre otros, que aquellas personas que son más activas. Por lo tanto, la recomendación es tratar de mantener una rutina de ejercicio de al menos 30 minutos diarios para bajar esas nefastas probabilidades.

Tabaco. El tabaco causa la tercera parte de las muertes por cáncer en Estados Unidos. Aunque vemos el mensaje de que el tabaco causa cáncer escrito en cada cajetilla de cigarros, avisos de televisión y carteles callejeros, pareciera que gran parte de la población hace caso omiso a esa advertencia. Lamentablemente el tabaco sí es cancerígeno y es uno de los agentes más tóxicos y nocivos. Sus efectos no solo están directamente relacionados al cáncer del pulmón, garganta, boca y vías respiratorias, sino que tiene incidencia en casi todos los tipos de cáncer. Lo peor del caso es que no solo quienes supuestamente se hacen responsables de su destino son perjudicados, pues el riesgo también recae sobre quienes son fumadores pasivos o reciben el humo de segunda mano. En la página 48 encontrarás algunas sugerencias, consejos y lugares donde encontrar ayuda para dejar de fumar.

Alcohol. Para algunos problemas como los cardíacos, se recomienda un trago o una copa de vino tinto al día. Cantidad que no tiene mayores repercusiones para el cáncer, pero sí las tiene cuando se superan los dos tragos. El alcohol aumenta el riesgo de desarrollar algunos tipos de cáncer, como los de garganta, boca, laringe y esófago.

Sol y camas solares. El bronceado excesivo hace tiempo que pasó de moda, pues se conocen de sobra los peligros para la piel de una exposición prolongada a los rayos ultravioletas. Por lo tanto, la protección con bloqueadores solares y el evitar sobreexponerse deberían ser parte de nuestro estilo de vida.

¿QUÉ PASOS SENCILLOS PUEDO DAR PARA EVITAR EL CÁNCER?

Como te habrás dado cuenta, la relación entre el cáncer y nuestro estilo de vida es muy estrecha. Es muy cierto que la probabilidad de contraer algunos tipos de cáncer aumenta con la edad, como el cáncer de mama en las mujeres y el de próstata en los hombres. Sin embargo, en la mayoría de los casos nuestro estilo de vida tiene mucho que ver. Por lo tanto, un gran porcentaje de las medidas de prevención dependen de nosotros.

Hay medidas que son vitales y no se necesitan grandes inversiones para adoptarlas, sino de una gran cuota de voluntad e intención de a seguir el camino hacia una vida saludable. Aquí te doy una lista de esos pasos para disminuir las probabilidades de desarrollar alguno de los principales tipos de cáncer.

1. No fumar.
2. Beber alcohol con moderación (un trago al día).
3. Mantener un peso adecuado.
4. Dieta alta en frutas y vegetales (los antioxidantes y fibra protegen las células de nuestro cuerpo).
5. Usar protección solar y evitar camas solares.
6. Sexo con protección (evita infecciones de transmisión sexual que predisponen al cáncer).
7. Dar 10,000 pasos al día o hacer ejercicio moderado (caminar enérgicamente) durante 30 minutos, 4 o 5 veces a la semana (los estudios demuestran que el ejercicio moderado disminuye el riesgo de cáncer de mama en un 18%).
8. Evitar estudios médicos innecesarios que los exponen a radiación (más adelante les explico cómo evitar este error médico, entre otros).
9. Sigue tomando tu cafecito mañanero (los estudios demuestran que la propiedad antioxidante de la cafeína disminuye el riesgo de algunos tipos de cáncer, por ejemplo, el cáncer cerebral, el de la cavidad oral y el de esófago).
10. No consumas carnes procesadas (la *Organización Mundial de la Salud* ha publicado una advertencia sobre la relación del consumo de carnes como tocineta, salchichas, jamón, salami, entre otros, con el aumento en el riesgo de cáncer colorrectal).

¿Existen suplementos o productos naturales para prevenir el cáncer?

Las recomendaciones de las amigas, familiares y, sobre todo, lo que aparece en internet para prevenir y hasta "curar" el cáncer es un arma peligrosa. Muy peligrosa. Hoy en día es fácil confundirse por la cantidad de productos de todo tipo que aparecen publicados como el elixir milagroso para curar nuestros males. Lamentablemente todavía no existen las regulaciones que impidan publicar lo que no está demostrado, o al menos estudiado científicamente, de manera que los mensajes que recibamos sean confiables. Por eso, antes de tomar cualquier decisión sobre el uso de suplementos, hierbas u otros productos, por más naturales que sean, es vital hablarlo con tu especialista.

Recuerda que el cáncer no solo afecta a un órgano en particular, pues también baja el sistema de defensas y eso vuelve al cuerpo más vulnerable a elementos externos. Y puede ser que lo que aparentemente no sea nocivo para un organismo saludable, provoque problemas en el tuyo.

La recomendación de tu oncólogo siempre debe ser la guía para determinar el uso de cualquier "apoyo" en la batalla contra el cáncer.

Veamos algunos de los suplementos más populares y con mayor cantidad de estudios que avalan su eficacia.

Vitamina D. Algunos estudios demuestran que las personas que tienen niveles más altos de vitamina D poseen menos riesgo de desarrollar cáncer de mama, ovario, riñón, páncreas y próstata. Los expertos sugieren que el simple hecho de aumentar los niveles recomendados de consumo de vitamina D en Estados Unidos y Canadá lograría que 58 mil personas puedan prevenir cáncer de mama y 49 mil el cáncer colorrectal.

Curcumina. Es la especie que encontramos en el *curry*. En la India y en otras partes de Asia se utiliza para tratar algunas enfermedades ya que tiene un efecto antiinflamatorio, y posiblemente ayude a prevenir y combatir ciertos tipos de cáncer. Por ejemplo, estudios básicos en el laboratorio y estudios con animales sugieren que esta especie es efectiva para ayudar a estabilizar el cáncer colorrectal.

Selenio. Una deficiencia de este elemento básico podría aumentar el riesgo de contraer ciertos tipos de cáncer. Ya que el cuerpo solamente necesita una pequeña cantidad de selenio, la Sociedad Americana Contra el Cáncer sugiere que, en vez de tomar suplementos, hay que observar una dieta alta en nueces brasileñas, mariscos, granos enteros, cereal, muchas frutas y vegetales.

Ajo. Algunos estudios sugieren que las personas que consumen ajo poseen un riesgo más bajo de desarrollar cáncer de estómago y colorrectal. La Organización Mundial de la Salud recomienda ingerir un diente de ajo al día.

El cartílago de tiburón, ¿previene el cáncer?

Durante décadas se ha promocionado este suplemento como casi una cura milagrosa para el cáncer. Se han vendido millones de dólares en pastillas y polvos de cartílago de tiburón, y millones de personas han apostado su salud y vida a este suplemento. Es un tema que siempre me ha interesado. Hace unos cuantos años, en un proyecto para mi programa de televisión *Medicina Desconocida*, me di a la tarea de investigarlo. Viajé a Puerto San José, en Guatemala, en donde pude presenciar cómo pescan los tiburones, los filetean hasta dejar descubierta su columna vertebral compuesta de cartílago, la limpian con una especie de desinfectante que a mí me olía más bien a Clorox y luego la dejaban secar al sol por una semana. Cuando el cartílago se secaba totalmente, procedían a triturarlo para obtener el polvo que luego empaquetan en cápsulas para la venta.

Luego de observar el proceso de producción del producto, me dediqué a revisar la evidencia científica publicada. Y esto fue lo que encontré: existen estudios de laboratorio que describen un proceso fisiológico llamado angiogénesis por el cual el cartílago de tiburón frena la capacidad de las células cancerosas de producir vasos sanguíneos. La angiogénesis facilita que el cáncer se desplace hacia otras partes del cuerpo. En esencia, estos estudios sugieren que el cartílago de tiburón ayuda a evitar el crecimiento y metástasis del cáncer.

Ahora bien, no he logrado encontrar estudio alguno en seres humanos que confirmen los estudios de laboratorio. Y es por esta razón que no puedo recomendar este producto, aunque reconozco que aún me intriga y desearía que se estudiara más a fondo. Mientras grababa ese episodio de *Medicina Desconocida* en Guatemala, entrevisté a un médico naturópata que me presentó un caso en detalle de una señora a quien le curó un cáncer de estómago utilizando cartílago de tiburón. Me enseñó los estudios de endoscopia en donde pude ver el cáncer de estómago bien clarito y luego las imágenes de seguimiento, después de terminar el tratamiento, en donde el cáncer había desaparecido.

Existe también otra razón poderosa por la cual no avalo el uso de este suplemento: el hecho de que anualmente se maten millones de tiburones en parte para la producción de productos como este.

AYUDA PARA FUMADORES

- Según la *Organización Mundial de la Salud* (OMS), el 40% de la población mundial de entre 15 y 65 años fuma.
- A nivel mundial, el tabaco causa la muerte de uno de cada 10 adultos. Uno de cada tres fumadores morirá de una enfermedad relacionada con el tabaco.
- No solo es una de las principales causas de cáncer, de enfermedades del corazón y de enfermedades pulmonares como la enfermedad pulmonar obstructiva crónica y el cáncer pulmonar, sino que el uso de tabaco también es un factor determinante de riesgo en seis de las ocho principales causas de muerte a nivel mundial.
- Los fumadores que además padecen casi cualquier otro tipo de padecimiento (desde la artritis a la enfermedad renal, de las encías, etcétera) están en peores condiciones que los que no fuman.
- Las mujeres embarazadas que fuman o que están expuestas al humo tienen mayores tasas de aborto involuntario, muerte fetal, parto prematuro y otras complicaciones del embarazo, y sus bebés tienen mayores tasas de defectos de nacimiento.
- El humo de segunda mano contribuye al síndrome de muerte súbita infantil, infecciones de oído, asma e infecciones respiratorias.
- Cigarrillos, puros o pipa: todos aumentan el riesgo de cáncer de pulmón.
- Cigarrillos con menos alquitrán o con menos nicotina no disminuyen el riesgo de cáncer de pulmón.
- Mientras más cigarrillos se fuma durante más tiempo, mayor es el riesgo de cáncer de pulmón.
- El daño causado por fumar es acumulativo. La buena noticia es que, tan pronto como se deja de fumar, el cuerpo comienza a repararse a sí mismo y el riesgo de enfermedad comienza a bajar.

Hay muchos programas disponibles para ayudarle a dejar de fumar. Se ofrece a través de hospitales locales, planes de seguro de salud, establecimientos de salud locales, algunos empleadores y las organizaciones nacionales de salud, como la *Sociedad Americana Contra el Cáncer* y la *Asociación Americana del Pulmón*. Los programas son a menudo gratis y casi todos están disponibles en español.

Aquí hay algunos recursos para las personas que quieren tomar el control de su vida y dejar de fumar. Las siguientes organizaciones ofrecen una variedad de servicios, como clases, grupos de apoyo, apoyo telefónico, información acerca de la terapia de reemplazo de nicotina y los medicamentos que ayudan a dejar de fumar:

SOCIEDAD AMERICANA CONTRA EL CÁNCER
Línea de ayuda gratuita: 1-800-ACS-2345 (1-800-227-2345)
www.cancer.org

ASOCIACIÓN AMERICANA DEL PULMÓN
Línea de ayuda gratuita: 1-800-LUNGUSA (1-800-586-4872)
www.lungusa.org

INSTITUTO NATIONAL DEL CÁNCER
Línea de ayuda gratuita: 1-877-44U-QUIT (1-877-448-7848)
www.smokefree.gov
http://espanol.smokefree.gov/

RED NACIONAL PARA DEJAR EL TABACO
Línea de ayuda gratuita: 1-800-QUITNOW (1-800-784-8669)

OBESIDAD ENTRE LOS HISPANOS

Un problema que afecta a todos

Hace varios años, durante un vuelo de Miami a Houston, viví una de las experiencias más embarazosas y estresantes de mi vida. Estaba abordando el avión, tarde, y me di cuenta de que mi asiento no solo estaba en la última fila, sino que además era el asiento del medio. Para muchos de ustedes esto no es un problema o inconveniente, pero para un claustrofóbico como yo, sí lo es. Básicamente fui el último en abordar y mientras iba caminando por el pasillo, ojos ansiosos por despegar me miraban no muy amigablemente.

Finalmente llegué a lo que quedaba de mi asiento... Ustedes dirán ¿lo que quedaba?, ¿a qué se refiere? Pues resulta que en el asiento de la ventanilla y en el del pasillo estaban sentados un hombre y una mujer que pesaban, ambos, más de 300 libras. Cada uno ocupaba una cuarta parte de mi asiento, dejándome disponible solo la mitad. No sabía qué hacer. Mi prioridad era no hacer sentir mal a ninguno de ellos, pero al mismo tiempo no sabía si toleraría más de tres horas de vuelo en un espacio tan estrecho. Comencé a sentir una ansiedad que iba en aumento.

Bien disimuladamente le pregunté a una azafata si me podía cambiar de asiento. "Vuelo repleto", me dijo. "No cabe un alma más". Oh Dios...

Procedí a sentarme y los saludé cordialmente. Instantáneamente sentí que se me haría imposible vencer la claustrofobia. En cualquier posición que me sentaba sentía constantemente sus cuerpos adheridos al mío. Mi ritmo cardíaco comenzaba a aumentar y respiraba rápidamente. Hacía lo posible por controlar la claustrofobia y el ataque de pánico que se venía, pero cada segundo era más difícil que el anterior. Despegamos...

Unos quince minutos después de despegar llegué a mi límite. Tenía taquicardia, dificultad respiratoria, sudaba frío y sentía una necesidad horrible de salir del avión. ¡Imagínense! La claustrofobia me causó un ataque de pánico. Trataba de esconderlo lo más posible pues me daba vergüenza y no quería que mis compañeros de fila se sintieran mal. Pero no lo logré...

Una azafata vino a mi rescate. Me sacó del asiento y me llevó al área donde ellas se sientan. "Doctor, ¿se encuentra bien?". Oh my God, sabía que soy médico... ¡Qué vergüenza! ¡Vaya papelón! Sudaba como si hubiese corrido un maratón y estaba blanco como la nieve. Me preguntó si le avisaba al piloto o si preguntaba si había un doctor a bordo. Ya todas las personas en la cola del avión volvían a mirarme como diciendo: "Este de nuevo causando problemas". Le pedí a la azafata que me trajera una bolsa de papel y me dio una de esas bolsitas para vomitar que nunca pensé que llegaría a utilizar. Comencé a respirar dentro de ella mientras me encontraba con miradas curiosas de otros pasajeros. Poco a poco, el respirar en la bolsita logró tranquilizarme y balancear el oxígeno y dióxido de carbono en mi sangre. En ese momento supe que pasaría y le dije a la azafata que iba a estar bien.

Me moría de vergüenza y de pena con mis compañeros de fila, que obviamente se sentían culpables. Mi claustrofobia y ataque de pánico les recordaba un problema que seguramente ellos no desconocían. No pude volver a sentarme hasta diez minutos antes de aterrizar. Estuve todo el vuelo parado en la parte de atrás del avión.

Miles de pensamientos y preguntas pasaron por mi mente. ¿Deben las aerolíneas preguntar a sus pasajeros sobre su peso y organizar a los pasajeros tomando esa información en cuenta? ¿Debe una persona de cierto tamaño pagar por dos asientos? ¿Se consideraría eso discriminación? ¿Era justo que pagase por mi asiento cuando realmente lo que quedaba del mismo era el 50%? ¿Qué habría causado que estos dos seres humanos llegaran al punto de padecer de obesidad mórbida? ¿Cómo los podría ayudar?

Fue una experiencia rara, embarazosa y hasta controversial en cuanto a las interrogantes que levanta. Sin embargo, mi espíritu e interés luego de la misma no ha sido iniciar una controversia sino más bien contribuir a solucionar el problema de la obesidad, como profesional de la salud que soy. Y es una de las experiencias que me ha impulsado a escribir este libro, con el propósito no solo de educar y crear conciencia, sino de brindarles consejos y guías prácticas que les ayuden a vivir una vida plena, feliz y saludable.

Suena mal, pero tristemente Estados Unidos se ha convertido en un país "gordo", de personas con sobrepeso y obesas. De hecho, ya es considerada una enfermedad y, según la Organización Mundial de la Salud, es "la epidemia del siglo XXI", con Estados Unidos encabezando la lista de países con mayor número de casos. Afecta a un tercio de la población total del país: más de 78 millones de adultos la padecen y más de 12 millones de niños. Y según informes de los Centros de Control y Prevención de Enfermedades (CDC), es un problema que cada año empeora no solo entre la población adulta, sino también en los más pequeños.

Lamentablemente, entre las personas que tienen sobrepeso o están obesas, los hispanos encabezamos la lista. Para que tengan una idea de cómo están las cosas, se considera que tres de cada cuatro hispanos tienen sobrepeso o son obesos, o sea, el 75% de nuestra población.

Entre los hispanos, las mujeres tienen una mayor incidencia de obesidad con respecto a los hombres: de 45.7% y 39%, respectivamente. La obesidad entre los niños es todavía peor, ya que entre los 2 y los 19 años de edad, los hispanos somos el grupo étnico que encabeza el problema, sobrepasando a los afroamericanos y a los anglos. El 40% de los niños y jóvenes hispanos es obeso o tiene sobrepeso. Y en este grupo son los hombres quienes tienen un 1% más de incidencia que las mujeres.

¿Por qué los hispanos son más gordos?

Cuesta creer que todos los esfuerzos y campañas orientadas a crear mayor conciencia sobre lo que es una epidemia de salud pública mundial, por todas las repercusiones que tiene, sean en vano. Hay varias razones que nos hacen vulnerables al aumento de la talla en menos de lo que canta un gallo.

Costumbres alimenticias. Lamentablemente, las costumbres alimenticias que traemos cuando migramos a este país, si bien no son peores que las locales, tampoco son muy saludables.

En Latinoamérica y el Caribe nos caracterizamos por ser amantes de lo que llamamos la "buena mesa", que no tiene nada que ver con "buena calidad alimenticia". Al contrario, se basa en gran cantidad de carbohidratos, harinas, azúcares y grasas saturadas. Aunque existen diferencias en el tipo de alimentación según la región, todos nuestros países se caracterizan por los *excesos*, por las porciones extragrandes y por la escasez de frutas, verduras y proteínas de calidad en la dieta.

Si bien los países más australes tienden a ser más carnívoros, también suman gran cantidad de carbohidratos gracias a todos los productos hechos a base de harinas blancas: pan, pasteles, empanadas, tortas, etcétera. En el Caribe, la mezcla de carbohidratos como arroz y gandules, arroz y frijoles ya es una suma importante para el cuerpo, más aún si le agregamos elementos fritos, carne de cerdo, etc. Mientras en México y Centroamérica tienen gran variedad de productos vegetales que son parte vital de la cultura alimenticia, también se ha demostrado que una vez que emigran a Estados Unidos van perdiendo la costumbre de comer de manera más saludable y variada.

Porciones "desproporcionadas". Suena ilógico, pero es una realidad. Nuestra idea de *porción* o *ración* dista mucho de lo que realmente nuestro cuerpo necesita para mantenerse funcionando en cuanto a energía. Una manera fácil de medir nuestra capacidad estomacal es empuñando la mano. Es decir, una comida completa no debería ser mayor que ese puño. Pero seamos realistas... Si vamos a cualquier restaurante típico de alguno de nuestros países veremos que la generosidad de nuestros platos es impresionante. Si a eso le sumamos aperitivos, sopas, cremas, plato fuerte, un postre y un café bien azucarado, es obvio que sobrepasamos inmensamente nuestras necesidades en cuanto a cantidad de alimento.

Adonde fueres, haz lo que vieres: nos adaptamos más rápido al sistema. Según estudios realizados en inmigrantes, las nuevas generaciones van perdiendo los hábitos alimenticios saludables y la obesidad aumenta. Y es que los hispanos tratamos de empaparnos de esta nueva cultura, eso incluye su forma de alimentarse.

Errores de concepto. Culturalmente tampoco nos ayuda mucho el hecho de que aun hoy, con toda la información disponible, se siga considerando la gordura como sinónimo de éxito económico, de buen pasar. Seguramente en más de una ocasión habrás escuchado decir a algún amigo o pariente, a quien no veías hace mucho: pero qué buena vida tiene ahora, si es que ha subido unas cuantas libras.

Poco acceso a alimentos realmente saludables. En un país donde lo que abunda es la comida chatarra y, lamentablemente, también es más económica que las opciones saludables, es muy fácil que la balanza comience a ceder. Tristemente el nivel económico de gran parte de nuestra comunidad es más bajo que el de otros grupos étnicos, lo cual también nos pone en cierta desventaja al optar por una canasta de alimentos más sana, de productos orgánicos, o al menos que se concentre más en opciones saludables.

Poca claridad en lo que es realmente saludable. Los hispanos no siempre nos damos a la tarea de informarnos sobre qué contiene lo que comemos. Por ejemplo, somos grandes consumidores de mayonesa, *ketchup*, salsas y aderezos. Y la mayoría de estos son una bomba de grasas saturadas, sal en exceso, azúcar, jarabe de maíz y saborizantes artificiales. Puede que escojamos una ensalada con pollo a la parrilla, pero si la bañamos con un aderezo como salsa ranchera, habremos tirado todo por la borda. De la misma forma, somos feroces consumidores de cereales azucarados, bebidas gaseosas, edulcoradas y otras alcohólicas, que también son un inmenso aporte de calorías vacías, que solo suman libras.

Escasa cultura de ejercicio y actividad física. Si a una dieta pobre en fibra, granos, frutas y vegetales, y, en cambio, rica en hamburguesas, *pizzas* o sándwiches le sumamos escasa actividad física, el resultado es obvio: libras que sobran. La ecuación es clara: si consumimos más calorías y quemamos menos, rápidamente veremos "encoger" la ropa que llevamos puesta. En el caso de las mujeres hispanas, por ejemplo, a medida que pasan los años, van naciendo los hijos, se hace cada vez más difícil que dediquen parte de su tiempo a actividades físicas de manera constante. El ejercicio no suele formar parte de la rutina de las latinas adultas. En Estados Unidos, además, dejamos de caminar. Generalmente los inmigrantes contamos con un automóvil, y poco a poco nuestros hábitos del paseo diario, de caminar al trabajo, de visitar por la tarde a los vecinos, etcétera se van perdiendo entre largas jornadas de trabajo y muchas obligaciones.

Lamentablemente, el sobrepeso y la obesidad no son solo un asunto estético o de autoestima. Como hemos visto anteriormente, están asociados a casi todas las enfermedades que nos están quitando la vida a los hispanos: enfermedades coronarias, accidentes cerebrovasculares, diabetes, algunos tipos de cáncer, asma, colesterol alto, presión arterial alta, entre otras. Anualmente esas libras extra son el punto de partida de más de 300 mil muertes antes de tiempo. Y para quienes somos parte de la fuerza laboral, sepan que nos cuesta dinero de nuestro bolsillo. Así es. Pues los problemas asociados con la obesidad y al sobrepeso aumentan las horas perdidas de trabajo y significan, en promedio, un costo de 150 mil millones de dólares al año.

¿Cómo saber si se tiene sobrepeso o se es obeso?

Seamos honestos, no es muy difícil darnos cuenta si estamos pasados de peso. Basta con tomar en cuenta si la talla de pantalón, camisa o vestido no nos queda como antes para percatarnos de que no es la ropa la que encoge, sino el cuerpo que se está agrandando. Ahora, si en los últimos exámenes de rutina además aparece la presión arterial elevada o el colesterol alto, hay que tomar muy en serio el aumento de peso.

En términos generales, en Estados Unidos, una persona se considera obesa cuando tiene 30 libras (unos 13.6 kilos) por encima de su peso normal. Sin embargo, esta medición no siempre es la más apropiada, ya que, por ejemplo, una persona que practica fisicoculturismo puede tener el mismo peso o incluso más que una persona poco activa, pero gran parte de ese peso corresponde a musculatura y no a grasa.

Para tener una idea más certera si alguien está obeso, los médicos y nutricionistas generalmente usamos un parámetro llamado *índice de masa corporal* (IMC). Este numerito corresponde al contenido de grasa en el cuerpo en relación con el peso y la estatura de una persona. En el caso de los niños y adolescentes, también se considera la edad para calcularlo. Se calcula dividiendo el peso (ya sea en el sistema americano de libras por pies y pulgadas o en el sistema métrico decimal de kilos por centímetros) por la altura en metros al cuadrado. Por ejemplo, si alguien tiene un peso de 154 libras y una estatura de 5 pies con 4 pulgadas, el IMC es 26.4. O un peso de 70 kg y una estatura de 1.65 metros, el IMC es de 25.7.

El IMC nos indica entonces si un individuo tiene un peso razonable o no:

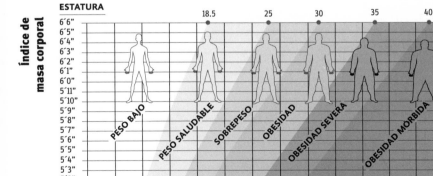

Pera o manzana: Circunferencia de la cintura

Una manera más precisa y mucho más fácil de saber si las libras que cargas de más pueden estar afectando tu salud es midiendo la circunferencia abdominal. ¡Es superfácil! Busca una cinta métrica en tu casa y mide tu cintura a nivel del ombligo. Esa es tu verdadera circunferencia abdominal y no la talla de tus pantalones. Esta distinción es particularmente importante para algunos hombres que aseguran que su talla de *jeans* es 31, pero se debe a que los usan muy bajos... y luego les ves una panza horrible. Si se pusieran los pantalones donde corresponde, lo más probable es que su talla sería 40.

Todos tenemos cuerpo de pera o de manzana. Mírate en un espejo. ¿Dónde acumulas la grasa? Las personas que tienden a acumular la grasa en el área abdominal son manzanas, y las que la acumulan principalmente en las caderas, son peras. ¿Tienes idea si es mejor ser pera o manzana?

Los que tenemos cuerpo de manzana estamos en desventaja. Me incluyo, pues cuando aumento de peso se me va directo al área de la panza. La grasa abdominal aumenta el nivel de inflamación en nuestro cuerpo, lo cual se asocia a su vez con hipertensión arterial, diabetes y un aumento en el riesgo de eventos cardiovasculares.

Los que tienen cuerpo de pera, o sea aquellas personas que acumulan grasa en las caderas, no están en riesgo pues esa grasa no tiende a ser proinflamatoria.

¿Ya te mediste tu circunferencia abdominal? Si eres hombre y la medida es mayor de 40 pulgadas o si eres mujer y es mayor de 35 pulgadas, tu salud corre peligro. ¡Que no cunda el pánico! En los próximos capítulos encontrarás la información que necesitas para transformar tu vida y convertirte en una persona saludable y llena de energía.

¿POR QUÉ ES TAN PELIGROSO SER OBESO?

Lo hemos visto durante todo este recorrido por las enfermedades que están acabando con la salud de nuestra comunidad. El exceso de peso no solo nos baja la autoestima y nos dificulta el día a día, sino que es el camino directo hacia enfermedades como diabetes tipo 2, problemas con triglicéridos, colesterol alto, hipertensión arterial, algunos tipos de cáncer y problemas cardiovasculares y cerebrovasculares. También es muy común que pacientes con sobrepeso desarrollen artrosis de rodillas y apnea del sueño, entre una larga lista de problemas.

En el caso de niños y jóvenes obesos, su crecimiento se dificulta, suelen aparecer problemas como asma, diabetes tipo 2, trastornos hormonales y es común que sea el origen de problemas emocionales y de autoestima, pues el exceso de peso los margina de actividades físicas y sociales propias de su edad.

¿SE DEBEN UTILIZAR MEDICAMENTOS O SUPLEMENTOS PARA BAJAR DE PESO?

No debes utilizar ningún suplemento sin la supervisión de un médico. En mi consultorio veo frecuentemente a personas que experimentan desmayos, palpitaciones y otros síntomas cardíacos por utilizar pastillas que compran por internet o en alguna tienda de "productos naturales". Y es que muchos de estos suplementos contienen diurético, lo cual causa deshidratación o algún tipo de estimulante para suprimir el hambre, lo cual a su vez causa problemas cardíacos como efecto secundario.

En cuanto a los medicamentos para adelgazar aprobados por la FDA, los receto a mis pacientes en algunas circunstancias. Primero les hago un chequeo completo para asegurarme de que su corazón se encuentra en óptimas condiciones. Luego me aseguro de que no tengan algún problema hormonal. Si los pacientes me demuestran que siguen una dieta razonable, hacen ejercicio y aun así presentan obesidad moderada o severa, los receto por no más de tres meses. Finalmente le exijo a los pacientes que me vean semanalmente para medir su presión sanguínea, hacerles un electrocardiograma y asegurarme de que estén cumpliendo con su dieta y rutina de ejercicio.

"Doctor, padezco de tiroides y no logro adelgazar".

De todas las razones que escucho, no solo por parte de mis pacientes sino también de televidentes y por redes sociales, esta es la más común. Y en parte tienen razón... pero es algo más complejo. El tiroides es el horno de nuestro cuerpo. Cuando el tiroides está "vaga", lo que se conoce como hipotiroidismo, el metabolismo de la persona disminuye de velocidad, lo que hace que aumente de peso. Así, las libras que usualmente una persona aumenta que se relacionan directamente con la enfermedad pueden ser unas 10 a 15 libras. Cuando la persona tiene entre 50 y 60 libras de sobrepeso, mi reacción inicial es obligarlos a autoexaminarse, así se darán cuenta de que gran parte de esas libras adicionales no tienen su origen en un problema con el tiroides sino que se deben a un desbalance entre las calorías que ingieren y las que queman.

CÓMO ENFRENTAR LA EPIDEMIA DE OBESIDAD EN LOS NIÑOS

Como he mencionado anteriormente, estos problemas ya no solo nos afectan como adultos o adultos mayores... Nuestros niños y jóvenes están padeciendo de enfermedades que "no les corresponden", simplemente debido a nuestro estilo de vida, a nuestra alimentación y a nuestra falta de control. Que uno de cada tres niños padezca de sobrepeso u obesidad es simplemente un dato dramático. De partida garantiza que uno de cada tres niños está mal nutrido, será obeso de adulto y con altas probabilidades de no vivir el promedio de años que le correspondería si no tuviera sobrepeso.

Si hay algo que nos identifica a los hispanos es que nuestro mayor valor radica en la familia. Allí está nuestra base, por la que migramos, por la que trabajamos, buscando siempre mejores oportunidades. Pero el cuidado de esa familia debe empezar en la salud de los niños.

Así como nosotros debemos disciplinarnos para controlar el peso, es imprescindible conocer y controlar también a temprana edad el peso de nuestros hijos. Mientras más pronto tengamos la información, más podremos hacer para adoptar los cambios y medidas necesarias *como familia.*

Uno de los grandes errores que cometemos cuando intentamos bajar de peso es hacerlo solos, sin involucrar a la familia. Esa tarea es prácticamente imposible de sostener a largo plazo y, más aún, es inútil. El control del peso debe ser un tema familiar, como clan.

Hay que estar claros en que el peso ideal depende de las características de cada persona, de su edad y de sus actividades. Pero existe un margen que podemos considerar "saludable", y es eso lo que debemos tener en cuenta para evitar deslizarnos por una pendiente de enfermedades, que en general es un viaje sin retorno.

Sumar a nuestros hijos en el cambio de actitud para aprender a comer saludablemente, de la manera más natural posible, es indispensable, es parte vital de nuestra tarea como padres. De la misma forma, ser más activos para que ellos también lo sean. No necesitamos grandes inversiones ni gimnasios: caminatas al parque, un juego de pelota, bicicleta en familia, escalar una pequeña montaña, una competencia de baile, etcétera.

Nosotros somos el ejemplo para que nuestros hijos sean saludables. Y los *niños saludables* son producto de los *hábitos saludables* de los padres.

SEGUNDA PARTE

Los siete mandamientos de la salud

Primer mandamiento: La "dieta de poquito a poco"

En colaboración con la nutricionista Sabrina Hernández-Cano

"Somos lo que comemos". He escuchado esta sentencia hasta el cansancio, e incluso me parece un poco cursi, pero cada día me convenzo más de su veracidad. Hasta el momento, a mis 39 años de edad, he tenido la "suerte" de ser siempre flaco. Y digo "suerte" con un aire de ironía, pues la mayoría de las personas creen que los flacos somos automáticamente saludables. Si eres flaco es imposible que padezcas del corazón o de diabetes... Si eres flaco puedes comer lo que quieras. ¡Uy, qué pensamiento más peligroso! Como te ves por fuera muchas veces dice poco de quién eres por dentro. Esa es una verdad científica que ojalá nunca olvides. Por eso es que le digo a mis pacientes que es importante "abrir la capota y mirar más allá de la carrocería".

Siempre he sido adicto al azúcar, y no me enteré de ello hasta 2012. Mis comidas (almuerzo y cena, pues no desayunaba) consistían en arroz blanco, frijoles, pan, carne roja (a menudo) y, obviamente, postre. Soy tan adicto al azúcar que recuerdo haber escogido restaurantes dependiendo de qué postres ofrecían. Como soy flaco, no prestaba atención. Comía pizza, mi comida favorita, cuando quería, al igual que hamburguesas, en fin, todo lo que se me antojaba. "Siempre y cuando haga ejercicio, voy a estar bien", me repetía a menudo. Y he aquí la otra verdad que he descubierto que no quisiera que olvides: hacer ejercicio no es suficiente.

En 2012 cambió abruptamente mi manera de pensar sobre la comida. Acababa de diagnosticar a mi mamá con diabetes tipo 2 y se me ocurrió que era buena idea hacerme pruebas de sangre. Me acordé de que en mis años en Johns Hopkins, cuando hacía mi especialidad de cardiología, una vez, un médico que me había hecho pruebas de laboratorio me comentó que mi nivel de azúcar estaba un poco alto. En ese momento no presté mucha atención. Era flaco y joven; cuán mal podría estar. No me detuve a pensar en la taza de helado que me comía todos los días después de salir de trabajar. Típico en un adicto: la negación.

Así es que cuando mi secretaria me trajo los resultados de mis exámenes de sangre para que los revisara, me quedé mudo... Quedé frío al verlos. ¡Mi estado físico perfecto! ¡Soy joven! ¿Por qué carajos tengo el nivel de azúcar alto? Y en medio de una mezcla de sentimientos de molestia, frustración, miedo e incredulidad me pasó —o como decimos, "me flasheó"— por la mente todo el pan blanco, el arroz blanco, la pasta, los chocolates, los postres, la pizza, la comida chatarra, la fritura, el helado, la carne roja, las sodas, las galletas, en fin... Las toneladas de azúcar y grasa saturada que había ingerido en el transcurso de mi vida. Soy parte de la epidemia de prediabetes y diabetes que está arrasando con nuestra comunidad latina. Millones y millones de personas, flacas, medianas y obesas, somos adictos al azúcar y corremos el riesgo de perder nuestra salud y bienestar si no cambiamos la manera en la que nos alimentamos.

Logré cambiar pero no fue fácil. La gran mayoría de las dietas en el mercado han sido concebidas para satisfacer nuestra vanidad y no para mejorar nuestra salud a largo plazo. ¡Baja 20 libras en un mes! ¡El té milagroso para bajar de peso! ¡La faja quemadora de grasa! Nos tardamos años en acumular 50 libras de más, pero ¿tiene sentido bajarlas en dos meses? Prepárate para la montaña rusa del peso, el efecto yoyo, pues es probable que al dejar la dieta extrema, subas 20 libras más de las que bajaste. Y ese efecto yoyo es extremadamente negativo para tu salud. Mi recomendación, si quieres que tus cambios sean duraderos: haz tu dieta de poquito a poco.

Y así fue que logré retomar el control de mi alimentación, de poquito a poco. ¿Qué mejor recomendación puedo dar como doctor, como amigo, que el mismo plan, el mismo tratamiento, que utilicé para tratarme a mí mismo? Muchas veces las personas le dicen a su médico: "Doctor, si fuese usted o un familiar suyo, ¿qué haría?" Mi respuesta: la "dieta de poquito a poco".

ASÍ ES LA "DIETA DE POQUITO A POCO"

Uno de los errores más grandes que cometen muchas personas cuando comienzan una nueva dieta es que se miran de afuera hacia adentro. Me explico: el consumir 500 calorías al día va a hacer que cada semana que te miras en el espejo te veas más flaco... O cada semana adores la balanza al ver que pierdes peso velozmente. Sin embargo, no ves el desbalance en nutrientes, vitaminas y minerales que tu cuerpo está sufriendo. Tampoco logras ver la ansiedad por comer que sin darte cuenta se va acumulando en tu cerebro, la cual, tarde o temprano, llegará a dominarte, y no solo hará que dejes tu dieta sino que comas más de lo que comías antes de comenzarla.

Es por eso que necesito que confíes en mí y me permitas ayudarte a que cambies de adentro hacia fuera... *de poquito a poco.* Tu cuerpo te lo va a agradecer y los cambios paulatinos serán para toda la vida. ¿Por qué? Porque vas a aprender, sin trucos ni medidas extremas, a alimentarte bien y a lograr llegar al peso que deseas de la manera adecuada. Si quieres bajar 20 libras en un mes, esta dieta no es para ti. Pero si te interesa llegar a tu peso ideal a través de una transformación real, y llegar a lucir como quieres, maximizar tu energía y prevenir enfermedades crónicas como problemas del corazón o diabetes, te invito a que te unas a mí en este esfuerzo para curar a nuestra comunidad. ¡Tú puedes cambiar y lograr tus metas! Estoy aquí para ayudarte.

Sobre Sabrina Hernández-Cano

Sabrina Hernández-Cano es una dietista registrada, consejera de nutrición y educadora certificada de diabetes, graduada de la Universidad Internacional de la Florida con una licenciatura en Dietética y Nutrición, y educada en el Hospital Cleveland Clinic. Ha participado en segmentos televisivos en ABC News, Telemundo, Univision y WLRN-TV. Es coautora de dos libros: The Empty Cup Runneth Over y Miami Breast Cancer Experts. Actualmente, Sabrina se especializa en nutrición bariátrica y es directora ejecutiva de Hummingwell, una compañía que produce una barra nutritiva usada como reemplazo de una comida, la cual ha sido creada para promover un estilo de vida saludable. Sabrina tiene una práctica privada en la que asiste a pacientes con terapia médica nutricional.

PRIMERA ETAPA: "NO VEO, PERO TENGO FE".

¡Vas a parar de comer sin pensar, y hoy es el primer día en que lo harás! Tienes la habilidad de escoger lo que comes y vas a escoger de acuerdo a tus metas. ¡Se acabaron los días de boicotearte a ti mismo! Durante las próximas seis semanas (puedes extenderlo a ocho si lo necesitas) vas a comenzar a enfocarte en la calidad de lo que comes, haciendo cambios favorables *de poquito a poco*. Vas a notar que aunque en esta primera etapa nos estamos enfocando más bien en la calidad de la alimentación y no necesariamente en la cantidad, al comer más saludablemente también vas a comenzar a bajar de peso. Sin embargo, el beneficio mayor lo obtendrás poco a poco de manera invisible. Los triglicéridos comenzarán a disminuir, el nivel de azúcar en la sangre se irá estabilizando, los vasos sanguíneos se irán relajando, lo cual mejorará la presión sanguínea. Te vas a sentir con más energía, en fin, tu transformación interna va a estar ocurriendo y formando el cimiento perfecto para ese cambio exterior: esa eliminación de grasa abdominal, que tanto deseas. ¿Lo hacemos juntos?

SEMANAS 1 Y 2: "SE ACABÓ EL PAN DE PIQUITO".
ADIÓS CARBOHIDRATOS MALOS

"Se acabó el pan de piquito", me dice comúnmente mi madre cuando algo se tiene que terminar. Es lo mismo que decir "se acabó lo que se daba". Me parece aún más apropiada dicha frase para estas dos semanas pues el pan es uno de los alimentos con el cual tenemos que tener mucho cuidado.

Hace unas décadas, cuando aumentaban desenfrenadamente las muertes por infartos de corazón, le declaramos la guerra a la grasa. El pensamiento en aquel entonces era que los alimentos altos en grasa causaban la deposición de placas grasosas en las arterias del corazón lo cual, a su vez, las tapaba causando infartos. Hoy día sabemos que la relación entre las grasas y las enfermedades del corazón es más compleja, pues no toda grasa es nociva, como explicaré un poquito más adelante.

No obstante, las compañías productoras de alimentos, anticipando que los estadounidenses comenzarían a evitar alimentos considerados altos en grasa, lanzaron la revolución de los productos *low fat* (bajos en grasa). Y así lo comercializaron entusiastamente. ¡Y fueron exitosísimos! La etiqueta *low fat* se convirtió en sinónimo de saludable y las ventas se dispararon. Pero algo que muchos ignoraban ocurría de manera simultánea. Si bien era cierto que la cantidad de grasa en los alimentos disminuía, estas calorías y el sabor de los alimentos estaban siendo sustituidos por carbohidratos y azúcar. Hoy día en Estados Unidos existen 26 millones de personas con diabetes y 86 millones con prediabetes. Conclusión: cambiamos una enfermedad por otra.

En nuestra comunidad hispana la diabetes y prediabetes están causando estragos. La mortalidad de un hispano con diabetes es 50% más alta que la de un blanco con el mismo padecimiento. Cuando consumimos carbohidratos y azúcar en exceso, el páncreas tiene que trabajar demasiado para secretar la insulina suficiente. Poco a poco este proceso nos lleva a aumentar la grasa abdominal. Sí, la panza, lo que a su vez aumenta el riesgo de diabetes, alta presión y enfermedades del corazón. ¡Hace que desarrolles un cuerpo de manzana! Y por eso es que "se acabó el pan de piquito".

En estas dos semanas necesito que elimines los carbohidratos malos e incorpores otros alimentos y productos más saludables. Aquí tienes una guía con los que debes evitar (Adiós) y las opciones que puedes incorporar (Hola).

Adiós

▼ Azúcar blanca o morena
▼ Pan blanco
▼ Bagel, croissant
▼ Dona o rosquilla
▼ Cereales de maíz, arroz e instantáneos
▼ Arroz blanco
▼ Pasta blanca

▼ Papa blanca
▼ Papitas fritas *(chips)*
▼ Tortilla de harina
▼ Melón
▼ Piña
▼ Fruta en conserva con sirope y deshidratada
▼ Galletas de soda
▼ Helados

▼ Postres, pastel y *muffins*
▼ Tartas
▼ Sirope y mermeladas
▼ Caramelos
▼ Evita los edulcorantes artificiales (usa la planta *stevia*)

Hola

▲ Pan, arroz o pasta 100% integral
▲ Trigo entero
▲ Pan de centeno entero *(pumpernickel)*
▲ Cereales con alto contenido de fibra
▲ Avena no instantánea *(steel cut oats)*

▲ Muesli (mezcla de cereales que incluye avena, frutas deshidratadas y nueces)
▲ Salvado *(bran)*
▲ Maíz fresco y natural
▲ Cebada
▲ Pan de pita 100% integral
▲ Batata

▲ Plátano
▲ Yuca
▲ Frijoles
▲ Tortilla de maíz
▲ Tortilla 100% integral
▲ Fruta con cáscara
▲ Vegetales
▲ Quinua
▲ Gelatina con frutas y helados de yogur griego

SEMANA 3: "BEBE EL AGUA A CHORRO Y EL VINO A SORBOS".

Cada vez que en televisión doy el consejo de tomar los ocho vasos de agua al día me siento como un disco rayado. Pero aun así lo sigo predicando. Cuando no ingerimos agua suficiente y nos deshidratamos nos da dolor de cabeza, flojera, desmayo, falta de energía y nos aumentan las pulsaciones del corazón. Otro de los efectos importantes es que los cerebros de muchas personas interpretan la sed como hambre haciendo que estas coman de más. Por esa razón, uno de los pasos importantes para disminuir el consumo de calorías y bajar de peso es el beber ocho vasos de agua diarios.

Me consta que para muchas personas esto de beber agua es como un castigo. Si te pasa lo mismo sé creativo. Puedes agregarle unas gotas de jugo de limón natural a tu agua para darle otro sabor. O bien, preparar una jarra de agua a la que le agregues rodajas de limón, de naranja o mandarina, o trozos de manzana, algunas fresas, arándanos o algunas uvas y la dejas reposar. De esa forma podrás tomarla durante el día y tendrá un sabor más agradable. También puedes agregarle una bolsita de té suave como el té blanco con frutas. Lo importante es que no le agregues azúcar ni edulcorantes para que el agua cumpla su objetivo en tu cuerpo.

Los jugos, bebidas deportivas y las sodas son catastróficos para nuestra salud. La cantidad de azúcar en los jugos y las bebidas deportivas muchas veces es exorbitante y aumenta el riesgo de obesidad y de diabetes. Por ejemplo, una lata de 12 onzas de cola contiene el equivalente a diez cucharaditas de azúcar y 140 calorías. Estudios científicos demuestran que las sodas, incluso de dieta, aumentan la circunferencia abdominal de la persona. Sabemos que esto a su vez incrementa el riesgo de diabetes y enfermedades del corazón. Investigaciones en animales también demuestran que el uso de edulcorantes artificiales disminuye los niveles en el cuerpo de una hormona llamada leptina. Cuando los niveles de esta hormona bajan, simplemente comemos más. Finalmente, consumir soda diariamente causa un envejecimiento temprano de las células del sistema inmunológico, que, como sabes, es el que nos protege de las enfermedades.

El alcohol

El alcohol es un tema que toco con pinzas pues, en mi experiencia, la mayoría de los pacientes escucha lo que quiere escuchar. Me queda claro que cuando uno dice que el alcohol es beneficioso para la salud, muchos lo celebran y se van de parranda. Los estudios sugieren que un trago al día, ya sea vino, cerveza u otro licor, aumenta el colesterol bueno y dilata las arterias del cuerpo, ayudando a

LA DIETA DE POQUITO A POCO | 67

mantener una presión sanguínea adecuada. Sin embargo, el consumo de una cantidad mayor aumenta el nivel de triglicéridos y sube la presión sanguínea, cambios que incrementan el riesgo de sufrir un infarto al corazón o un derrame cerebral.

Mi recomendación: *tres tragos a la semana*. Dicho esto, si estás tratando de bajar de peso, es mejor no ingerirlo.

Café y leche

¿A quién no le gusta su cafecito caliente con leche en la mañana? Y es un buen hábito, pues el café contiene antioxidantes buenísimos para el corazón y el cerebro. Es una bebida rejuvenecedora. El problema está con qué lo mezclamos. He visto café con leche, sirope de chocolate o caramelo, crema batida y hasta con helado. ¡Eso es un postre! Mi recomendación es que se tomen su cafecito con leche descremada, con 1% de grasa, o bien leche de almendra, de avena o de coco. La leche entera contiene un nivel más alto de grasa saturada y de azúcar. En cuanto a cantidad: no más de dos tazas al día. El exceso de café puede aumentar la presión sanguínea y afectar la mucosa gastrointestinal.

En esta tercera semana elimina aquellas bebidas que están impidiendo que logres tus metas de peso y de salud. Guíate por esta tabla.

Adiós

- Sodas y refrescos
- Sodas de dieta
- Batidos (merengadas o *smoothies*)
- Café con azúcar y crema (en especial los cafés que te parezcan más postre que café)
- Jugos comerciales
- Néctar
- Alcohol todos los días (evítalo completamente si estás tratando de bajar de peso)
- Bebidas con azúcar artificiales y con colorantes
- Bebidas con cafeína y estimulantes, bebidas deportivas
- Aguas con colorantes y azúcar, sorbete
- Limonada azucarada
- Leche entera
- Crema

Hola

- Agua
- Agua con limón
- Agua con un pedazo de fruta para darle sabor
- Leche descremada o al 1%
- Leche de almendra, coco o avena
- Jugo verde de verduras
- 2 o 3 tragos (vino, cerveza u otro tipo de alcohol) a la semana
- Jugo de tomate natural bajo en sodio
- Jugo de fruta fresca (exprimidos) en porción de 4 oz
- Té blanco
- Té verde
- Yerba mate
- Café (con moderación)

SEMANAS 4 Y 5: "NO TODO LO QUE BRILLA ES ORO". INCORPORANDO GRASAS Y PROTEÍNAS SALUDABLES

Como mencionaba anteriormente, antes se pensaba que toda la grasa era nociva. Hoy día el cuento es diferente. Sabemos que hay grasa mala y grasa buena. De igual manera, tenemos la posibilidad de escoger mejores fuentes de proteína, que, como sabes, es esencial para el desarrollo de los músculos y de muchas funciones químicas en el cuerpo.

La grasa saturada, como la que obtenemos en alto contenido de algunas carnes rojas, alimentos fritos y leche entera, por ejemplo, aumenta el colesterol malo o LDL en la sangre. Un sinnúmero de estudios científicos demuestran que un nivel elevado de LDL se asocia con la deposición de placas de grasa en las arterias del corazón. Estos alimentos no solo aumentan el nivel de colesterol malo sino que también hacen que las partículas del mismo sean más pequeñas. Este LDL pequeñito entra con mucha más facilidad en la pared de la arteria, contribuyendo a la capa de grasa que termina por taparla.

Por otro lado, alimentos como las sardinas, el atún, el aguacate y las nueces contienen grasas monosaturadas y grasas polisaturadas, en otras palabras, grasa buena. Este tipo de grasa disminuye el nivel de triglicéridos en la sangre y aumenta el colesterol bueno o HDL. Esto disminuye a su vez el riesgo cardiovascular. ¿Por qué son importantes las grasas buenas para bajar de peso? Contienen nueve calorías por gramo, a diferencia de los carbohidratos, que tienen cuatro calorías por gramo. En otras palabras, sacian más el hambre y te mantienen lleno.

Finalmente es importante aclarar la controversia alrededor del huevo. Por mucho tiempo las autoridades de nutrición en Estados Unidos recomendaron restringir significativamente el consumo de huevo debido a su alto contenido de colesterol. Sin embargo, hoy sabemos que el colesterol libre que se encuentra en el huevo no aumenta el LDL o colesterol malo, como la grasa saturada. Lo mismo se puede decir acerca de alimentos como los camarones y la langosta (crustáceos). De hecho, son buenas fuentes de proteína. Es por esa razón que, como verás, la "dieta de poquito a poco" los incorpora como buenas fuentes de proteína, sin el riesgo de que afecten tu salud cardiovascular.

Durante estas dos semanas necesito que te concentres en eliminar grasas y proteínas malas y en sumar a tu dieta otros productos más nutritivos que te ayudarán a bajar de peso y a estar más saludable.

Adiós ∵

▼ Manteca de animal
▼ Manteca de cerdo
▼ Manteca vegetal
▼ Grasas trans (leer etiqueta nutricional)
▼ Aceite de maíz
▼ Aceite de girasol o cártamo
▼ Crema
▼ Crema agria entera *(sour cream)*
▼ Leche entera

▼ Piel de pollo
▼ Grasa de carne roja
▼ Manteca de coco
▼ Carne de cerdo (pierna, costillas y chuleta)
▼ Carne de res alta en grasa *(rib eye*, costillas)
▼ Vísceras
▼ Carne molida
▼ Chorizo
▼ Salchicha
▼ Tocineta
▼ Morcilla

▼ Alimentos fritos o a la milanesa
▼ Queso de cabra, azul, manchego, brie, gouda
▼ Queso curado, gruyere, gorgonzola, roquefort
▼ Mantequilla alta en grasa
▼ Mayonesa de huevo
▼ Chocolate con leche *(milk chocolate)*

Hola ∵

▲ Aceite de canola
▲ Aceite de oliva
▲ Aceite de linaza
▲ Mantequilla de omega 3, almendra o cacahuate
▲ Aceitunas
▲ Leche o productos lácteos desnatados
▲ Crema baja en grasa
▲ Crema agria baja en grasa
▲ Cortes de carne magra (filete de lomo, punta de solomillo, carne molida

extramagra y arrachera)
▲ Pollo a la plancha o al horno sin piel
▲ Pavo
▲ Tocino canadiense
▲ Huevo orgánico de granja
▲ Queso requesón *(cottage cheese)*, queso para untar desnatado
▲ Queso bajo en grasa y en lascas finas
▲ Carne molida de pavo o lomo magro
▲ Pescados blancos

▲ Jamón curado y jamón serrano
▲ Salmón, sardinas y atún
▲ Camarones, langosta vieiras y almejas
▲ Ostras
▲ Pulpo
▲ Todo tipo de nuez (sin sal ni azúcar)
▲ Mayonesa de aceite de oliva
▲ Chocolate oscuro (más de 70% de cacao)

Semana 6: "Entre lo salado y lo soso, está el punto sabroso". La sal escondida

Un 30% de los estadounidenses padece de hipertensión arterial. En cuanto a hispanos, el porcentaje es de un poco más del 20%. En promedio, una persona consume aproximadamente 3,300 mg de sodio al día. ¡Eso es bastante sal! Y lo interesante es que por lo menos un 75% de ese sodio, de esa sal, no viene directamente del salero sino que se encuentra escondido en alimentos procesados.

El exceso en el consumo de sodio hace que las arterias se vuelvan más rígidas, menos maleables y adaptables a cambios en la circulación sanguínea. Esa rigidez en la pared arterial provoca que la persona desarrolle poco a poco hipertensión arterial, lo que a su vez aumenta el riesgo de infartos de corazón, infartos de cerebro y problemas de los riñones. Hay estudios que demuestran que estos efectos son mucho más evidentes con el aumento de la edad, por lo que es importante que comencemos a cambiar los hábitos de nuestros hijos desde la adolescencia.

Durante mi proceso de cambio de alimentación me llamó la atención que se me hacía más fácil disminuir el consumo de sal que el de azúcar. Es por eso que digo que me considero adicto al azúcar. Sin embargo, buscando algún tipo de respuesta a ese fenómeno que observé en mí mismo, encontré una posible respuesta. Resulta que hay estudios que demuestran que los consumidores usualmente no se dan cuenta si se disminuye el contenido de sodio o sal de los alimentos en un 30%. Los receptores de la lengua que se encargan de detectar la sal y enviar la señal al cerebro solo duran unas cuantas semanas antes de regenerarse. Esto implica que si tu fuerza de voluntad te ayuda a disminuir el consumo de sal por un periodo corto de tiempo, el hecho de que generas receptores nuevos todo el tiempo te ayudará a ajustarte rápidamente al nuevo sabor menos salado.

El Colegio Americano de Cardiología recomienda no ingerir más de 2,300 mg de sodio al día, es decir, 1,000 mg menos de lo que consume en promedio cada estadounidense. Esa disminución es suficiente para ejercer un efecto positivo en las arterias, lo que contribuye a que la presión sanguínea se mantenga bajo control.

Un caso específico es el de las personas que sufren fallo cardíaco congestivo, un padecimiento donde se ve afectada la contracción del corazón y, por ende, su funcionamiento. Estos pacientes tienden a retener líquido en exceso en el cuerpo, desarrollando hinchazón en las piernas, acumulación de líquido en los pulmones y dificultad respiratoria severa. En estos casos la restricción de sodio o sal tiene que ser más estricta, y se recomienda una ingesta de no más de 1,500 mg de sodio al día. Solo existe una manera de saber si estás consumiendo más sodio del debido: leyendo las etiquetas nutricionales y llevando tú mismo la cuenta.

Durante esta sexta semana necesito que elimines todos los alimentos procesados. Además, sustituye la sal con especias saludables.

Adiós

- Sal de mesa
- Sal de cubito
- Glutamato monosódico (MSG)
- Sal de ajo
- Sopas enlatadas
- Sopa miso
- Nueces (de cualquier tipo) saladas
- Papas fritas
- Galletas
- Embutidos
- Salchichas
- Productos ahumados
- Cereales comerciales

Hola

- Cúrcuma
- Hierbas aromáticas y frescas
- Albahaca
- Menta
- Romero, orégano, perejil y comino
- Ají rojo, ají verde, ají amarillo
- Ajo y cebolla
- Mostaza
- Jengibre
- Lima o limón
- Pimienta
- Salsa de tomate fresca
- Salsa de yogur

LA CLAVE DEL ÉXITO

Como te mencionaba al principio de este capítulo, la clave del éxito está en que poquito a poco vayas implementando estos cambios y creando nuevos hábitos. Durante esta primera etapa, aunque te garantizo que al comer más sano vas a bajar de peso, no me gustaría que te concentraras en esa meta. De hecho, ni siquiera te peses durante estas seis semanas. Piensa que estamos construyendo el cimiento, los pilares de un hogar... de *tu* hogar. Ya en la segunda etapa nos concentraremos en la fachada, los detalles; es en esa etapa cuando vas a comenzar a perder más peso. La diferencia es que al perfeccionar la calidad de tu alimentación, vas a crear una rutina que te va a durar toda la vida. Recuerda que quiero cambiar tu cuerpo de adentro hacia afuera, y de poquito a poco.

(1) Asegúrate de tener siempre en casa los alimentos adecuados. Es de suma importancia que tengas en tu hogar los alimentos saludables que necesitas. No compres nada en el supermercado que no se supone debas comer. Recuerda que lo que traes a la casa, tarde o temprano te lo vas a comer. Muchas veces compramos las donas, los caramelitos, etcétera. para los niños. Pero lamentablemente siempre, como dicen, "metemos el pico". Trata de que toda la familia se entusiasme en seguir la "dieta de poquito a poco". La vida de los hispanos ocurre en torno a la cocina. Haz que la tuya sea una saludable.

(2) Prepara tus comidas con anticipación. Si trabajas fuera de casa, lleva la comida contigo. No hay nada peor que estar en el trabajo y tener que buscar deprisa tu merienda y almuerzo. Cuando hay prisa, se eligen alimentos no saludables.

(3) Ajústate a tu realidad. No te frustres si no puedes hacer el cambio en el tiempo que te estoy sugiriendo. Todos somos distintos y esto es solo una guía. De hecho, a mí me costó muchísimo, por ejemplo, dejar por completo el azúcar y los edulcorantes artificiales. A veces utilizaba dos sobrecitos de azúcar blanca en el café y a veces dos de un edulcorante artificial. Comencé disminuyendo a un sobrecito y luego pasé a azúcar morena. Después de transcurrido un corto tiempo, logré cambiar a stevia.

(4) Limita las comidas en restaurantes. Es muy difícil controlar la cantidad de azúcar o sal que utilizan para cocinar los alimentos en los restaurantes. En esta primera etapa, en lo que vas desarrollando los hábitos nuevos, trata de comer más en casa. No obstante, si sales a comer fuera tampoco te estreses; haz lo mejor que puedas con la información que te he brindado y disfruta tu comida. ¡Pero no pierdas tu disciplina y rutina! Un buen truco a la hora de comer fuera de la casa es la regla de la mitad: disminuyes las porciones un 50%.

(5) Ante la duda, cierra la boca. Confía en tus instintos. Vas a aprender mucho durante este proceso sobre lo que es buena o mala alimentación. Si no sientes seguridad sobre un alimento en términos de su calidad nutricional, mejor no lo comas e investiga.

(6) El agua es tu mejor aliado. Tomar ocho vasos de agua al día te va a ayudar a sentirte con menos hambre, va a prevenir que te deshidrates y pierdas energía y evitará que consumas bebidas que contienen demasiado sodio y azúcar.

⑦**No te olvides del ejercicio.** Si bien la dieta, en términos de bajar de peso y mantener tu peso ideal, representa el 70% del éxito, no te olvides de que para el éxito total hay que mantenerse activo. Sigue el plan de caminar que te presento en el próximo capítulo.

Hay dos maneras en las que puedes llevar esta primera etapa de la "dieta de poquito a poco". Como me interesa que te concentres más en la calidad y no en las calorías o la cantidad, durante estas seis semanas puedes hacerlo simplemente implementando los cambios de las tablas "Adiós" y "Hola". Pero si deseas hacerlo un poco más rígidamente, puedes seguir el plan que verás a continuación utilizando el banco de alimentos.

Primera etapa: Plan de dieta

Para saber qué puedes comer, usa la información del banco de alimentos. Cada entrada en la tabla equivale a una porción. No te puedes pasar del número de porciones diarias de cada grupo de alimentos.

Ten en cuenta que esta primera etapa no reduce tanto las calorías, es más bien un comienzo para ir mejorando la calidad de tu alimentación disminuyendo un poco la cantidad. Si quieres bajar de peso más rápido ve directamente a la segunda etapa de la "dieta de poquito a poco". Pero mi recomendación es que comiences por esta y lo hagas por seis semanas.

Clases de alimento	Número de porciones diarias
Almidones o carbohidratos	4
Frutas y vegetales	5
Productos lácteos	1
Proteína	16 onzas
Grasas saludables	6

Ver tabla Banco de alimentos en la siguiente página

Banco de alimentos

Almidones o carbohidratos buenos	Frutas y vegetales	Proteína	Productos lácteos	Grasas buenas
½ tz. de arroz 100% integral	1 tz. de arándanos *(blueberry)*	De 4 a 8 onzas por comida	8 oz de leche descremada, almendra, avena o soya	1 cdta. de aceite de oliva, o de linaza, o de canola
½ tz. de arroz silvestre *(wild rice)*	1 tz. de arándanos agrios *(cranberry)*	Consume estos ejemplos de proteínas siempre horneadas, a la parrilla o a la plancha. Para el tamaño, usa estas comparaciones:	½ tz. de leche evaporada baja en grasa	1 cdta. de aceite o mantequilla de omega 3
½ tz. de pasta 100% integral	1 tz. de frambuesas *(raspberry)*		**Alternativa para productos lácteos:**	1 cdta. de mayonesa aceite de oliva
1 rebanada de pan 100% integral	1 tz. de cerezas *(cherries)*		4 oz de leche descremada, almendra, avena o soya en adición a uno de los siguientes…	1 cdta. de mantequilla de cacahuate o maní
1 rebanada de pan 100% integral con semillas	1 tz. de fresas	1 baraja de naipes = 3 onzas		
	2 kiwis	Tu palma de la mano (sin contar los dedos) = 4 onzas	½ tz. requesón *(cottage cheese)*	1 cda. de queso crema bajo en grasa o *light*
½ tz. de cereal de trigo 100% integral	Media banana			
	1 manzana (roja o verde)	La mano entera = 8 onzas	1 tajada o 1 oz queso *cheddar*, suizo, *muenster*, americano, provolone	1 cdta. de mantequilla de almendra
6 galletas pequeñas de centeno *(rye)* o 100% integral	1 naranja	Pescado blanco (ej., lenguado, merluza, bacalao fresco)		1 cda. de semillas de chía
	18 uvas (rojas o verdes)		1 oz de queso blanco	
3 galletas de maíz horneada	1 melocotón	Salmón		1 cdta. de aderezo de vinagre y aceite de oliva
	1 pera	Atún	4 oz yogur griego	
½ tz. de quinua	4 higos	1 lata de sardinas: 4 oz	½ tz. yogur congelado *(frozen yogurt)*	1 tajada de aguacate
1 tortilla de maíz	2 ciruelas	4 a 6 camarones grandes: 1 oz por camarón		10 aceitunas
1 tortilla 100% integral	½ tz. de mango picadito			Medio aguacate hass
½ tz. de avena no instantánea	1/3 de tz. de pasas	4 vieiras *(scallops)*: 4 oz		10 almendras o pistachos
½ tz. de muesli	½ tz. de papaya	4 a 6 ostras: 1 oz por ostra		10 cacahuates sin sal
Media tajada o media luna de pan pita 100% integral	½ tz. de mamey	4 a 6 oz de carne de cangrejo		2 cda. de semillas de girasol
	1 granada *(pomegranates)*	Pulpo		2 cuadritos de chocolate oscuro (70% o más de cacao)
1 batata *(sweet potato)* completa	1 ½ tz. de brócoli	Aves: pechuga sin piel y pavo		
½ tz. de frijoles (habichuelas/ guisantes) de cualquier tipo	1 ½ tz. de coliflor	De res: filete de lomo, punta de solomillo, arrachera o carne molida muy magra		
	1 ½ tz. de habichuelas verdes *(green beans)*			
½ tz. de *hummus*	1 ½ tz. de berenjena	Cerdo: lomo, lomo de centro, tocineta canadiense		
½ tz. de yuca o un pedazo pequeño	1 tomate	Ternera		
	Medio pepino	Cordero		
½ tz. de malanga	1 ½ tz. de hongos	2 huevos con yema: 2 oz		
½ plátano hervido	1 tz. de zanahoria en cuadritos	½ taza de claras de huevo		
	1 tz. de ají mezclados (verde, rojo y ½ tz. maíz amarillo)	4 a 6 oz de tofu o *tempeh*		
	1 tz. calabaza en cuadritos			
	½ tz. guisantes verdes *(green peas)*			
	½ tz. remolacha en cuadritos			
	1 ½ tz. de rábano rebanado			
	1 tz. calabacín en cuadritos			
	Col rizada *(kale)* al gusto			
	Espinaca al gusto			
	Lechuga al gusto			
	1 tz. coles de Bruselas *(brussel sprouts)*			
	1 tz. de cebolla picada			

tz = taza

cdta = cucharadit

A continuación te muestro cómo crear un menú de un día en esta primera etapa, utilizando las porciones de la tabla anterior.

MENÚ EJEMPLO

Desayuno: burrito de huevo y vegetales, acompañado con café con leche

—1 tortilla 100% integral (1 porción de carbohidrato)

—2 huevos revueltos (2 onzas de proteína)

—1 taza de vegetales mixtos (1 porción de frutas y vegetales)

—Café con no más de 4 onzas de leche descremada o al 1% (1/2 porción de tus productos lácteos)

Merienda

—2 cuadritos de chocolate oscuro (1 porción de grasa saludable)

—10 pistachos (1 porción de grasa saludable)

Almuerzo: ensalada fiesta

—Ensalada de espinaca al gusto

—10 almendras (1 porción de grasa saludable)

—2 cucharadas de semillas de girasol (1 porción de grasa saludable)

—1 tajada de aguacate picada en trocitos (1 porción de grasa saludable)

—1 taza de arándanos agrios (1 porción de fruta y vegetal)

—1 cucharada de aderezo de vinagre y aceite de oliva (1 porción de grasa saludable)

—8 onzas de pollo a la plancha sazonado con cebolla, ajo, limón y cilantro picado (8 onzas de proteína)

—3 galletas de maíz horneadas (1 porción de carbohidrato)

Merienda

—1 taza de arándanos (1 porción de fruta y vegetal)

—½ taza de requesón (1/2 porción de productos lácteos)

Cena

—6 onzas de salmón (6 onzas de proteína)

—1 ½ tazas de brócoli al vapor (1 porción de fruta y vegetal)

—1 taza de zanahoria (1 porción de fruta y vegetal)

—1 taza de quinua (2 porciones de carbohidratos, ya que si ves el banco de alimentos 1 porción equivale a solo ½ taza de quinua)

En el ejemplo anterior incluí en paréntesis las porciones de cada entrada de comida para que observes cómo funciona la dieta. En total, en un día de la primera etapa, ingieres 16 onzas de proteína, 4 porciones de carbohidratos, 5 porciones de frutas y vegetales, una porción de productos lácteos y 6 porciones de grasas buenas, tal como lo indica la tabla.

SEGUNDA ETAPA: "COME PARA VIVIR Y NO VIVAS PARA COMER".

Esta es una de mis frases favoritas y creo que resume bien uno de los aspectos que definen el problema de la obesidad en nuestros tiempos. Si vamos a salir con un amigo, salimos a cenar. Una junta de negocios casi siempre es durante el almuerzo. En una reunión familiar hay tanta comida que parece que hay que alimentar a un ejército. Todo funciona alrededor de la comida. ¡Hay programas de televisión solo de comida! Para muchos es un pasatiempo...

Sin embargo, la matemática es sencilla y no miente. Para bajar de peso hay que consumir menos calorías y quemar más. ¡Pero cuidado! Cuando disminuyes drásticamente las calorías que ingieres por tu afán de bajar de peso demasiado rápido adoptas un patrón que jamás podrás continuar por el resto de tu vida. En otras palabras, nunca se convertirá en un hábito. Y es ahí donde está la clave: en que tu dieta saludable y la cantidad adecuada y justa de calorías diarias sean más bien un acto de tu subconsciente. Quiero que tu cerebro sepa y se acostumbre a hacer las cosas bien en vez de tener que someterte al martirio de las dietas repentinas con propósitos efímeros. ¡Vas a estar saludable! ¡Vas a lograr tu peso ideal! ¡Te va a provocar una sonrisa mirarte en el espejo! Y te va a alegrar que tus pruebas de laboratorio estén excelentes. Pero todas estas cosas las vas a experimentar por el resto de tu vida; el sentimiento de bienestar será la norma y no la excepción.

SEMANAS 7 Y 8: CALENTANDO MOTORES

Durante estas dos semanas ya comenzamos a restringir un poco las calorías. ¡Vas a estar bien! Recuerda que vamos *de poquito a poco*. Utilizando el banco de alimentos, sigue esta tabla para crear tus menús diarios.

Clases de alimento	Número de porciones diarias
Almidones o carbohidratos	3
Frutas y vegetales	5
Productos lácteos	1
Proteína	12 onzas
Grasas saludables	5

Desayuno

—1/2 taza de cereal de trigo o cebada 100% integral

—1 taza de fresas

—Café con leche (de las leches permitidas)

Almuerzo

—1 rebanada de pan 100% integral

—6 onzas de atún

—1 cucharadita de mayonesa de aceite de oliva

—Mezcla el atún con la mayonesa de aceite de oliva y una cucharadita de pepinillo

—1 tomate

—Lechuga

Merienda

—Una manzana

—2 cucharaditas de mantequilla de maní o de almendra

Cena

—6 onzas de filete de lomo a la plancha

—½ taza de arroz silvestre o integral

—Ensalada de:

   Lechuga, ½ taza de remolacha, ½ taza de cebolla en rodajas y 10 aceitunas

—1 cucharadita de aderezo de vinagre y aceite de oliva

Durante estas dos semanas, concéntrate también en comer lentamente y en comer más a menudo.

Comer lentamente

Muchas personas comen viendo televisión o inclusive realizando alguna otra actividad. En las mañanas, mientras conduzco a mi trabajo, suelo ver a otros conductores que desayunan mientras van al volante. El resultado de esta prisa por comer es que no le dan tiempo al cuerpo a que secrete una hormona llamada leptina. Esta hormona es la que nos da la señal de que estamos llenos y de que es hora de parar de comer. Cuando comemos lentamente, conscientes de lo que nos estamos llevando a la boca, le damos tiempo al cerebro a que procese la información y nos envíe el mensaje de que estamos llenos. En otras palabras, cuando comes lentamente ingieres menos calorías.

Comer más a menudo

Trata de que no pasen durante el día más de 3 o 4 horas sin comer. Para lograr esta meta incluye dos meriendas diarias (obviamente dentro de los alimentos permitidos en nuestro banco de alimentos). Cuando las personas pasan mucho tiempo sin comer, la hormona del hambre, la grelina, aumenta demasiado. Eso quiere decir que en el momento en que tengas comida en frente te la vas a devorar sin pensar en cantidad o calidad. El comer comedidamente más a menudo ayuda a que el nivel de esta hormona no se dispare.

Semanas 9 y 10: Punto de no retorno

Estas dos semanas son clave. Ya en este punto has limpiado tu dieta diaria de alimentos que son dañinos para tu salud y comienzas a restringir las calorías de manera más notable. Vas a comenzar a ver un cambio más pronunciado en el exterior; la ropa te va a comenzar a quedar más suelta y las libras van a comenzar a restarse en la balanza. Pésate una vez por semana.

A continuación, los parámetros que debes seguir por los próximos 14 días.

Clases de alimento	Número de porciones diarias
Almidones o carbohidratos	3
Frutas y vegetales	4
Productos lácteos	1
Proteína	10 onzas
Grasas saludables	4

MENÚ EJEMPLO

Desayuno

Tortilla de verduras *(Omelette)*

—2 huevos

—1 tomate picado

—½ taza de cebolla picada

—½ taza de ají rojo, verde y amarillo

—1 taza de col rizada o espinaca

—Café con leche (no más de 4 onzas del tipo de leche permitido)

Almuerzo

Taco de pescado blanco

—4 onzas de pescado blanco a la plancha

—Una tortilla de maíz

—1/2 taza de mango picado

—1 taza de ají verde, rojo, amarillo con limón

Merienda

—10 almendras

—1 onza de queso blanco

Cena

—4 onzas de pechuga de pollo al horno

—½ taza de arroz 100% integral

—½ taza de frijoles negros

—2 tajadas de aguacate

—1 cucharadita de aceite de oliva (para el aguacate)

Durante estas dos semanas ten en cuenta estos dos principios: duerme siete u ocho horas diarias y desayuna *siempre* y lo antes posible.

Duerme siete u ocho horas diarias

Quizá te preguntes qué tiene que ver el dormir con bajar de peso. ¡Mucho! Las personas que duermen poco secretan más grelina, la hormona del hambre, al igual que cortisol. Esta combinación es mortal. La grelina te hace comer más y el aumento en cortisol hace que ganes peso en el área central de tu cuerpo; en otras palabras, te produce barriga. Así que cuando no duermes lo suficiente, estás literalmente boicoteando tu esfuerzo para bajar de peso.

Desayuna *siempre* y lo antes posible

Nuestras abuelitas siempre nos dicen que el desayuno es la comida más importante del día. ¡Tienen razón! Cuando nos vamos a dormir, se puede decir que el cerebro y el metabolismo en general se "apagan". El cuerpo, por instinto, al estar varias horas sin recibir alimento comienza como a hibernar para conservar energía. En situaciones extremas, esta reacción nos ayuda a sobrevivir. Cuando nos levantamos en la mañana y no alimentamos al cuerpo, no rompemos con el ayuno y el cuerpo se confunde. No sabe si va a recibir calorías, así que permanece en ese estado de metabolismo lento. Como te puedes imaginar, eso es contraproducente para bajar de peso. El desayuno en cambio, le indica al cuerpo que es hora de levantarse, trabajar y quemar energía.

SEMANAS 11 Y 12: TRANSFORMACIÓN

Ya en este punto deberías haber bajado de peso, pero quizá no has llegado a tu meta. Recuerda que el éxito, para que perdure, tiene que llegar *de poquito a poco*. Una pérdida de peso saludable es de una a dos libras por semana. En estas dos semanas vamos a disminuir las calorías aún más. Si ya llegaste a tu meta y no deseas bajar más de peso, puedes quedarte utilizando uno de los planes o las distribuciones de porciones de alimentos de las semanas anteriores, según se ajuste a tu estilo de vida. Por el contrario, puede ser que, a pesar de haber terminado estas dos semanas, no hayas llegado a tu meta. En ese caso, continúa con el mismo plan hasta que lo logres. Y que no se te olvide que para bajar bastante de peso tienes que incorporar una buena rutina de ejercicio aeróbico (por ejemplo, la etapa avanzada del plan de caminar que te presentaré en el próximo capítulo).

Clases de alimento	Número de porciones diarias
Almidones o carbohidratos	3
Frutas y vegetales	3
Productos lácteos	1
Proteína	8 onzas
Grasas saludables	3

MENÚ EJEMPLO

Desayuno

—½ taza de requesón

—1 melocotón

—Canela al gusto

—Café con leche (no más de 4 onzas de cualquier leche permitida)

Almuerzo

Pasta con verduras

—1 taza de pasta 100% integral

—½ taza de calabacín

—½ taza de berenjena al horno

—Vinagre balsámico al gusto

—1 cucharadita de aceite de oliva

—Yerbabuena (albahaca o *basil*)

Merienda

—10 pistachos

Cena

—8 onzas de medallones de lomo de cerdo

—1 batata horneada

—Una cucharadita de mantequilla de omega 3

—1 taza de coles de Bruselas horneadas

Durante estas dos semanas asegúrate de incorporar vitaminas B12 y D en las mañanas y de controlar la ansiedad.

Vitaminas B12 y D en las mañanas

Al comenzar esta fase, cuando estás consumiendo un mínimo de calorías, debes mantenerte con un nivel de energía alto. El consumo de vitamina B12 (1,000 microgramos) y vitamina D (1000 IU) te va ayudar a lograr esta meta.

Hay que controlar la ansiedad

Una de las respuestas más comunes que escucho de personas que no logran seguir una dieta saludable es que la ansiedad los traiciona. Deshacerse del estrés o ansiedad por completo puede ser tarea difícil, pero controlarlos lo suficiente para ser felices y mantenernos saludables no lo es.

El hecho de que este plan de dieta sea de poquito a poco lo hace más fácil, pues no te restringe significativamente las calorías repentinamente. Tienes que incorporar en tu día aquellas cosas que te hacen feliz y te relajan. El hacer ejercicio, salir a caminar, leer, meditar, escuchar música, bailar… en fin, solo tú sabes qué es lo que tranquiliza tu mente. Utiliza las técnicas antiestrés que verás en otro de los capítulos. De hecho, una de ellas se aplica a la ansiedad por comer, que te presento en el cuarto mandamiento de salud. La mente tiene un papel poderoso en la salud. Mantén pensamientos positivos que te ayuden a enfocarte en tu meta.

Los diez principios del Dr. Juan
PARA MANTENER EL PESO IDEAL

¡Ya en este punto has triunfado! No importa si perdiste 10, 20 o 50 libras. El hecho de que hayas transformado la manera en que te alimentas es un logro increíble. Te aseguro que tu doctor te lo va a agradecer. Sin embargo, nadie es perfecto y no debes bajar la guardia. La práctica hace al experto. Aun cuando he logrado adoptar una dieta saludable, no te voy a mentir: hay ocasiones en que me dan unas ganas horribles de comerme un postre o un helado. Por eso es que siempre debemos acudir a una serie de principios y hábitos que rijan nuestra vida, aunque sea en un 90% del tiempo.

Los siguientes son los principios que, creo, te van a ayudar a mantener tu peso ideal, pero más aún, te mantendrán alimentándote de manera saludable.

① **Nadie es perfecto.** Si te desvías momentáneamente del plan de dieta, no te castigues emocionalmente. ¡Nos pasa a todos! Cómo reaccionas a ese desliz es realmente lo que va a definir tu éxito a largo plazo. Una opción es volver a las últimas dos semanas de la "dieta de poquito a poco" para caer nuevamente en tiempo y rutina.

② **Nunca te pases por alto el desayuno.** No desayunar equivale a, como me dice mi madre, "levantarse por el lado opuesto de la cama". Es comenzar mal el día. Cuando desayunamos bien, consumimos menos calorías durante el resto del día y estamos menos expuestos a tener la tentación de consumir comida chatarra.

③ **No te olvides del agua**. Lo sé: me estoy repitiendo, ¡pero es importante! El beber ocho vasos de agua al día evitará que tu cerebro confunda la sed con el hambre.

④ **Hay que moverse.** Es difícil llegar a una meta de peso ideal sin incorporar la actividad física. El sentimiento de bienestar que te brinda el ejercicio también te ofrece enfoque y entusiasmo para seguir el plan de alimentación saludable. Si estás tratando de eliminar el abdomen, no importa los ejercicios abdominales que hagas: no vas a lograrlo sin ejercicio cardiovascular (lo más intenso que tu cuerpo y salud te permitan).

⑤ **El que no duerme, engorda.** Siempre trata de dormir de siete a ocho horas diarias.

⑥ **Controla el consumo de alcohol.** Aunque una copa de alguna bebida alcohólica al día tiende a ser saludable para la salud, es común que ese hábito se torne en dos o tres al día. Si estás en un periodo de mantenimiento, o sea que no estás tratando activamente de bajar de peso o bajar el abdomen, mi recomendación es que no pases de tres copas por semana. Y si aún estás tratando de bajar de peso, es mejor que no consumas alcohol.

⑦ **Ten contigo goma de mascar sin azúcar**. Este es un truco que siempre uso. A veces estamos fuera y no tenemos acceso a una merienda saludable y el hambre comienza a atacar. La hormona grelina aumenta y si no la controlamos acabamos comiendo lo que sea. La goma de mascar nos ayuda a controlar el hambre en lo que conseguimos una merienda o comida saludable.

⑧ **Organiza tus días enfocándote en tareas de trabajo y del hogar para que no caigas en el aburrimiento.** Hay muchísimas personas que comen simplemente porque no tienen nada más que hacer. ¡Mantén tu mente y tu cuerpo ocupados!

⑨ **No comas y bebas mientras cocinas.** Ya sé que esto es difícil, pero las personas que cocinan con su vinito en mano y picando aquí y allá consumen muchas más calorías de lo que creen.

⑩ **Limita tus postres.** Si eres como yo y te gusta el postrecito, te ofrezco la solución que me ha funcionado. No como postres por comer durante mi rutina diaria. Cuando salgo a restaurantes y el lugar se especializa en un postre que me gusta, me limito literalmente a dos cucharaditas... y bebo un café para quitarme las ganas de comer más.

Si vas a comer a un restaurante...

1. Elige las comidas bajas en grasas, asadas o cocinadas del menú.
2. No te avergüences de pedir que te cocinen con poca grasa.
3. Pide salsas que se puedan servir por separado.
4. Ordena pastas hervidas (si es un restaurante italiano), papa asada o vegetales hervidos.
5. Si pides postre, ordena sorbetes, frutas, yogur congelado. De otra manera, solo cómete dos cucharaditas de tu postre favorito.
6. Escoge leche baja en grasa, o bien de almendra o soya.
7. Normalmente los restaurantes sirven porciones grandes: pide que te sirvan la mitad y la otra la puedes llevar.

Segundo mandamiento:
El que no camina, se oxida

Soy adicto al ejercicio... Algo que me ha brindado muchos beneficios pero, al mismo tiempo, me ha enseñado lecciones que me recuerdan que nada en exceso es bueno.

Mi manera de ejercitarme ha cambiado con el paso de los años. Cuando comencé tendría unos quince o dieciséis años de edad y me concentraba solamente en levantar pesas. Lo hacía puramente por vanidad.

Mis amigos y yo levantábamos, honestamente, más peso del que debíamos, tratando de desarrollar algunos músculos en nuestros escuálidos cuerpos con el simple propósito de ir a la playa el fin de semana y lograr conquistar los ojos y el corazón de alguna belleza boricua. Teníamos el "síndrome de Popeye". Pretendíamos inflar nuestros pechos y brazos y usábamos camisetas de talla más pequeña para lograr acentuar la hinchazón muscular que con mucho esfuerzo lográbamos. Lo recuerdo y ahora me muero de la risa...

En el gimnasio, las conversaciones trataban sobre cuántas libras podíamos levantar; excepto que solo lográbamos dos repeticiones y con la ayuda del spotter, *quien terminaba haciendo a veces más fuerza que nosotros mismos. Eran esos días de descontrol "testosterónico" en los que creíamos que a las chicas les gustaban los "Popeyes". Así es que todo era levantar peso; no hacíamos ejercicio cardiovascular ni aunque nuestras vidas dependieran de ello. De hecho, pensábamos que el correr nos haría perder la masa muscular que con tanto empeño habíamos desarrollado. Teníamos músculos, pero a la hora de hacer ejercicio cardiovascular éramos un cero a la izquierda.*

Dos cosas aprendí de aquella etapa. En primer lugar, que el exceso es malo. Levantar más peso del que realmente uno puede o debe, especialmente cuando no se combina con estiramiento o ejercicio cardiovascular, ya que puede causar una lesión. A esos excesos les debo un dolor en la parte inferior de la espalda que me afecta una o dos veces al año debido a un disco parcialmente herniado. En segundo lugar, aprendí que a la mayoría de las mujeres no les gustan los "Popeyes"... La mayoría prefiere un hombre en buen estado físico y cuerpo balanceado.

A esa etapa del "síndrome de Popeye" le siguió una revolución de definición muscular. Ya no me interesaba tanto ser un musculito midiendo cada semana el tamaño de mis brazos, espalda y pecho... Entonces quería que cada músculo de mi cuerpo se marcara. Quería estar "cortao". Les decía a mis amigos que me podían llamar "El Mago". En mi mente, obviamente aún "testosterónica", imaginaba a las chicas viéndome con la camiseta puesta sin impresionarse mucho... pero, al quitarme la camisa ¡boom!, ¡magia! ¿De dónde salieron esos músculos? Por eso les digo... "El Mago". ¡Ja, ja! ¡Qué risa! Qué cosa más ridícula...

La época de "El Mago" no solo me llevó a hacer una cantidad absurda de ejercicio cardiovascular a la semana, sino a tomarme cuanto suplemento natural pensaba que me podía ayudar. Que si creatina, aminoácidos, quemadores de grasa... Si me decían que el "jamón de El Cairo" me ayudaría a definir más mis músculos, iba y lo hacía parte de mi rutina. Además, de tanto correr, sufrí una fractura de estrés en el pie derecho, la cual me obligó a utilizar una bota especial por dos meses. También hacía ejercicios abdominales intensos casi todos los días, lo cual casi me causa una hernia. Llegué a hacer por meses los ejercicios aeróbicos intensos que venden en videos y solo logré fastidiarme más la espalda y lastimarme las rodillas. Pero lo peor de todo es que consideraba que las lesiones eran las de un soldado herido. Según yo, eran la evidencia física de un gran guerrero.

Aunque definitivamente estaba en mejor estado cardiovascular, el apodo de "El Mago" me quedaba grande. ¡Que frustración! Algo clave me faltaba... En esos tiempos, la ignorancia no me dejaba ver que lo que faltaba era algo crucial: una dieta saludable.

Hoy día comprendo que para alguien como yo, adicto al ejercicio, "Popeye" y "El Mago" eran personajes, etapas, que tenían que ocurrir para poder lograr el entendimiento y la pasión sana que hoy por hoy vivo en lo relacionado con la actividad física. Nadie aprende en cabeza ajena. Fueron los extremos que viví los que, en retrospección, me han ayudado a entender mejor no solo la dinámica del ejercicio sino mi cuerpo. "Popeye" y "El Mago" hacían ejercicio en gran parte para complacer y ganar el favor del sexo opuesto; el "Dr. Juan" hoy día se ejercita para estar saludable, sentirse bien y responsable consigo mismo y su familia.

En la actualidad no voy al gimnasio para fingir que soy el más fuerte... Ni hago el ridículo tratando de levantar pesos que no puedo levantar. A veces camino y a veces corro. A veces hago boxeo y otras, una rutina de ejercicios de cuerpo entero, combinando pesas ligeras y cables. Eso sí: ejercitarme es tan importante para mí como una junta de negocios o una cita médica. Hago actividad física por una hora cinco veces a la semana. ¡Y lo sigo haciendo cuando me voy de viaje!

He aprendido que gran parte del éxito está en crear un hábito. Te puedo jurar que mi cerebro me lleva directamente al gimnasio; es algo que ocurre a nivel de mi subconsciente. Todas las noches preparo mi bulto de hacer ejercicio. La repetición del acto ya provoca que mi cuerpo libere endorfinas y dopamina, hormonas que causan un sentimiento de bienestar y euforia que hacen que tan pronto abra los ojos al día siguiente, mi cuerpo esté predispuesto a moverse, a ejercitarse.

Y finalmente aprendí el secreto a voces que todos sabemos pero decidimos ignorar: hacer ejercicio sin llevar una dieta saludable es como intentar beber agua de un vaso que tiene un hueco en el fondo. Por más que lo llenes, se va a vaciar... y podrás beber un poco, pero no vas a saciar tu sed. El balance de una buena dieta y actividad física me han llevado a sentirme mejor que nunca... Y claro, ni soy "Popeye" ni soy "El Mago", ¡pero el "Dr. Juan" está en forma por fuera y por dentro!

QUE NO TE INTIMIDE LA PALABRA *EJERCICIO*

Imagino que a estas alturas estamos de acuerdo en que la actividad física es fundamental para llevar una vida saludable y evitar, si no todas, la mayoría de las enfermedades que nos están costando la vida o dejándola en condiciones deplorables. Salud y ejercicio van de la mano en una relación inseparable. No cabe duda de que es clave para evitar la obesidad, el sobrepeso, la diabetes, las enfermedades cardiovasculares, respiratorias y cerebrovasculares, muchos tipos de cáncer, problemas de los huesos y circulatorios e incluso el estrés y la depresión.

Pero la idea de comenzar un programa de ejercicios puede ser intimidante para la mayoría de las personas, especialmente si nunca se han ejercitado anteriormente o si llevan mucho tiempo inactivas. Cuando las personas oyen la palabra *ejercicio* piensan en membresías de costosos gimnasios y en el tiempo excesivo que hay que dedicarle. De inmediato se imaginan a sí mismos bañados en sudor, agotados, jadeantes y con cada centímetro del cuerpo dolorido de tanto esfuerzo. Se imaginan pasando vergüenza al tratar de aprender movimientos complicados, tratando de encajar en la ropa de deportes especializados, o bien luchando para mantener el ritmo de otros que son mucho más atléticos y, por supuesto, están en forma. Tan solo pensar en todo lo que el ejercicio significa los desgasta. Y los entiendo.

Para cualquiera que no está acostumbrado a ejercitarse, puede ser bastante abrumador imaginarse corriendo un maratón, practicando senderismo de montaña, manteniéndose al día en una clase de aeróbicos, o pasando incontables horas en una caminadora. Bueno, me alegra poder decirte que nada de eso es necesario (a menos que quieras, por supuesto). Puedes ponerte en forma sin tener que someterte al punto de llegar al dolor o ejercitarte tanto hasta agotarte. No tienes que aprender un millón de nuevas técnicas de ejercicios, gastar una fortuna en equipos o pasar horas y horas ejercitándote cada día. ¡Todo lo que necesitas hacer es caminar! Así es, puedes ponerte en forma simplemente usando un par de zapatos cómodos y saliendo a caminar.

Caminar es algo que la mayoría de nosotros hacemos a diario. Pero con un poco de esfuerzo extra puedes convertir este acto cotidiano en una actividad de acondicionamiento físico que tiene beneficios sorprendentes para tu cuerpo. Por esta razón —además de que algunos estudios demuestran que es la actividad física más popular en Estados Unidos— he creado un programa de caminatas que forma parte de los "Siete mandamientos de la salud".

Caminar como ejercicio es simple e intuitivo. Además es económico, se puede hacer en cualquier lugar y en cualquier momento. Mis pacientes caminan por sus vecindarios, por la playa, en centros comerciales y en los parques. Caminan temprano en la mañana, a la hora de almuerzo, después del trabajo o por la noche, antes de acostarse. Algunos optan por usar caminadoras y otros prefieren hacerlo al aire libre. No importa cuándo o dónde camines, sino proponértelo y hacerlo.

Al igual que en la modificación de la dieta, mi filosofía es que los cambios grandes resultan de una acumulación de cambios pequeños y paulatinos. Por eso, el programa de caminatas que he creado para ti también es "poquito a poco". Este te ayudará sin importar cuál sea tu nivel o estado físico actual. Incluso si nunca has hecho ejercicio en tu vida, estás completamente fuera de forma o si estás obeso, el programa "Caminando de poquito a poco" te mostrará cómo caminar puede ayudarte a mejorar tu estado físico, perder peso y sentirte con más energía.

¿POR QUÉ CAMINAR?

Desde el primer momento en que empiezas a caminar, tu cuerpo comienza a responder de una manera saludable. Tu capacidad de respiración aumenta llenando de aire adicional los pulmones. Tu corazón bombea más fuerte para llevar la sangre oxigenada desde los pulmones hasta los músculos. Tus músculos toman la glucosa de la sangre, quemándola para producir energía. Aumenta el flujo sanguíneo en todo el cuerpo, mejora la circulación, se despierta la mente y las células de tu cuerpo eliminan más fácilmente las toxinas.

Con el tiempo, caminar fortalece el corazón, los pulmones, los músculos y los huesos, mientras se queman grasas y calorías. Al igual que otros tipos de ejercicio, caminar puede ofrecer importantes beneficios, como los que se describen a continuación.

Pérdida de peso. Está comprobado que caminar a un ritmo moderado puede quemar más calorías que otros tipos de ejercicio. Media hora al día puede significar unas mil calorías menos a la semana. Y aquellas personas que quieren perder bastante peso suelen caminar unos 45 minutos, con excelentes resultados. Además esta actividad ayuda a bajar el colesterol malo o LDL en el organismo y a subir el bueno o HDL.

Hay menor riesgo de enfermedades cardíacas y accidentes cerebrovasculares. Hay decenas de estudios que demuestran que 30 minutos de caminata bajan las probabilidades de infarto al corazón pues ayuda a activar y fortalecer el sistema cardiovascular. Asimismo facilita el bombeo de sangre y disminuye la inflamación en las arterias.

Baja la presión sanguínea. La presión sanguínea baja hace disminuir el riesgo de ser hipertenso y, por ende, el riesgo de accidentes cerebrovasculares.

Hay mejor control de azúcar en la sangre y un menor riesgo de diabetes tipo 2. El caminar ayuda a que los órganos y músculos del cuerpo absorban con más agilidad la glucosa o azúcar en la sangre. Esto a su vez disminuye el riesgo de desarrollar prediabetes o diabetes y ayuda a controlar mejor la enfermedad.

Menor riesgo de algunos tipos de cáncer. Entre los cánceres con menos riesgo de contraer se pueden enumerar los que atacan a los siguientes órganos: colon, seno, próstata, pulmón y útero. Hay distintos estudios que relacionan esta actividad con menores índices de la enfermedad debido a la disminución de los factores de riesgo como la obesidad, así como la reducción de inflamación de distintos órganos.

Mejor salud ósea y articular. Las mujeres muestran en la menopausia, cuando ocurre mayor pérdida de calcio en los huesos, una mejor salud ósea y articular.

Mejora el estado de ánimo. Al generar las hormonas endorfinas en el cerebro, que ayudan a elevar la sensación de bienestar, ocurre una mejoría del estado de ánimo. También mejora la función cognitiva del cerebro.

Promueve una vida más larga. Estudios recientes revelan que una caminata diaria de 25 a 30 minutos beneficia tantos aspectos relacionados con la salud que genera un efecto antienvejecimiento, al reparar el ADN, alargando el promedio de vida en unos siete años. Además, caminar tiene un efecto antidepresivo, mejora la función cognitiva y existe evidencia de que retarda la aparición de la demencia, asociándose también a una actitud más jovial y optimista.

CONSTRUIR EL HÁBITO

Como escribí anteriormente, el ejercicio se ha convertido en uno de mis hábitos. Mi cuerpo y mi mente me lo exigen. Cuando no lo hago, me siento completamente desbalanceado, mental y físicamente. No crean que eso surgió de manera natural en mí. Mis días son horriblemente complicados entre mi consultorio, mi labor en los medios de comunicación y mi familia.

El tiempo es tan escaso para muchos de nosotros, que las ganas que dan es de obviar la actividad física. "No tengo tiempo". "Estoy cansado". "Mañana comienzo". Y mañana se convierte en un año, mientras tu mente siente más placer comiendo una dona o bebiendo una cervecita (¡o dos!) al final de un arduo día de trabajo que dando una caminata o sudando en una sesión de ejercicio. El dulcecito al final del día o la cervecita se convierten en un hábito, en una acción que realizas sin pensar... Sin embargo, son hábitos que a largo plazo te van a "pasar la cuenta".

Así es que tenemos que entrenarnos para crear hábitos que conduzcan a una mejor calidad de vida y a tener más energía y longevidad. El ejercicio es uno de ellos (más adelante te diré cómo crear rutinas para dormir mejor y para controlar el estrés).

Se escucha frecuentemente en los medios de comunicación —e incluso de boca de expertos— que desarrollar un hábito se tarda veintiún días. Les confieso que a mí me llevó mucho más tiempo. Pero el que persiste, prevalece y tiene éxito. Gran parte de lograr esta meta de integrar la actividad física a nuestro subconsciente se logra obviamente trabajando en nuestro cerebro y no en el cuerpo. Los efectos que verán en su cuerpo vendrán por añadidura.

Existen tres elementos importantes para crear un hábito: *recordatorio, rutina y recompensa.*

Recordatorio: Les comentaba que todas las noches preparo mi bulto de hacer ejercicio. Ese es mi *recordatorio*. Los recordatorios mentales con el tiempo producen una reacción química en el cerebro que hace que este libere endorfinas y dopamina, hormonas que te hacen sentir bien, incluso te generan placer, antes de realizar el acto. Es como cuando hueles la torta favorita que hace la abuela y "sientes" que ya la estás comiendo: sientes el placer antes del acto de comer. El olor es el recordatorio (¡espero que la abuela haga la torta sin harina y sin azúcar!).

El recordatorio puede ser como el mío (preparar la ropa de ejercicio la noche antes) o puede ser distinto. Una foto junto a tu ropero de cuando eras más delgado o del atleta a quien admiras, levantarte todas las mañanas con una canción (tiene que ser siempre la misma) que te inspire a salir de la cama e ir a caminar o, inclusive, el ladrido del perro en la mañana que le dice a tu cuerpo que es hora de la caminata matutina. Existen muchos recordatorios, pero lo cierto es que cada persona tiene que encontrar el suyo y persistir. Aquí el truco es la repetición: entrenar al cerebro.

Rutina: Si llegas al gimnasio para luego tratar de descifrar cuáles ejercicios vas a realizar ese día, estás frito. Es particularmente en ese periodo de indecisión que aprovecha la pereza para apoderarse de nuestro cerebro. Lo mismo si sales a dar una caminata y no decides de antemano la ruta, por cuánto tiempo y a qué paso. ¡Preparación y rutina, mi gente!

Es por eso que en este capítulo incluyo distintas variantes para caminar, que te llevan de poquito a poco para que te asegures de ir acostumbrando a tu cerebro y a tu cuerpo paulatinamente y logres crear un hábito.

Con mi programa "Caminando de poquito a poco" vas a saber exactamente cuánto tiempo debes ejercitarte dependiendo de la semana y cómo puedes aumentar la intensidad si lo deseas. Deja el pensamiento crítico para tu trabajo, decisiones familiares o financieras; cuando se trata de crear un hábito de ejercicio, lo que queremos es una reacción robótica de nuestro cuerpo. Que la actividad física sea una segunda naturaleza para nosotros. Lo mismo se puede decir en cuanto a comer saludablemente.

Un día, hace varios años, limité mis desayunos a tres opciones: huevo y café, avena con almendras y café, y un bol de *acai berries* y café. Los tres desayunos son saludables. No tengo que invocar a los dioses del desayuno ni llevar el asunto a la corte de apelaciones: escojo uno y se acabó. El proceso de tomar la decisión dura unos tres segundos y me aseguro de una elección saludable siempre. Algunos critican que el hacerlo de esta manera es aburrido. Mi respuesta: como para vivir, no vivo para comer. Mejor ser aburridos porque seguimos unas rutinas de actividad física y alimentación, que burros a la hora de cuidar nuestros cuerpos. Existen muchas otras cosas interesantes en la vida para entretenernos y vivir al máximo.

Recompensa: Ese ciclo que comienza con ese recordatorio, el estímulo mental, y que sigue con el acto mismo de hacer la actividad física que queremos que se convierta en rutina debe terminar con una especie de premio. Queremos que cada vez que se cumpla este ciclo el cerebro reciba una "palmadita en la espalda". Esta recompensa fortalece esos canales químicos cerebrales que hacen cada vez más fácil que el comportamiento deseado se repita continuamente hasta que se convierta en hábito.

En mi caso la recompensa es el *high* de endorfinas que recibo justo al terminar mi rutina de ejercicio. La liberación de estas hormonas hace que me sienta supersaludable, energético y hasta con una visión mucho más positiva de la vida. No hago más que comenzar a preparar mi ropa de ejercicios la noche antes y comienzo a sentirlo, como si estuviese oliendo la torta de la abuela. Estoy ansioso de que llegue el día siguiente para ejercitarme.

Ese sentimiento de bienestar, ese *high* de endorfinas no necesariamente se experimenta de inmediato. Llega con el tiempo. Por eso es importante que comiences a incorporar alguna recompensa concreta que funcione para ti. Un masaje a la semana o al mes si cumples con tu rutina de ejercicio, una o dos copitas de un vino especial, un *shopping spree* (dentro del presupuesto) o inclusive el "pecaminoso" acto de regalarte ese postre que tanto te gusta. Lo cierto es que, independientemente de cuál sea tu recompensa, nunca olvides que es importante reconocer nuestro esfuerzo para que ese trabajo, esa rutina, se establezca en nuestro cerebro en el contexto de una experiencia positiva que quieras repetir.

¿CUÁNTO EJERCICIO SE NECESITA?

Los Centros para el Control y la Prevención de Enfermedades (CDC, por sus siglas en inglés) recomiendan 30 minutos al día de actividad física de intensidad moderada, como caminar a paso ligero, de cinco a siete días a la semana. Esa es la gran meta, pero no te preocupes, si estás actualmente inactivo, no necesitas comenzar con media hora de caminata cada día. He encontrado que cuando mis pacientes tratan de pasar de cero nivel de actividad a media hora o más, todos los días, por lo general fracasan en su intento, ya que están "mordiendo más de lo que pueden masticar". Es mucho más probable que tengas éxito en el desarrollo de un hábito de ejercicio a largo plazo si comienzas de poquito a poco y avanzas gradualmente hacia tu meta, con pequeños pasos que sean razonables. De esa manera no te sentirás frustrado, agotado o abrumado.

Los expertos en creación de hábitos a veces sugieren que los primeros intentos que hagamos para iniciarnos en la actividad física sean simplemente por algunos minutos. Incluso, algunos entrenadores profesionales sugieren que durante los primeros días simplemente vayamos al gimnasio por ejemplo, solo unos cinco minutos y ya. O caminemos por unos diez minutos. Otros son todavía más extremos y sugieren que la primera semana la persona se vista para ejercitarse y no intente nada más hasta la siguiente semana. Esto, porque aseguran que lo más importante es "crear" en nuestra rutina ese espacio dedicado al ejercicio que representará una diferencia a largo plazo. Comenzar poco a poco nos va animando a ir por más en cada ocasión. En cambio, cuando nos largamos con todo en las primeras sesiones, suele ocurrir que a la primera oportunidad que tenemos de cancelar, lo hacemos y paulatinamente nos vamos desanimando hasta retomar la vida sedentaria.

CAMINANDO DE POQUITO A POCO

Como verás en mi programa "Caminando de poquito a poco" comenzamos con tan solo cinco minutos de caminata por día, cinco días a la semana. Luego, puedes ir sumando cinco minutos, aumentando gradualmente tu tiempo diario para caminar hasta llegar a los 30 minutos recomendados.

El programa está concebido para ayudarte a caminar desde cinco minutos al día, cinco días a la semana, a 30 minutos al día, cinco a siete días a la semana, en seis semanas, ocho semanas o 16 semanas, que puedes elegir. Utiliza las pautas que se describen a continuación para determinar qué programa funciona mejor para ti.

Seis semanas. Utiliza este programa si estás relativamente en forma, no tienes mucho sobrepeso, te sientes muy motivado a comenzar tu programa de caminata o quieres ver resultados rápidos.

Ocho semanas. Utiliza este programa si estás relativamente en forma, si tienes sobrepeso pero no estás obeso, si te sientes moderadamente motivado para comenzar tu programa de caminata o bien si prefieres resultados rápidos.

Dieciséis semanas. Utiliza este programa si no estás muy en forma, si estás obeso, no te sientes muy motivado para comenzar tu programa de caminata o bien si crees que un enfoque más lento y gradual funciona mejor en tu caso.

No importa qué programa escojas. Si encuentras que vas demasiado rápido o demasiado lento, no dudes en cambiar a otro de los programas.

Los tres programas comienzan con dos días libres por semana. Estos días de descanso son opcionales. Si deseas obtener el máximo resultado de tu programa y no te sientes demasiado cansado o dolorido, no dudes en caminar seis o siete días a la semana.

Sé realista en el momento de elegir un programa. Lo que realmente importa es que, con cualquiera de los programas, a largo plazo puedes llegar a tu meta de caminar 30 minutos al día, cinco o siete días a la semana. Para entonces habrás adquirido un hábito diario que puedes seguir durante el resto de tu vida.

No te exijas demasiado al principio o no lograrás entusiasmarte. Como mencionaba anteriormente, tu objetivo más importante en las primeras semanas, más allá de la cantidad de minutos que camines, es que generes un hábito sólido que va a continuar a largo plazo, y la mejor manera de lograrlo es mediante la implementación de pequeños aumentos semanales.

Antes de empezar mi programa "Caminando de poquito a poco", habla con tu médico para saber si hay alguna razón por la que debas limitar tu actividad, especialmente si tienes cualquier tipo de problema de salud, como enfermedades del corazón, enfermedad pulmonar y diabetes o si tienes más de 65 años de edad, estás embarazada o amamantando.

Programa "Caminando de poquito a poco" de seis semanas

	Domingo	Lunes	Martes	Miércoles	Jueves	Viernes	Sábado
Semana 1	5 min.	5 min.	Descanso	5 min.	Descanso	5 min.	5 min.
Semana 2	10 min.	10 min.	Descanso	10 min.	Descanso	10 min.	10 min.
Semana 3	15 min.	15 min.	Descanso	15 min.	Descanso	15 min.	15 min.
Semana 4	20 min.	20 min.	Descanso	20 min.	Descanso	20 min.	20 min.
Semana 5	25 min.	25 min.	Descanso	25 min.	Descanso	25 min.	25 min.
Semana 6	30 min.	30 min.	Descanso	30 min.	Descanso	30 min.	30 min.

Programa "Caminando de poquito a poco" de ocho semanas

	Domingo	Lunes	Martes	Miércoles	Jueves	Viernes	Sábado
Semana 1	5 min.	5 min.	Descanso	5 min.	Descanso	5 min.	5 min.
Semana 2	10 min.	5 min.	Descanso	10 min.	Descanso	5 min.	5 min.
Semana 3	15 min.	10 min.	Descanso	15 min.	Descanso	10 min.	10 min.
Semana 4	20 min.	15 min.	Descanso	20 min.	Descanso	15 min.	15 min.
Semana 5	25 min.	20 min.	20 min. (o descanso)	25 min.	Descanso	20 min.	20 min.
Semana 6	30 min.	25 min.	Descanso	30 min.	25 min.	25 min.	25 min.
Semana 7	30 min.	25 min.	30 min. (o descanso)	30 min.	Descanso	30 min.	30 min.
Semana 8	30 min.	30 min.	30 min. (o descanso)	30 min.	30 min. (o descanso)	30 min.	30 min.

Consejos para seguir el programa "Caminando de poquito a poco"

Es más probable que puedas sumarte realmente al programa "Caminando de po-quito a poco" si sigues los siguientes consejos.

Elige un ritmo cómodo. Utilizando el programa, empieza a caminar por cinco mi-nutos al día, cinco días a la semana. No necesitas caminar rápido; simplemente camina a una velocidad con la que te sientas cómodo para que luego vayas avan-zando paulatinamente conforme pasen las semanas, cada vez más rápido. Pero al inicio, elige un ritmo agradable y reduce la velocidad si te sientes sin aliento. Se supone que puedas hablar mientras caminas, pero no cantar.

Programa "Caminando de poquito a poco" de dieciséis semanas

	Domingo	Lunes	Martes	Miércoles	Jueves	Viernes	Sábado
Semana 1	5 min.	5 min.	Descanso	5 min.	Descanso	5 min.	5 min.
Semana 2	5 min.	5 min.	Descanso	5 min.	Descanso	5 min.	5 min.
Semana 3	10 min.	5 min.	Descanso	10 min.	Descanso	5 min.	5 min.
Semana 4	10 min.	5 min.	Descanso	10 min.	5 min. (o descanso)	5 min.	5 min.
Semana 5	15 min.	10 min.	Descanso	15 min.	Descanso	10 min.	10 min.
Semana 6	15 min.	10 min.	10 min. (o descanso)	15 min.	Descanso	10 min.	10 min.
Semana 7	20 min.	10 min.	Descanso	20 min.	Descanso	15 min.	15 min.
Semana 8	20 min.	10 min.	Descanso	20 min.	15 min. (o descanso)	15 min.	15 min.
Semana 9	25 min.	15 min.	20 min. (o descanso)	25 min.	Descanso	20 min.	20 min.
Semana 10	25 min.	15 min.	20 min. (o descanso)	25 min.	Descanso	20 min.	20 min.
Semana 11	30 min.	15 min.	Descanso	30 min.	25 min. (o descanso)	25 min.	25 min.
Semana 12	30 min.	20 min.	Descanso	30 min.	25 min. (o descanso)	25 min.	25 min.
Semana 13	30 min.	20 min.	30 min. (o descanso)	30 min.	Descanso	30 min.	30 min.
Semana 14	20 min.	25 min.	Descanso	50 min.	30 min. (o descanso)	30 min.	30 min.
Semana 15	30 min.	25 min.	30 min. (o descanso)	30 min.	Descanso	30 min.	30 min.
Semana 16	30 min.	30 min.	30 min.	30 min.	30 min.	30 min.	30 min.

Divide el trayecto. Sigue adelante y alcanza tus metas diarias caminando trayectos más pequeños. Si se te hace difícil pensar en una caminata de 20 minutos, mejor realiza dos trayectos más cortos de 10 minutos. Los estudios muestran que trayectos más reducidos (de una duración mínima de 10 minutos) que se hacen durante el día son tan efectivos como aquellas caminatas más largas.

Escríbelo. Asegúrate de mantener un registro del tiempo de caminata que realizas todos los días. Usa un cuaderno, tu teléfono inteligente, un diario de ejercicios o bien la plantilla que te proporciono al final de esta sección. Algunas investigaciones muestran que cuando las personas registran sus actividades de ejercicio, tienen una probabilidad mayor de continuar con sus compromisos y alcanzar sus objetivos de actividad física. Escríbelo en tu diario, incluso si no haces el paseo planificado para ese día, pero deja una nota explicando por qué no lo hiciste. Al revisar tus notas podrás identificar los obstáculos que suelen aparecer y así podrás reestructurar tu programa de caminata de una manera que funcione mejor para ti. Por ejemplo, si notas que sueles cancelar tu caminata de los sábados por la mañana porque estás muy cansado con el trabajo de la semana, puedes reprogramar tu agenda de caminatas y dejar el sábado como uno de los días de descanso.

Aumenta gradualmente. Cada semana vas a caminar un poco más. Durante la semana 2, aumenta el tiempo de caminata de cinco a 10 minutos durante dos de los días, pero continúa realizando cinco minutos durante el resto de los días. Luego, cada semana le agregas gradualmente minutos a los paseos.

Haz la "prueba del habla". Continúa caminando a una velocidad que te resulte cómoda, pero a medida que estés más en forma, te sentirás bien caminando más rápido. Haz la "prueba del habla" para verificar tu ritmo. Es decir, camina con la rapidez suficiente para que trabajes tu ritmo cardíaco, pero no al punto que te impida hablar. Debes ser capaz de hacerlo mientras caminas. Como les decía, se supone que puedan hablar pero no cantar. Si no puedes hablar, reduce la velocidad. A medida que vayas entrando en forma, podrá caminar más rápido sin dejar de pasar la "prueba del habla".

Elige tus días de descanso. Los Centros para el Control y la Prevención de Enfermedades (CDC) recomiendan de cinco a siete días a la semana de actividad física, por lo que depende de ti decidir si caminas cinco, seis o siete días. Si te gusta caminar a diario y puedes acomodarlo a tu horario, por todos los beneficios que esto implica, hazlo siete días a la semana. Pero si siete días es una verdadera batalla, camina seis o cinco días. En cuanto a que días descansar, deja que tu propio horario lo determine según te funcione mejor. En mi programa he elegido los martes y jueves, pero realmente no importa que días te saltas.

Haz tu mejor esfuerzo. Incluso si no puedes seguir mi programa "Caminando de poquito a poco" a diario, haz todo lo que puedas para cumplir con tu caminata. Aunque siempre más ejercicio es mejor que menos, obviamente algo es mejor que nada. Algunas investigaciones han demostrado que los adultos obtienen beneficios para su salud con tan solo 60 minutos de caminata moderada por semana.

El diezmo

Algunos días es realmente difícil ejercitarse. Puede ser que estés tan ocupado que una caminata de 30 minutos simplemente sea imposible de realizar. Puede ser que no puedas salir de tu trabajo o que tu bebé recién nacido no te da tregua. Pero tu cuerpo por lo menos merece "el diezmo". Se trata de un "circuito rápido de diez minutos", el cual te va a ayudar a ejercitar tu corazón, fortalecer los músculos y aumentar la energía. Escoge las tres canciones que más, como decimos los boricuas, "se te meten por dentro" y utilízalas como medidor de tiempo (las tres canciones duran aproximadamente diez minutos). Graba estas canciones en tu celular y tenlas disponibles para cuando llegue el momento de "el diezmo". Y tan pronto tengas diez minutos disponibles, sin importar el lugar en donde estés, manos a la obra.

"El diezmo" o "circuito rápido de diez minutos" se basa en una estrategia de ejercicio conocido como el "entrenamiento de circuito". Al realizarlo, la persona se mueve rápidamente de un ejercicio a otro, condensando un ejercicio difícil en un periodo de tiempo más corto. Puedes realizarlo durante aquellos días en que no tienes tiempo para un entrenamiento más largo o puedes agregarlo a tu rutina semanal para conseguir ejercitarte un poco más. Se puede hacer en cualquier lugar: en casa, al aire libre o en la sala de descanso de tu lugar de trabajo. Muchos de mis pacientes encuentran que hacer circuitos rápidos es bastante divertido y energizante. Algo así como un pequeño recreo "para tomar café", que el cuerpo agradece.

Cada cual puede diseñar su rutina dependiendo de sus habilidades o limitaciones. Aquí te brindo un ejemplo:

- Camina o trota en el lugar: un minuto.
- Realiza saltos de tijera (*jumping jacks*): un minuto.
- Haz sentadillas en cuclillas (*squats*): un minuto (una manera fácil de hacer este ejercicio es parándose y sentándose de una silla).
- Posición de Tablón (*plank*): un 1 minuto.
- Respira profundamente por la nariz y exhala por la boca cinco veces.
- Comienza desde el principio una vez más.

Otros consejos para añadir a tu programa

Una vez que llegues a tu meta de caminar 30 minutos al día, cinco o siete días a la semana, hay cuatro maneras de obtener aún mejores resultados de tu programa de caminatas.

Camina más lejos. Si dispones de tiempo, puedes ir agregando cada vez más distancia a tus recorridos. Puedes hacerlo de varias maneras: aumentando unos cuantos paseos a la semana por cinco o diez minutos o bien añadiendo una caminata más larga cada semana. Por ejemplo, puede ser que tengas ganas de caminar por una hora o más, o bien quieras ir de excursión los sábados o domingos.

Camina con más frecuencia. Si tu horario te lo permite y no te sientes demasiado cansado o dolorido, trata de hacerlo todos los días. Cuando el tiempo disponible y el clima son benevolentes puedes sumar una segunda caminata diaria de cualquier longitud durante uno o más días a la semana. Por ejemplo, si normalmente caminas al mediodía, es posible que desees agregar un paseo después de cenar.

Camina cuesta arriba. Si agregas caminatas sobre terrenos inclinados o colinas a tu paseo, le exigirás más a tu cuerpo y esto ayudará a mejorar tu estado físico. Elige caminar una ruta montañosa (o bien aumenta la inclinación de tu caminadora si es que utilizas una). Comienza agregando colinas a tu caminata un día a la semana, y si te gusta, vas añadiendo poco a poco algunos intervalos por terrenos montañosos o elevados.

Camina más rápido. Cuando agregas velocidad a tus paseos, el corazón, los pulmones y los músculos deben trabajar más. Al aumentar la velocidad, se obtiene más beneficios de ese ejercicio en los mismos 30 minutos. Si no puedes caminar más rápido durante todo el recorrido, ve alternando lapsos más rápidos y luego disminuye la velocidad. Por ejemplo, puedes caminar durante un minuto más rápido y luego por dos minutos vas un poco más lento. Esto se conoce como "entrenamiento a intervalos". (Si caminas en una cinta o caminadora, selecciona un programa de intervalos, de acuerdo a tus necesidades y objetivos. Con el tiempo, puedes alargar los intervalos de mayor velocidad, mientras que acortas los más lentos).

Ejemplos de entrenamientos de alta intensidad

Para hacer una sesión de alta intensidad, comienza alternando ejercicios vigorosos por 30 segundos, con dos o tres minutos de actividad moderada (para que puedas recuperarte). Más adelante aumenta el tiempo de estas sesiones a 90 segundos y disminuye el tiempo de ejercicios de recuperación a 90 segundos o menos.

A continuación se describen dos entrenamientos de alta intensidad que puedes probar. (Asegúrate de comenzar y terminar siempre tu entrenamiento con un calentamiento y enfriamiento a un ritmo que te sea cómodo. Esto permite que tus músculos se adapten a las ráfagas de actividad más intensas y ayudan a prevenir el dolor al día siguiente).

Entrenamiento de alta intensidad # 1. Durante esta caminata de 30 minutos puedes hacer cuatro entrenamientos de ejercicios vigorosos de 60 segundos de la siguiente manera:

Calentamiento: Camina a un ritmo cómodo durante 5 minutos.

Ejercicio: Camina a un ritmo más rápido durante 60 segundos.

Camina a un ritmo moderado, que te permita recuperarte, durante 4 minutos.

Repite tres veces esta secuencia.

Enfriamiento: Camina a un ritmo que te sea cómodo durante 5 minutos.

Entrenamiento de alta intensidad # 2. Durante esta caminata de 30 minutos puedes hacer seis entrenamientos de ejercicios intensos de 90 segundos de la siguiente manera:

Calentamiento: Camina a un ritmo cómodo durante 5 minutos.

Ejercicio: Camina a un ritmo más intenso durante 90 segundos.

Camina a un ritmo moderado, que te permita recuperarte, durante 90 segundos.

Repite cinco veces esta secuencia.

Enfriamiento: Camina a un ritmo que te sea cómodo durante 7 minutos.

Formas fáciles de sacarle el máximo provecho a tu actividad física

Además del tiempo que pasas caminando, puedes agregar ciertas actividades físicas durante el día como las que se describen a continuación. Estas actividades también contribuyen al entrenamiento total de tu cuerpo.

- Usa las escaleras en vez del ascensor o las escaleras mecánicas. Aunque no lo creas, subir escaleras está considerado un tipo de ejercicio vigoroso que mejora el rendimiento cardiovascular, ayuda a disminuir la probabilidad de desarrollar várices y promueve la fuerza muscular especialmente de abdominales y glúteos. Además, quema más calorías por minuto que trotar. Cada diez escalones que se bajan, se quema una caloría, y cada diez que se suben caloría y media. Nada mal, ¿no te parece?

- Estaciona el automóvil más lejos de tu destino y camina unos pasos adicionales, en lugar de elegir un puesto cerca. No menosprecies estos pasos extra. Hay muchos estudios que demuestran que pequeños cambios como este ayudan a mejorar el estado físico.

- Si tomas un autobús o vas en tren al trabajo, intenta bajarte una parada antes y caminar. Quizá en un día no te des cuenta del cambio, pero imagina cuánto aumentas tu actividad física semanal al adoptar este sencillo hábito.

- Si tienes que realizar actividades alrededor de tu casa o trabajo, como ir al correo, a la tintorería, a la farmacia, a almorzar, etcétera, hazlo caminando en vez de ir en auto.

- Pon una alarma en tu teléfono que emita algún tipo de zumbido o ruido especial cada hora. Esa será la señal de aviso de que es hora de caminar alrededor de tu casa o trabajo por un par de minutos. Esto además de ayudarte a despejar la mente, colaborando a evitar y reducir el estrés, será también muy beneficioso para tu acondicionamiento físico y tu salud general.

- Cuando veas televisión, no te quedes sentado durante todo el programa o película. Si te levantas a revisar algo que tienes pendiente, aprovecha de organizar algo que está a tu alrededor y en general, muévete un poco más. Verás que te sentirás muchísimo mejor. También prueba bailar o hacer estiramientos cuando comience la tanda de comerciales.

- Las tareas domésticas también cuentan. A pesar de que puede que no sea muy divertido, labores como lavar ventanas, barrer, pasar la aspiradora, usar la pala o cortar el césped ayudan bastante a quemar calorías. ¿Recuerdas la serie de películas de *Karate Kid*? En la primera versión de 1984 el maestro Miyagi le pide al joven Daniel San que, a manera de entrenamiento, limpie varios automóviles y luego los encere. "Dar cera con mano derecha, pulir cera con mano izquierda. Inspirar por nariz, expirar por boca, es muy importante", le ordena, y Daniel se pasa días limpiando y limpiando sin entender. Mientras que en la versión de la cinta de 2010 el señor Han alecciona al pequeño Dre Parker sobre las bases del kung-fu obligándolo a ponerse su chaqueta, tirarla al suelo, recogerla y colgarla, en una secuencia repetida mil veces. ¿Cuál es el sentido? Bueno, son muchas las lecciones de estas cintas, pero sin entrar a lo filosófico, estas escenas prueban que a través de actividades cotidianas también podemos alcanzar la fortaleza de nuestros músculos, el equilibrio y lo que necesitamos para ponernos en forma.

OTRAS OPCIONES PARA EJERCITARSE

Una vez que empieces a mejorar tu estado físico caminando diariamente, te darás cuenta de que comienzas a sentirte más fuerte, con más energía y, por supuesto, más en forma. Cuando corras a tomar el autobús, subas corriendo las escaleras, persigas a tus hijos o nietos jugando en el parque, o vayas a bailar, podrás comprobar que ya no te quedas sin aliento como solía ocurrirte. Con el tiempo, este y otros beneficios irán aumentando más y más.

A medida que comienzas a sentirte mejor, busca maneras de agregar otros tipos de actividades físicas en tu vida. Busca aquellas que disfrutes, porque es mucho más probable que las encuentres divertidas y de esa manera no te desanimes. Quizás te interesen las opciones que se describen a continuación.

Sal a bailar. Una buena noche de baile y música, con mucha energía, puede ser un entrenamiento muy completo, ya que fusiona ejercicio aeróbico, de fuerza y de estiramiento. No importa el baile, pues la mayoría de los pasos y movimientos que se realizan ayudan a fortalecer y tonificar distintos grupos de músculos. La exigencia aeróbica de una hora de baile ayuda a aumentar la resistencia, mejora la circulación sanguínea, el ritmo cardíaco y la cantidad de oxígeno que entra al cuerpo. También aporta en el fortalecimiento de los huesos y la elasticidad de las articulaciones, sin estresarlas. Sin contar que es una actividad maravillosa para relacionarse socialmente. Puedes ir a bailar a los clubes de moda, en la iglesia, en clases de baile, en reuniones de la comunidad, con los amigos y la familia, o incluso en tu propia casa. Basta con subir el volumen a la música y disfrutar, mientras quemas calorías, te pone en forma y te diviertes.

Nada. La natación también es una excelente actividad física porque tan solo una hora de este ejercicio quema alrededor de 600 calorías. Además, fortalece y tonifica los músculos, sin poner un montón de estrés en las articulaciones. Según estudios, en el agua los músculos trabajan entre cinco a seis veces más. Entre otros beneficios aumenta la capacidad motriz y engrosa los huesos, haciendo al cuerpo en general más resistente. Mejora la flexibilidad de la columna, favorece la circulación y el sistema cardiorrespiratorio, entre una larga lista de puntos a favor.

Trota. Está bien si decides optar simplemente por caminar, pero si te gusta la idea de un desafío mayor, mezcla un poco de trote suave con tu caminata diaria. Trotar es una de las actividades físicas más practicadas, pues eleva el nivel de exigencia de la caminata sin llegar a ser tan exigente como correr. Es excelente para quemar grasas y para tonificar nuestra musculatura. También incrementa el sistema respiratorio y fortalece los músculos que forman parte de este. Ayuda además a prevenir la osteoporosis al fortalecer la densidad ósea. Asimismo mejora contundentemente la capacidad cardíaca, ya que refuerza el músculo del corazón gracias al esfuerzo que realiza, sin sobrepasar los límites.

Pedalea. Si te gusta el ciclismo, practicar este deporte al aire libre o en una bicicleta estacionaria en el gimnasio son excelentes y económicas opciones. Hay innumerables estudios que demuestran las bondades de esta actividad que se puede desarrollar como deporte, como pasatiempo, como transporte o por el simple gusto de pasear. Su poder para acabar con dolores de espalda, para mejorar el sistema circulatorio y cardiovascular, proteger articulaciones y activar el sistema inmunológico está comprobado clínicamente. Media hora de bicicleta logra poner en funcionamiento distintos músculos, especialmente de piernas y glúteos, que, si se es constante en esta actividad, muestran rápidamente cómo mejoran su apariencia. En muchas de las ciudades más avanzadas del mundo se ha puesto de moda ir al trabajo en bicicleta por la cantidad de beneficios para la salud que esta entretenida actividad representa. Y lo más importante es que se puede realizar a cualquier edad.

Únete a un equipo. Si te gustan los deportes de equipo, busca un equipo apropiado para tu edad y gustos. Ya sea que te guste jugar fútbol americano, fútbol, softbol, baloncesto o voleibol, siempre puedes encontrar equipos locales en tu vecindario, lugar de trabajo o centros comunitarios. También existen fundaciones que cuentan con equipos de voluntarios que juegan para reunir fondos o bien puedes armar tu propio grupo con amigos, familiares o compañeros de trabajo.

Estiramiento. Estirar los músculos aumenta la flexibilidad y puede ayudarte muchísimo a conseguir tu bienestar. Si tienes acceso a una clase de yoga o taichí, dale una oportunidad. Muchas personas se intimidan cuando ven a quienes practican yoga durante un tiempo haciendo complicadas posturas. No te asustes. Cualquiera puede llegar a eso con la práctica constante, pero aunque no sea tu meta, desde el primer momento esta actividad consigue enormes beneficios. Es una excelente herramienta para estirar, tonificar y fortalecer los músculos del cuerpo. También mejora la postura, lo cual alivia muchísimos dolores. Al igual que el taichí, pese a ser de movimientos lentos, incrementa la energía y promueve la relajación no solo física sino también mental.

Entrenamiento de fuerza. El uso de pesas o resistencia, conocido como entrenamiento de fuerza, es una excelente manera de mejorar la tonicidad muscular y prevenir la pérdida ósea. También ayuda a quemar grasa, a perder y mantener el peso y a mejorar el metabolismo. Otros de sus beneficios son: reducir el riesgo de diabetes, de osteoporosis y del aumento de minerales de los huesos, así como mejorar la estructura de tendones, ligamentos y articulaciones. Para aprender cómo hacerlo de forma segura, es necesario pedirle ayuda a un experto, como un entrenador personal certificado, tomar una clase o utilizar un video creado por un instructor certificado.

Toma una clase en persona. Echa un vistazo a las clases de ejercicios en organizaciones como YMCA, centros comunitarios, gimnasios, clubes de salud y otros lugares. Asegúrate de elegir una clase que se adapte a tu estado físico (las hay para principiantes, niveles intermedios, avanzados, etcétera). Al menos en Estados Unidos, en cada vecindario y ciudad existen centros comunitarios que cuentan con pequeños gimnasios, canchas de tenis, piscinas, etcétera. Allí puedes encontrar entrenadores y maestros certificados que te pueden ayudar a prepararte de manera adecuada para lograr tu meta de mejorar tu estado físico.

Haz uso de la tecnología, de internet. Los videos e internet ayudan mucho a la hora de ejercitarse en casa. Revisa clases de ejercicios que se ofrecen en línea, en programas de televisión o en algunos DVD que se pueden comprar o tomar prestados de la biblioteca local. Como ves, hay decenas de opciones para buscar información, orientación y ayuda. No hay excusas.

Incluso, para aquellos a quienes les atrae aún más la tecnología existen aplicaciones para los teléfonos, la mayoría gratuitas, concebidas especialmente para hacer ejercicio. Algunas sirven para contar calorías, distancia recorrida, velocidad, cantidad de escalones que se suben, etcétera, ayudando a llevar un registro según la actividad que se realiza. Otras incluso se pueden coordinar con sistemas de monitoreo como sensores, pulseras o relojes deportivos para verificar el ritmo cardíaco, el tiempo, etcétera. Muchas tienen la opción de subir la información a la nube para que puedas llevar un registro más práctico que te permita comparar los resultados y el trabajo realizado a través del tiempo. Otras aplicaciones han sido creadas para motivar y animar a la gente a llevar una rutina de ejercicio. Entre las más populares están: Endomondo, Runtastic, Fitbit, Runkeeper, Moves (iPhone) y Noom Walk (Android), entre otras.

Cómo hacer las caminatas más divertidas

- Camina con amigos, vecinos o familiares.
- Camina al llevar a tus hijos a la escuela y al recogerlos.
- Inicia un grupo de "caminantes" que se reúna regularmente.
- Lleva a tu perro a un recorrido más largo del habitual, y si no tienes uno, ofrécete de voluntario con tu vecino para caminar el suyo de vez en cuando.
- Habla por teléfono o escucha música mientras caminas (pero trata de no ir tan distraído como para no prestar atención a lo que está sucediendo a tu alrededor. Mantén el volumen bajo de tu aparato de música y usa solo un auricular para escuchar el ruido ambiental con el otro oído).
- Cambia de ruta. No hagas siempre el mismo recorrido o se convertirá en una rutina aburrida. Caminar es una forma divertida de conocer nuevos vecindarios.
- Cuando visites a amigos o familiares, proponles ir juntos a dar un paseo en lugar de preparar una inmensa comida. O bien, escoge caminar hasta el restaurante en vez de conducir.
- Camina en lugares que posean bellezas naturales, como un parque, una playa o algún sendero. Es mucho más motivador caminar en un lugar que nos sorprenda por el entorno, que por calles poco atractivas.
- Un paseo entretenido es también un paseo seguro, así es que toma las

precauciones necesarias para mantener tu seguridad mientras caminas. Elige rutas que cuenten con aceras para caminatas, cruza las calles en los pasos de peatones y evita situaciones potencialmente peligrosas. Siempre presta atención a tu entorno y lleva un teléfono celular en caso de que tengas que pedir ayuda.

• No olvides que además de los beneficios para la salud del cuerpo, la actividad física es importante para la salud mental y para el estado anímico. Mantener en mente esa sensación de bienestar que deja una caminata, un paseo en bicicleta, una sesión de yoga o lo que sea que ponga al cuerpo en movimiento vale la pena el esfuerzo.

EJEMPLO DE UN DIARIO DE EJERCICIO

No importa dónde nos ejercitemos, en casa, en un gimnasio o que comencemos solamente con nuestras caminatas. Lo cierto es que llevar un registro de qué hacemos, cuánto, cuándo y cómo nos ayuda a verificar nuestro progreso y a hacer los cambios necesarios a tiempo. La memoria es frágil y podríamos olvidar nuestras rutinas y caer en el error de exigirnos demasiado o, por el contrario, quedarnos estancados sin avances, lo que podría terminar frustrándonos.

Las personas que hacen un seguimiento de su actividad en un diario de ejercicios suelen ser más proclives a continuar con su programa de entrenamiento. Asimismo se ha comprobado que son más fieles a los objetivos de salud que se han propuesto a largo plazo, como ponerse en forma, perder peso, controlar el azúcar en la sangre y reducir el riesgo de ataques al corazón.

A continuación te ofrezco un ejemplo de un diario de ejercicios que puede ayudarte a organizar tu actividad. Haz varias copias de esta página, o bien utiliza tu propio diario de ejercicios que puedes obtener en internet o en alguna agenda. También puedes ingresar a mi página dr.juan.net y descargar el diario de ejercicios.

	Fecha	Objetivo de la caminata de hoy (minutos)	Minutos caminados	Comentarios sobre mi caminata de hoy	Otras actividades realizadas hoy
Domingo					
Lunes					
Martes					
Miércoles					
Jueves					
Viernes					
Sábado					

Tercer mandamiento:
El buen sueño te brinda salud y empeño

Algo inesperado, algo que cambió mi vida me sucedió en el otoño de 2013. Nunca había hablado o escrito de este aspecto de mi vida, quizá por vergüenza o porque lo veía como muestra de mi vulnerabilidad. Pero la verdad, es que le sucede a millones de personas...

Desde que tengo uso de razón he tenido problemas de insomnio. Por años me había acostado después de las tres de la madrugada y me levantaba cerca del mediodía. Tenía el horario de búho. Mientras estaba en la universidad y luego, en los primeros dos años de escuela de medicina, no me causaba mucho problema, pues estudiaba todas las noches y faltaba a las clases por el día. Siempre he sido autodidacta y lograba adquirir buenas calificaciones estudiando por mi cuenta. Iba a clases de vez en cuando y a tomar mis exámenes. Y este sistema me funcionó hasta que llegaron los años en los cuales me tenía que levantar temprano para el entrenamiento clínico en el hospital. Y fue durante ese tercer año de medicina cuando comenzó mi dependencia de los somníferos.

Imagínate... No lograba acostarme antes de las tres de la madrugada y tenía que estar en el hospital a más tardar a las siete de la mañana. ¡Durante la rotación clínica de cirugía a las cinco de la madrugada me sentía cansadísimo! Era un tren de vida imposible de aguantar. Lo peor era que, entonces, durante el fin de semana dormía catorce horas diarias; ¡no tenía vida! Entonces entró el somnífero Ambien al escenario.

Menciono este medicamento en particular no porque sea el peor o el más peligroso, sino porque es el que yo usaba y quiero ser fiel a mi historia y honesto con ustedes. Existen muchos de estos medicamentos que cumplen su propósito y tienen efectos secundarios similares. Y la verdad fue que el medicamento cumplió su propósito. Lograba escoger a la hora que me quería dormir y me tomaba la pastillita treinta minutos antes. ¡Hola, Morfeo! Dormía seis o siete horas y me levantaba descansado y listo para absorber todo el conocimiento médico que se me presentara en el día. ¡Santo remedio!

Y así pasé fácilmente una década de mi vida. Ambien en la noche, cafecito en la mañana. ¿Conveniente, no? Como millones de personas que dependen de la farmacología, con la manipulación química de mi cuerpo lograba llevar una vida normal. Pero poco a poco, las cosas fueron cambiando.

Comencé a levantarme en las mañanas cansado y durante horas sentía que no pensaba con claridad. Muchas veces me levantaba de mal humor. Eso me asustó. Mi mente siempre ha sido como un cuchillo afilado y no estaba dispuesto a perder esa cualidad... Y lo del mal humor era como un cambio de personalidad. Comencé a preocuparme y a tratar de dejar el medicamento. Fue un proceso sumamente difícil. Cuando no usaba la pastillita no solo era bien difícil quedarme dormido sino que tenía pesadillas horribles. Así que estaba dos días sin usarla y luego volvía porque era casi imposible funcionar normalmente sin ella. Ese fue mi peor momento.

Estar consciente de que dependía de un fármaco me hizo sentir débil de carácter, vulnerable e inseguro. Además, ya sentía que el uso crónico del mismo estaba causando un daño palpable a mi salud y podría tener efectos a largo plazo. Muchas veces traté de dejarlo y no lo logré. Sentía una presión horrible. En restrospectiva, un error grande fue no buscar ayuda profesional. La vergüenza me ganó.

Una oportunidad completamente inesperada se presentó en octubre de 2013. Me encontraba grabando mi programa Medicina Desconocida *en Guatemala y estaba investigando sobre el chamanismo. Entrevisté a un chamán, quien me contó cómo utilizaba diferentes plantas para curar enfermedades. En un momento dado, durante un descanso, algo me impulsó a hablarle a este señor de mi problema crónico de insomnio. Creo que lo hice con bastante grado de duda y escepticismo; más para probarlo a él y lo que él representaba que por una creencia de que me podía ayudar. Me hizo muchísimas preguntas y luego no me dijo más nada. Continuamos nuestra grabación... y, justo cuando terminamos, antes de irme, me extendió una bolsita trasparente, la cual tenía adentro unas hojas. "Son hojas de maracuyá [pasiflora o passion fruit, en inglés], doctor; hágase un té esta noche que le va ayudar a conciliar el sueño". Le di las gracias y me llevé las hojas de maracuyá... Pero mi mente científica y es-céptica se encontraba en conflicto con aquella solución que parecía su-mamente simplista y que carecía de evidencia clínica.*

De todas formas, esa noche decidí no tomarme el medicamento y me hice el té de maracuyá. Me desperté al otro día sorprendido; el reme-dio casero había funcionado. Recuerdo haber llamado a mi esposa ese día para contarle lo sucedido. Ella se puso tan contenta que a los días había pedido un cargamento del té que al llegar a casa era tanto que no sabía ni dónde guardarlo. En cambio, yo permanecía con dudas. Le dije a mi esposa que seguro había dormido bien en esa oportunidad porque estaba muy cansado, pues habíamos estado trabajando catorce horas diarias y viajando por todos lados. De todas maneras, lo voy a seguirpro-bando, le dije.

Continué viajando y grabando Medicina Desconocida, *y todos los días logré dormirme utilizando el té. Ya mi escepticismo cambiaba a una esperanza cautelosa de que había conseguido la llave de aquella prisión psicológica que por tanto tiempo me había atormentado. Regresé a Mia-mi, a la rutina como decimos, y poco a poco, con la ayuda del té de pa-siflora en las noches lograba hacer de mi hora de dormir y mi sueño una rutina más normal y acorde con mis responsabilidades cotidianas. Co-mencé a compartir mi experiencia con algunos colegas, quienes rápida-mente concluyeron que todo estaba en mi mente, es decir, que se debía al llamado efecto placebo. No me importaba mucho la razón por la cual estaba funcionando sino que estaba agradecido por mi mejoría. Al mis-mo tiempo en que consumía el té como parte de mi rutina nocturna, casi sin darme cuenta implementé otros cambios que fueron determinantes en mis logros de largo plazo.*

Cambié mi rutina de dormir. Comencé a dejar "la tecnología" fue-ra de la recámara y dejé de trabajar en la computadora hasta tarde en la noche. La noche se convirtió en tiempo para cenar, estar con mi familia, la intimidad con mi esposa y dormir. Quería encontrar algún programa de televisión que me hiciera reír y no me hiciera pensar. ¡Cero noticias! Des-cubrí que todas las noches a las 11 p.m. transmitían los episodios viejos de Seinfeld, *mi programa favorito de siempre, y lo hice parte de mi rutina.*

Ahora, cuando aparece Seinfeld *en la televisión mi cerebro comienza una especie de conteo regresivo para dormir que dura unos 15 a 20 minutos. Antes me tomaba horas en quedarme dormido sin la ayuda de un medicamento. Es el mismo principio que con el ejercicio. ¿Se acuerdan? Entrenar el cerebro.* Seinfeld *es el recordatorio de que hay que dormir. El irme a la cama a la misma hora en un ambiente libre de distracciones tecnológicas es la rutina y, finalmente, la recompensa es la satisfacción de dormir siete u ocho horas sin la ayuda de un fármaco. ¡Todo está en la mente, mi amigo!*

Hoy día me basta la higiene del sueño, o sea, la tríada de recordatorio, rutina y recompensa, que he creado y perfeccionado; ya casi no uso ni siquiera el té de maracuyá. Le he recomendado el té a muchos de mis pacientes, y de hecho, a muchas personas a través de mis segmentos y programas de televisión. Y como cualquier medicamento o remedio casero, a muchos de ellos les ha funcionado pero a otros no. Estoy convencido de que la clave del éxito es combinar ese remedio natural o alternativo (para otros será el té de manzanilla o la melatonina, entre otros) con una serie de cambios en la rutina que sean la vía al buen dormir. Sin ese cambio mental en el hábito de dormir, veo el éxito como una posibilidad lejana. Y es importante recalcar que, como médico, no estoy completamente en contra de los medicamentos con receta que se utilizan para el insomnio. Pero sí me queda claro que, por lo menos en Estados Unidos, el abuso de los mismos es rampante. Los somníferos se deben de utilizar por periodos cortos de tiempo y bajo la supervisión estricta de un médico.

Le doy gracias a Dios de que pude lograr este cambio y de que pude liberarme del dominio de una pastillita. Sé que muchos de ustedes podrían estar pasando por algo similar. Tomando en cuenta que dormir bien es uno de los aspectos más importantes de una vida saludable y longeva, quise añadir este tercer mandamiento de la salud y contarles, como amigo, mi experiencia.

DORMIR, MÁS QUE UN PLACER

Muchos de nosotros pensamos en el sueño como un lujo, algo que hacemos cuando tenemos tiempo, que nos quita la oportunidad de dedicarnos más a nuestra vida, al trabajo, a la familia y otros compromisos. Pero conseguir siete u ocho horas de buen sueño cada noche es en realidad una parte importante de la buena salud. Mientras dormimos, el cuerpo y el cerebro en particular están ocupados curando sus heridas, estableciendo la memoria a largo plazo, batallando contra infecciones, reparando daños en las células y cumpliendo con muchas otras funciones importantes que ayudan a mantenernos sanos. Las personas que en repetidas ocasiones no logran conseguir el sueño que necesitan, tienen tasas elevadas de infecciones, problemas de memoria, cambios de humor, irritabilidad y aumento de peso. ¡Así es: el no dormir engorda!

Una vez que tengas clara la importancia de dormir lo suficiente, voy a presentarte "Cuatro pasos del Dr. Juan para el buen dormir", una guía de cuatro partes para un sueño realmente reparador. Incluye cambios simples en la higiene del sueño que puedes hacer para mejorar la calidad de este, causas del insomnio y otros trastornos del sueño y su tratamiento. Cómo las siestas pueden mejorar el sueño. Cómo dormir bien sin medicamentos. Qué hacer si estás enganchado a pastillas para dormir y la información sobre los signos y síntomas de la apnea del sueño, un trastorno que afecta a millones de estadounidenses de origen hispano. Además, te daré consejos sobre cómo los trabajadores por turnos y las personas con horarios irregulares pueden conseguir el sueño que necesitan.

¿QUÉ OCURRE EN EL CEREBRO Y EN EL RESTO DEL CUERPO DURANTE EL SUEÑO?

Pasamos cerca de un tercio de nuestra vida durmiendo... Un periodo largo pero imprescindible para poder disfrutar de los dos tercios restantes. De otra forma sería imposible.

¿Te has dado cuenta de que nuestro cuerpo entero delata una mala noche? La falta de sueño se nos nota en todo: desde la piel a la actitud que tenemos al día siguiente para enfrentar cada situación.

El sueño no es solo tiempo de descanso para tu cuerpo. De hecho, muchos sistemas en el cuerpo son más activos mientras dormimos que cuando estamos despiertos. Y muchas de las funciones fundamentales del organismo se producen durante el sueño. A continuación describo algunos de estos procesos.

- La actividad del cerebro pasa por varias etapas y ciclos del sueño. Durante las horas que permanecemos dormidos, el sueño pasa por cinco ciclos o etapas. En la primera hay un estado de sueño liviano, donde relajamos nuestros músculos y bajamos la respiración, la presión arterial, la frecuencia cardíaca y el cerebro disminuye su actividad. Ese estado se profundiza en la etapa número dos. A las etapas 3 y 4 se les llama delta, y es la parte del sueño en que tanto el cuerpo como el cerebro realmente descansan y se reponen. Aquí las ondas del cerebro se hacen más lentas. Luego viene la etapa 5 llamada REM, que es en la cual soñamos y tenemos una intensa actividad cerebral. Estos ciclos se van dando a lo largo de la noche pero no de la misma manera. Por ejemplo, en la primera parte de la noche las tres primeras etapas son más largas y luego se van acortando. Y el cerebro mantiene distintos estados durante cada ciclo, en algunos descansa y en otros se activa notoriamente.

- El cerebro procesa la memoria a largo plazo y crea importantes conexiones neuronales que ayudan a recordar cosas que ha aprendido durante el día. La frase "consúltalo con la almohada" tiene mucho sentido, pues una vez que reclinamos la cabeza el cerebro comienza a generar ondas alfa que nos llevan a ese estado no consciente en el que prioriza aquellos eventos realmente importantes o preocupantes. Si antes de dormir hay ciertas cosas que nos atormentan, durante el sueño el cerebro logra conectar mejor las ideas para que al día siguiente tengamos una mejor respuesta o solución al problema. Todo gracias a esa conexión distinta del pensamiento. Expertos como la psicóloga Deirdre Barret, de la Universidad de Harvard, afirman que el sueño realmente es una forma distinta de pensamiento. Asimismo, mientras dormimos, se relaja la parte de la materia gris que tiene que ver con la lógica de los eventos y la toma de decisiones. En cambio, se activa la parte vinculada a la creatividad. De hecho, son muchos los científicos que han llegado a importantes descubrimientos o respuestas significativas luego de una siesta reparadora o una noche de buen dormir.

- Durante el sueño el cerebro también se depura de toxinas y todo aquello que no le hace falta o lo daña a través del sistema glinfático, que es un sistema hidráulico exclusivo de este importante órgano. Gracias a esta limpieza profunda el cerebro se mantiene ajeno al deterioro y a enfermedades mentales como el mal de Alzheimer.

- Un buen descanso ayuda a fortalecer nuestro sistema inmunitario. Por ejemplo, mientras dormimos el organismo libera mucho más de una sustancia llamada interleucina que colabora produciendo anticuerpos.

- Durante el sueño el cuerpo se cura de heridas, da la pelea contra infecciones, así como se encarga de reparar más rápidamente el daño de las células y del ADN. Por eso, es notorio que cuando utilizamos alguna crema o producto para la piel, el resultado se note mejor luego de la noche, ya que mientras dormimos se asimilan mejor los nutrientes debido a que aumenta la síntesis de proteínas y ocurre una mejor irrigación sanguínea en las células superficiales.

- El metabolismo también se repone durante el sueño, debido a que existe menor gasto de energía.

- La posición horizontal que adoptamos para dormir ayuda a que el cuerpo descanse y se relaje. Esto permite que las articulaciones tengan que aguantar menor peso y por lo tanto, los músculos también se alivien de tanta tensión. Una vez que se relajan pueden dedicarse a su proceso de regeneración.

- Las hormonas se fabrican y secretan durante el sueño. Durante ese tiempo de "reposo", específicamente en las fases 3 y 4, el cuerpo está en pleno proceso de liberación de hormonas, como la del crecimiento, que nos mantienen saludables durante el día, regeneran los músculos e incluso se encargan de hacernos lucir bien. En el caso de la hormona del crecimiento por ejemplo, para los bebés, niños y adolescentes en general es vital dormir adecuadamente para que pueda liberarse como corresponde, ayudando en el proceso de desarrollo.

- Asimismo durante el sueño se producen y actúan las hormonas relacionadas con el control del peso, como la leptina y la grelina, que ayudan a regular el hambre y la saciedad. Entérate de que las personas que no duermen lo suficiente son más propensas a comer en exceso.

- El corazón y el sistema vascular en general descansan durante el sueño, pues no necesitan esforzarse tanto para bombear sangre. Tal como mencionaba más arriba, en las primeras dos fases del sueño disminuyen la frecuencia cardíaca y la presión arterial, lo que a su vez le da al sistema cardiovascular la oportunidad de descansar y repararse.

¿QUÉ SUCEDE CUANDO NO SE DUERME LO SUFICIENTE?

El cerebro y el cuerpo en general sufren cuando no se duerme lo suficiente, de forma regular, y la salud corre riesgos. Hoy en día, por el sinnúmero de actividades que realizamos y el exceso de distracciones que retrasan la hora de irnos a la cama, hay una serie de trastornos patológicos relacionados simplemente con no dormir lo suficiente, ya que todas esas funciones vitales que el cuerpo tiene que realizar durante el sueño no logran cumplirse. A continuación se describen las consecuencias de la escasez de sueño.

- La persona que no descansa como corresponde es más propensa a enfermarse, pues —como acabamos de mencionar— nuestro sistema inmunológico se recarga durante las horas de sueño. Si dicho sistema no cuenta con el tiempo suficiente para recuperarse, no puede desempeñar eficientemente sus funciones.

- Aumenta el riesgo de infarto del corazón. Cuando no se duerme lo suficiente, el peso corporal aumenta, la presión sanguínea se descontrola y afecta el control del azúcar en la sangre. Todos estos son factores de riesgo para eventos cardiovasculares.

- Aumenta el riesgo de accidentes cerebrovasculares. De acuerdo a distintas investigaciones, como algunas realizadas por la Clínica Mayo y por algunos expertos finlandeses, la falta de sueño aumenta el riesgo de accidentes cerebrovasculares.

- Aumenta el riesgo de contraer diabetes, puesto que el sueño definitivamente nivela el azúcar. Algunos estudios médicos prueban que dormir menos de seis horas diarias disminuye la capacidad de tolerar la glucosa y aumenta la propensión a padecer diabetes tipo 2. También debes saber que el cuerpo reacciona ante la falta de sueño igual a la resistencia a la insulina que ocurre en el organismo previo al desarrollo de la diabetes: disparando los niveles de azúcar en la sangre. De esa manera empieza todo el daño a los órganos que ya conoces.

- Mayor probabilidad de subir de peso y volverse obeso. La falta de sueño también tiene que ver con el aumento de la hormona llamada grelina, que genera apetito, modificando nuestros hábitos alimenticios. Es muy común que la gente que no puede conciliar el sueño comience a tener visitas nocturnas a la nevera, en busca de carbohidratos y azúcar. La falta de energía al día siguiente los llama a buscar más comida chatarra, iniciando un círculo vicioso difícil de controlar a menos que se tomen medidas inmediatas.

- Aumenta el riesgo de cáncer. De acuerdo a una investigación de la *Sociedad Americana Contra el Cáncer*, menos de seis horas de sueño se asocia al cáncer de mama y al incremento del riesgo de sufrir pólipos colorrectales, que pueden derivar en tumores malignos.

- Cuando hay falta de sueño también se producen trastornos gastrointestinales, como la dispepsia funcional, que entre otras molestias provoca dolor en el abdomen, náuseas, diarrea, eructos, vómitos, inflamación, etcétera.

- La falta de sueño también tiene efectos en la mente, pues si estamos cansados, es más difícil concentrarse en el estudio, el trabajo y otras actividades cotidianas. También altera el estado de ánimo.

- Dormir menos de seis horas triplica las probabilidades de tener un accidente de tráfico. De acuerdo a datos de la Fundación Nacional del Sueño, el cansancio es el origen de miles de accidentes fatales cada año, pues se genera pérdida de los reflejos, así como falta de coordinación ocular.

- Aumentan las afecciones neurodegenerativas debido a la alteración del sistema nervioso. Si no dormimos bien, el sistema nervioso no se logra regenerar como corresponde, con lo cual se desencadenan problemas de aprendizaje, falta de atención, cambios de humor, pequeños episodios de pérdida de memoria que pueden ir aumentando con el tiempo. Toma en cuenta que solo una noche sin dormir adecuadamente disminuye un 40% de nuestra capacidad de retener información.

- Mayor riesgo de depresión. Nuestras emociones también se ven afectadas. Hay mayor estrés y se altera el comportamiento, desencadenando un efecto dominó que termina en algún cuadro de melancolía y depresión.

- Si todos esos trastornos te parecen poco, entérate de que la falta de sueño también es una de las principales causas del envejecimiento precoz. Mientras dormimos se generan hormonas como colágeno y elastina, que tienen que ver con la elasticidad de la piel, permitiendo evitar las arrugas.

- Además, si la falta de sueño es permanente, la probabilidad de morir en los siguientes catorce años por distintos problemas de salud relacionados aumenta cuatro veces.

¿Cuántas horas de sueño se necesitan?

La cantidad de tiempo que el cuerpo requiere para descansar y cumplir las funciones relacionadas con la salud depende de la edad. Los bebés, por ejemplo, requieren en promedio unas diecisiete horas al día para poder cumplir con su proceso de desarrollo; los niños solo necesitan alrededor de diez horas. Para los adultos, en cambio, la mayoría de los estudios demuestra que requieren entre siete y ocho horas por noche para un sueño saludable.

La mayor parte de las personas que no padece problemas de sueño puede dormir esas siete u ocho horas de una vez o bien, en dos partes, pues es normal pararse al menos en una ocasión para ir al baño. Eso no es un problema cuando se logra retomar el descanso. De hecho, un estudio del psiquiatra Thomas Wher realizado en los años noventa muestra que para el ser humano es normal segmentar o dividir las horas de sueño en dos o tres partes. Algo que también ha sido ratificado por historiadores y expertos en sueño, que han obtenido datos probando que a lo largo de los siglos nuestros antepasados solían dividir el descanso nocturno en dos o tres etapas.

Si bien es cierto que hay muchas personas que consideran que durmiendo un total de cuatro a seis horas pueden funcionar durante el día, la realidad es que este tiempo es insuficiente para poder mantener un estado saludable, una mente alerta y los sentidos al máximo, como sí lo harían con la cantidad de sueño adecuado. Si no se duerme lo suficiente, no se puede rendir como corresponde.

Un estudio realizado en la Universidad de Surrey demostró las diferencias entre dormir más o menos tiempo. Reunieron a siete voluntarios que habitualmente duermen de seis a nueve horas y los dividieron en dos grupos. Uno debía dormir seis horas y media, y el otro siete horas y media. Tras una semana analizaron la sangre de todos ellos, descubriendo que quienes dormían menos activaban más fácilmente sus genes vinculados a la capacidad inmunológica, la inflamación, la diabetes y el cáncer. En el otro grupo, en cambio, se reforzaba su respuesta inmunológica y se desaceleraba la acción de esos genes dañinos.

También existen estudios y experimentos que prueban que una hora o dos menos de sueño, aunque permite alcanzar un estado profundo, afecta también el funcionamiento del cerebro. Cada noche, nuestro cerebro pasa información y recuerdos temporales al "archivo" de largo plazo para que al despertar, cada día, tengamos más espacio para nueva información. Pero cuando se duerme menos, esos recuerdos se pierden.

Tampoco sirve la acumulación de sueño para "sacarse" el cansancio de una vez el fin de semana o en vacaciones. Mucha gente cree que durante la semana puede dormir poco, pues lo recupera durmiendo el domingo por completo, como lo hacía yo en mi época de entrenamiento clínico en el hospital. Lamentablemente las cosas no funcionan de ese modo, ya que ese proceso de "limpieza informática" o de "selección de carpetas" que hace el cerebro ocurre en un periodo de veinticuatro horas. Es decir, hay que permitirle descansar diariamente para que cumpla sus funciones.

Así es que la respuesta es clara: los adultos deben dormir siete u ocho horas diarias, aunque tengan sus pequeñas pausas. Según algunos estudios científicos, dormir menos de siete o más de nueve se asocia con un aumento en mortalidad.

Los cuatro pasos del Dr. Juan
para el buen dormir

Hay muchas formas de obtener la cantidad óptima de buen sueño que cada quien necesita cada noche. En esta sección, voy a explicar mi plan para lograr un sueño saludable:

Paso 1: Hazte el compromiso de dormir

Uno de mis problemas principales, en mi "otra vida", cuando no dormía, era que el sueño no era una de mis prioridades. No era importante para mí. Y es que no podemos dormir lo suficiente a menos que decidamos hacer del sueño una prioridad.

Siempre estamos ocupados, pero debemos fijar prioridades, y entre estas, dormir lo suficiente debe estar a la cabeza. Para lograrlo tenemos que comprometernos con esto mediante la construcción de un horario específico que podamos cumplir para ir a dormir y para despertar. Como te explicaba anteriormente, ya para las once de la noche, cuando comienza *Seinfeld* en la televisión, estoy preparado para relajarme y reírme un poco antes de quedarme dormido. Y me levanto algunos días a las seis y otros a las siete de la mañana, dependiendo si tengo segmento de televisión tempranito ese día. Siempre duermo un promedio de siete u ocho horas. Esa repetición de irnos a dormir a la misma hora y levantarnos a la misma hora es crucial para acondicionar nuestro cerebro y nuestro cuerpo. Trata de hacer lo mismo durante el fin de semana. No podemos agregarle más horas al día, pero sí podemos analizar en qué las estamos gastando para ver cómo ajustar ese horario y darle mayor cabida a un buen descanso.

El poder de las siestas

¿Sabes que empresas como Google o AOL, entre otras, permiten que sus empleados duerman una siesta después de almorzar en la oficina? Incluso, tienen habitaciones especialmente acondicionadas para tal efecto. Lo mismo ocurre en Japón, donde la mayoría de las grandes empresas acostumbran a permitir que sus trabajadores descansen tras el almuerzo. Lo que pasa es que ellos tienen claro que ese corto tiempo de descanso retribuye con múltiples beneficios y puede ser una buena manera de obtener el sueño que necesita cada persona.

Estamos mucho más cansados entre la una y las tres de la tarde, y entre las dos y las cuatro de la madrugada. Más aún si comemos, pues entonces la energía se concentra en la digestión. Hay estudios que demuestran que una pequeña siesta de no más de veinticinco minutos (*power nap*, le llaman en inglés) es suficiente para que el cerebro se calme, especialmente la memoria a corto plazo, despertando luego como nuevos para captar más información. También ayuda a reponer la energía, mejora el ánimo y aumenta la capacidad de concentración. Incluso puede aumentar nuestro rendimiento en un 35% y nuestro nivel de alerta en un 55%.

Dormir una siesta después de almorzar también disminuye hasta en un 30% la probabilidad de morir de alguna enfermedad cardíaca, ya que baja la presión arterial y los latidos. Algunas personas aseguran que la siesta vespertina les produce insomnio. Sin embargo, en la barra lateral puedes ver cómo utilizar las siestas efectivamente, cuándo tomarlas, qué debes evitar y el tiempo que deben durar para que no te produzcan insomnios. Por ejemplo, evita las siestas después de las tres de la tarde (deben transcurrir por lo menos siete horas entre el final de la siesta y la hora de irte a la cama).

Mejor horario para una siesta: entre dos y cuatro de la tarde.

Cuánto tiempo debe durar: En Estados Unidos, la Fundación Nacional del Sueño asegura que una siesta de veinte a treinta minutos es suficiente para mejorar el estado de alerta y el rendimiento.

No deben dormir siesta: Quienes sufren de insomnio o les cuesta más de quince minutos desperezarse.

Dónde dormir: En un lugar cómodo (cama o sofá), no sobre el escritorio o en mala posición, pues provocaría dolores corporales que pueden dificultar el sueño nocturno.

Qué evitar: Comer demasiado y dormir, pues el cuerpo estará enfocado en dos procesos distintos.

Recostarse demasiado tarde (por ejemplo, seis de la tarde) para no afectar el sueño de la noche.

Otras recomendaciones:

- Tomar una tacita de café y dormir la siesta: el efecto de la cafeína comienza después de treinta minutos, tiempo suficiente para dormir la siesta y despertar más alerta con esta poderosa combinación.
- Apagar el celular para no interrumpir el sueño. Puedes ponerlo en modo de avión para escuchar la alarma del despertador pero no las llamadas o mensajes.
- Si puedes oscurecer la habitación, tanto mejor.
- Apaga el televisor. Para que valga la pena ese tiempo de sueño extra, es mejor no tener ruidos de fondo que puedan distraer nuestro cerebro.

Paso 2: Prepara el ambiente para un sueño perfecto

Hacer algunos pequeños cambios en tu ambiente y habitación para dormir puede representar una gran diferencia en tu capacidad para conciliar el sueño y lograr que este sea realmente reparador.

Limita el uso de artefactos electrónicos. Tal como mencionaba anteriormente, como consejo para una siesta provechosa, el uso de aparatos como el televisor, los celulares, las computadoras puede ser una distracción, pues no permiten el descanso del cerebro porque mantienen los sentidos vigilantes e interrumpen el sueño. Por ejemplo, muchos estudios sugieren que la luz azul emitida por las pantallas electrónicas (TV, teléfono, computadoras) nos mantiene despiertos. Apagar o ajustar los aparatos para limitar esta exposición antes de acostarse puede ayudar. Hay muchas personas que, por ejemplo, optan simplemente por dejar cargando los teléfonos en otra habitación por la noche y desconectan todo tipo de aparato electrónico, utilizando alguna alarma con batería para despertar.

Haz de tu habitación un lugar ideal para el sueño. Hay muchos hábitos de "higiene del sueño" que puedes seguir para lograr tu meta de dormir como un bebé.

Es importante que ese espacio de la casa sea oscuro. Según la Fundación Nacional del Sueño, cuatro de cada diez estadounidenses dejan sus teléfonos móviles en la habitación cuando van a acostarse. ¿Y qué decir de los adolescentes?

El 72% tiene esa costumbre. El problema es que, por más mínima que sea esa luz que generan, perturba nuestro ciclo de sueño generando una serie de problemas de salud.

Una de las hormonas fundamentales para dormir bien es la melatonina. Pero esta se genera con la oscuridad. Cuando el sol comienza a ponerse, nuestra glándula pineal empieza a producirla, y si hay luces, incluso luz azul, el proceso no se lleva a cabo.

La habitación debe ser también un lugar tranquilo y silencioso. Si está junto a la calle, cerca de algún lugar ruidoso o al lado de otra habitación que tiene la televisión encendida o hay música, intenta usar tapones de oído para aislarte.

Haz de tu habitación tu templo exclusivo para dormir y para la intimidad en pareja. Uno de los pecados capitales que cometemos es convertir la habitación en una segunda mesa para comer, ver televisión, en una oficina, etcétera. Debe ser un lugar agradable, ¡el más agradable de nuestro hogar! Decóralo de manera que lo disfrutes y quita todo lo que interfiera o te distraiga de tu propósito. Píntalo de tonos suaves, pon aromatizantes como lavanda o manzanilla para relajarte y todo lo que ayude a convertirlo en tu lugar favorito.

Duerme en una cama cómoda. Parece mentira pero gran parte de los problemas para conciliar el sueño y descansar mientras dormimos radica en dónde lo hacemos. Para muchos expertos, escoger el colchón adecuado es tan importante como elegir con quién compartirlo. Invertir en uno adecuado no es tirar el dinero a la basura, pues tiene que ver con tu bienestar. Los expertos recomiendan que sea lo suficientemente grande para que puedas dormir cómodamente, sin estorbar a tu pareja ni viceversa. No debe ser extremadamente blando ni duro. Si puedes optar por uno ortopédico, tanto mejor.

Las almohadas son importantes. Muchas personas despiertan con dolores cervicales o de cabeza simplemente por tener la almohada incorrecta. Estas no deben ser muy altas, sino ajustarse a tu cabeza. Las más recomendadas son de pluma o aquellas ortopédicas de espuma ajustable *(memory foam)*, que toman la forma de la cabeza. También se recomienda que sean individuales y no una compartida para que no tengas que adoptar posiciones incómodas que te atormenten la columna. Existen almohadas que se mantienen frías para aquellas personas que les gusta sentir esa sensación fresca en la cabeza y les ayuda a descansar mejor.

La ropa de cama también es importante. Muchas veces elegimos sábanas y cobertores por los colores y diseños más que por la calidad o textura. Hoy en día existe una infinidad de tiendas especializadas con una amplia gama de opciones para ayudar a hacer el sueño más placentero. Por ejemplo, con ropa de cama térmica que se adapta al clima, entibiando o enfriando la cama según las necesidades y el gusto. Se recomienda que tanto la temperatura ambiental de la habitación como la de la cama no supere los 72 °F, y existen sábanas que ayudan a lograrlo.

Si dormir acompañado te impide dormir bien, ¡duerme solo! Es un tema muy discutido, pues para muchas personas dormir cada cual por su lado marca el fin de una relación. Pues te cuento que no es tan así, y muchas veces ocurre lo contrario: es la forma de salvarla. Te estarás preguntando el porqué. Pues resulta que los problemas para dormir debido a las diferencias en los hábitos de la pareja son algo más común de lo que te imaginas. De hecho, se le conoce como el síndrome de insomnio conyugal, ya que se estima que las personas pierden al menos un par de horas de sueño por esto. Al día siguiente se pueden ver sus efectos como dolor de cabeza, irritabilidad y cansancio, que con el tiempo suelen ocasionar problemas de pareja.

Hasta hace unos años dormir en camas separadas se consideraba una costumbre entre personas mayores, especialmente a medida que suben de peso o están enfermos. O bien, sinónimo de problemas conyugales (como la típica noche en que a muchos hombres les toca dormir en el sofá). Sin embargo, hoy en día es una tendencia cada vez más común, y no solo en lo que se refiere a dormir en camas distintas, sino en cuartos independientes. En países como Inglaterra, de cada cuatro parejas, una usa cuartos distintos. Incluso, muchas de las nuevas viviendas en Estados Unidos se están construyendo con dos habitaciones principales debido a la alta demanda de parejas jóvenes que deciden llevar su vida "junta, pero no revuelta". Según la Asociación Nacional de Constructores de Vivienda, en 2015 el 60% de las nuevas casas se construyó siguiendo ese parámetro.

No se trata de "separarse", sino de conseguir ese espacio propio que los ayude a descansar mejor. Las personas tenemos gustos, características, necesidades y hábitos distintos a la hora de dormir. Algunos prefieren leer, otros, escuchar música, algunos se levantan a medianoche y sus parejas tienen un sueño extremadamente liviano, unos roncan y sus parejas son hipersensibles al ruido, a veces hay diferencias de horario de trabajo, temperatura distinta... En fin. Los expertos en terapias de pareja aseguran que en la mayoría de los casos esta decisión no solo resuelve los problemas de sueño que dañan el humor y por ende, la relación, sino que aumenta la libido, pues crea más expectativas y es un remedio eficaz para evitar el aburrimiento que causa la rutina.

Evita realizar actividades que te sobresalten, energicen o estresen horas antes de ir a dormir. Para esto, uno de los malos hábitos que se debe erradicar es llevar trabajo a la cama o revisar el correo justo antes de dormir.

Evita tomar alcohol, bebidas energizantes o con cafeína que puedan interferir con el sueño. Mejor opta por un té de hierbas relajantes como manzanilla, pero no te excedas en beber demasiado líquido para que no tengas que levantarte al baño muchas veces y luego te provoque insomnio.

Evita comer en exceso. Es mejor realizar una comida liviana y saludable unas dos o tres horas antes de dormir, de manera que no te dé hambre a medianoche, pero que el proceso digestivo no sea tan pesado como para interrumpirte el sueño.

Establece una rutina regular antes de dormir. Prepárate con gusto para ir a descansar, consiéntete y crea algo así como un ritual. Este puede incluir un baño caliente o de espuma, prácticas para reducir el estrés, tales como la oración, escuchar música relajante o la meditación.

Paso 3: Enfrentar los trastornos del sueño

Más de 40 millones de estadounidenses padecen trastornos del sueño, algo así como una de cada diez personas. Se trata de condiciones de salud que impiden que la gente obtenga el descanso que necesita, es decir, conductas anormales en el proceso de dormir. Existen más de cien trastornos distintos vinculados al sueño, desde insomnio a vigilias irregulares, problemas para despertar, sonambulismo, etcétera. Y la gran mayoría se asocia a otros problemas de salud. Es sumamente importante que sepas reconocer los síntomas, y si los padeces, que busques ayuda de inmediato.

Apnea del sueño

La apnea es el tipo más común de trastorno del sueño. Se trata de una afección en la que se interrumpe la respiración haciendo que la persona se despierte varias veces durante la noche. A menudo pasa desapercibida. Según la Asociación de la Apnea del Sueño, de los 22 millones de estadounidenses con este problema, el 80% no sabe que lo tiene. También es una afección muchísimo más común en personas del sexo masculino; un 24% de los hombres lo sufren, contra un 9% de las mujeres.

Puede ser que alguna vez intentaras infructuosamente dormir, mientras tu pareja roncaba con todas sus ganas y hayas pasado el susto de tu vida al sentir que tu compañero o compañera de vida dejó de respirar. ¡Imagino que puedes haber entrado en pánico! Bueno, de eso se trata la apnea del sueño, pues las vías aéreas superiores colapsan repetidamente durante la noche y ese ronquido que se va haciendo a ratos más intenso, de repente se silencia por algunos segundos.

Los efectos de este trastorno son visibles de inmediato, pues a la mañana siguiente las personas amanecen con la boca seca y a veces sin voz. Además, de tanto interrumpir el sueño durante la noche, despiertan muy cansadas, somnolientas. Por supuesto, esto hace que a veces sufran de dolor de cabeza durante el día, tengan cierta pérdida de memoria y menor capacidad de concentración para realizar actividades como manejar o cualquier otra que requiera de atención y detalles. De hecho, los pacientes con apnea tienen seis veces más probabilidades de sufrir un accidente de tránsito.

El 70% de quienes sufren de apnea del sueño son obesos. Por lo tanto el peso es un factor importante a considerar. El resto que no tiene este problema suele tener algunas alteraciones maxilofaciales. De hecho, pueden tener además problemas como bruxismo (que ya explicaré) y reflujo gastroesofágico.

La apnea del sueño también se asocia a problemas cardiovasculares. Un porcentaje importante de las personas que sufren de apnea del sueño desarrollan hipertensión arterial, y muchos hipertensos llegan a sufrir de apnea. También hay mayor frecuencia de accidentes cerebrovasculares, arritmias y otros problemas de tipo coronario.

Los episodios de apnea son tan intensos que generalmente mantienen en vilo durante la noche también a la pareja u otros miembros del hogar. Por lo tanto, el cansancio va para todos ellos, con sus consecuentes problemas, que incluyen el deterioro de las relaciones interpersonales por el mal humor que se genera.

La forma de verificar si padeces de este trastorno es pedirle a tu médico un estudio de sueño, llamado polisomnograma, que se realiza durante la noche, en las mismas condiciones en que se duerme habitualmente.

Finalmente, un remedio casero que he mencionado en mis segmentos de televisión es el de la pelota de tenis. Fijar una pelota de tenis en la parte de la espalda del piyama de la persona con el problema hace que cuando trate de ponerse boca arriba al dormir, lo cual cierra más las vías aéreas empeorando la apnea, se sienta incómodo y se ponga de lado, abriendo las vías aéreas.

Insomnio

Con el nombre de insomnio se agrupan todos los problemas que impidan conciliar el sueño, permanecer dormido, despertar de madrugada o no lograr dormir todo el tiempo que se necesita. El 95% de la población tiene eventualmente episodios de insomnio que pueden ir y venir. Algunos duran un par de semanas y son a corto plazo, y otros en cambio se convierten en un problema crónico y constante.

Según los cCentros para el Control y la Prevención de Enfermedades, entre 50 y 70 millones de personas en Estados Unidos sufren de insomnio crónico, el mal de los tiempos. Y a medida que envejecemos, el problema se agudiza, ya que a partir de los 65 años de edad se hace más común.

Con la edad también llegan situaciones emocionales y físicas que nos pueden causar dificultades para conciliar el sueño. Las medicinas que suelen utilizarse para tratar ciertas dolencias pueden generar cambios que perturban el buen dormir. El uso de nicotina, que es un inhibidor del sueño, también podría ser un elemento perturbador.

Cuando las mujeres entran en la menopausia es común que comiencen a padecer de insomnio y de otros trastornos como la apnea y el síndrome de las piernas inquietas. Los cambios en los niveles hormonales, las complicaciones de salud, así como sudores nocturnos y sofocos obligan a las mujeres a despertarse a mitad de la noche, lo cual también altera el sueño.

Pero en general, entre los adultos jóvenes que también sufren este problema, los mayores enemigos que tienen para conciliar el sueño son el estilo de vida, la alimentación y la tensión o estrés. El insomnio que acarrean todos estos es un padecimiento común entre trabajadores, profesionales y ejecutivos de todo tipo.

Como ya hemos visto, si no hay suficiente tiempo para descansar, el cuerpo y la mente no están en óptimas condiciones para funcionar al día siguiente. El rendimiento laboral o académico de una persona que no duerme es menor, indudablemente altera su calidad de vida y aumenta los riesgos de accidentes y de un sinfín de otros problemas. No hay atención adecuada, la concentración es mínima, falla la memoria y por supuesto el cansancio marca la pauta. Además el insomnio suele ser el generador de otros cuadros como cefalea tensional y colon irritable, entre otros, así como de otros trastornos de sueño.

Aunque muchas personas nunca acuden a un médico para tratar el insomnio, si este es permanente es necesario acudir para investigar qué lo está provocando, pues puede estar ligado a otros problemas como sobrepeso, obesidad, hipertensión, colesterol alto o diabetes. También puede ser ocasionado por enfermedades de tipo emocional como depresión, ansiedad o trastornos del ánimo. No es extraño que problemas financieros, familiares, legales, de pareja, etcétera desencadenen cuadros de insomnio prolongados.

Síndrome de las piernas inquietas

El SPI (síndrome de las piernas inquietas) o RLS (por sus siglas en inglés: *restless legs syndrome*) es un trastorno neurológico que, se estima, afecta a unos 12 millones de estadounidenses. Se caracteriza por el movimiento involuntario de las piernas debido a que la persona siente cierto hormigueo o molestias. Para eso las mueve, intentando resolverlo, pero si está medio dormido el movimiento lo despierta y luego no logra conciliar el sueño fácilmente. O bien, si está intentando dormir y siente la molestia, suele levantarse a caminar para que se quite y eso lo desvela. Por eso este trastorno está muy ligado al insomnio.

Es mucho más común de lo que se cree, y al parecer siempre ha existido, pues ya hace varios siglos que se le describía como enfermedad. Sin embargo, no suele ser diagnosticado correctamente. A veces se atribuyen sus síntomas a tensión, estrés, nerviosismo, a efecto de la artritis, a calambres o simplemente al paso de los años. Sin embargo, hay personas muy jóvenes, incluso niños, que lo padecen. Aunque este trastorno afecta a ambos sexos, tiene mayor incidencia en las mujeres. Y a medida que aumenta la edad, los episodios son más frecuentes y duran más.

Se ha estudiado que parte de sus causas son genéticas, pues al menos el 50% de quienes lo sufren tienen familiares con la misma afección. También se ha descubierto que el tabaco, la cafeína y el alcohol pueden generar o agravar los síntomas en quienes tienen mayor predisposición al síndrome. Además, hay ciertas situaciones que provocan sus síntomas como viajes largos en la misma posición o muchas horas de inactividad, entre otras.

El síndrome de las piernas inquietas también se ha relacionado con otros factores como:

- Personas con anemia o bajos niveles de hierro.
- Enfermedades como diabetes, párkinson, fallo renal, entre las principales.
- Uso de algunos medicamentos para prevenir convulsiones, alergias, catarro y náuseas.

Como todos los trastornos que afectan el sueño, si no se trata provoca fatiga, agotamiento, y con esto, un efecto dominó de inconvenientes que pueden afectar el trabajo, las relaciones interpersonales y la actividad social de quien lo padece.

Aunque no existe una prueba precisa para diagnosticarlo, si piensas que puedes sufrirlo, es importante que acudas al médico para que evalúe tus síntomas, tu historial familiar, tu estilo de vida y vea cómo ayudarte.

Bruxismo

Es un trastorno que suele afectar a entre un 10% y un 20% de la población y que nos hace despertar con dolores terribles en los dientes o de cabeza. Se trata de movimientos mandibulares que realizamos apretando y haciendo rechinar los dientes mientras dormimos o bien, mientras estamos despiertos. Normalmente se produce por exceso de estrés o por una desalineación en la mandíbula. Pero la mayoría de quienes estudian este problema concuerdan en que el bruxismo es resultado de una combinación de factores, como la forma y relación de los dientes y otros que tienen que ver con el sistema nervioso central por una parte, y el estrés, la ansiedad y otros trastornos del sueño, el consumo de tabaco o alcohol, etcétera.

Por lo general las personas se enteran de este problema por su pareja, que oye el ruido nocturno de los dientes rozándose unos contra otros con fuerza mientras el afectado duerme, o por la evaluación del dentista, quien se percata de algunos daños en dientes y encías producto de la presión. También hay personas que llegan a enterarse al acudir al doctor tras dolores de cabeza o de la mandíbula que son muy severos y constantes. Y es que tal como los demás trastornos de sueño, este también a la larga deteriora la calidad de vida de las personas.

Una vez que acudas a tu médico alertado por los ruidos dentarios o el dolor en los músculos de la cara, él podrá verificarlo a través de un registro polisomnográfico y audiovisual de la actividad muscular mandibular durante el sueño. Aunque muchas veces este problema lo resuelve mayormente un ortodoncista con un protector dental de silicona hecho a la medida, conocido como férula dental, que también se puede conseguir en las farmacias. De todos modos, tu médico puede ayudarte a tratar el estrés, la ansiedad u otros problemas que estén contribuyendo al bruxismo.

Síndrome de alimentación nocturna

Se estima que el síndrome de alimentación nocturna afecta a entre el 1% y el 2% de la población. Sin embargo, podría ser el origen de la obesidad en al menos el 10% de las personas que padecen tal afección, lo cual se podría haber evitado si se diagnostica a tiempo.

Se trata de un comportamiento compulsivo que lleva a la persona a despertarse y levantarse para comer en la madrugada. Normalmente estos atracones nocturnos son a base de productos ricos en carbohidratos, azúcares y grasas como chocolates, pasteles, emparedados, pizzas, papas fritas, etcétera. Es una necesidad imperiosa por comer que se parece a otros trastornos alimenticios como la bulimia, pero no es lo mismo.

Muchas veces la persona no está completamente despierta al levantarse a comer, y puede ocurrir que al día siguiente ni recuerde lo que hizo. Por lo general, en estos casos los delatan los restos de comida que van dejando como "cuerpo del delito". Pero cuando lo hacen completamente conscientes, más que placer por lo comido, les queda una profunda sensación de culpa.

La mayoría de las personas que padecen este síndrome tienen otros trastornos de sueño como insomnio, están pasando por cuadros depresivos o de ansiedad, por lo general no desayunan y empiezan a comer mucho después de levantarse. Por lo general consumen la mitad de sus calorías diarias después de la cena.

Cuando este patrón alimenticio se vuelve costumbre, hay un aumento considerable de peso. Por eso se cree que muchos de los obesos comienzan su desorden alimenticio de esta manera. Lo bueno del caso es que, si le descubre y trata a tiempo, se puede curar.

Un trastorno del sueño menos común: Narcolepsia

La narcolepsia es un trastorno que se reconoce porque la persona sufre de tanta somnolencia que le dan verdaderos ataques de sueño, los cuales simplemente no logra controlar, quedándose dormido en cualquier parte: una reunión familiar, en medio de una cena, en el trabajo, etcétera. Quienes lo sufren también manifiestan alteraciones en el sueño nocturno, alucinaciones y cambios en la fase de sueño REM.

Las personas que padecen de este trastorno suelen comenzar a manifestarlo desde la adolescencia, pues se cree que tiene un importante factor genético. En ocasiones se despiertan de la siesta involuntaria que han tomado con total normalidad y en otras se les produce cierta parálisis momentánea. Las "crisis" pueden ocurrir varias veces en un día y llegar a durar una hora. A veces despiertan sintiéndose recuperados y a los pocos minutos vuelven a caer.

Como la somnolencia es tan aguda, a los pacientes les provoca graves problemas en el trabajo, puesto que pueden quedarse dormidos varias veces en medio de una conferencia o de una actividad que realizan. También representa un peligro para quienes conducen largos trayectos, pues la monotonía suele hacerlos caer en un episodio de estos más rápidamente.

Como aparentemente es causada por factores de orden genético, es un trastorno que persiste a lo largo de la vida de quienes lo padecen, aunque puede ser controlado con medicinas. Después de ser diagnosticado en un laboratorio de sueño, el paciente puede ser tratado con anfetaminas u otros fármacos que ayuden a controlar las crisis.

Los ronquidos

Los ronquidos representan, quizá, el trastorno más odiado por las parejas y familiares de quienes lo padecen, y la verdad, lo sufren muchos. Se estima que más del 80% de la población ronca alguna vez en la vida, pero más del 60% de los hombres y el 40% de las mujeres sufre de ronquidos como trastorno, especialmente a partir de los cuarenta años en ambos casos.

En las primeras etapas de alguien que ronca, estos ruidos estrepitosos son parejos, casi rítmicos. Sin embargo, a medida que pasa el tiempo empiezan a mezclarse con pausas o silencios. Esto generalmente es una señal de alerta de que el siguiente paso será la apnea.

No se sabe con certeza por qué roncan más los hombres que las mujeres. Algunas investigaciones muestran que estas roncan menos en la etapa de fertilidad, pero una vez que llegan a la menopausia aumenta la frecuencia de este problema. En ambos sexos se ha encontrado relación de los ronquidos con el sobrepeso, la obesidad, el consumo de alcohol, el uso de tabaco y de tranquilizantes, las complicaciones respiratorias, así como los cambios en las fosas nasales, como desviación de tabique o rinitis, y los malos hábitos de sueño. Tiene sentido, por ejemplo, el hecho de que a medida que se envejece, si se aumenta de peso, se comience a roncar. Sin embargo, cuando una persona ronca de vez en cuando no se considera como un trastorno de sueño, hasta que lo hace a diario.

Los ronquidos también están relacionados con la postura que adopta la persona para dormir. Es mucho más común que ronque alguien que duerme boca arriba que aquellas personas que se acuestan de lado o boca abajo. Si te has fijado, la mayoría de las personas que tienen el hábito de quedarse dormidas sentadas en un sofá mirando televisión, apenas se duermen empiezan a roncar. Esto se debe a que, al dormir, los músculos se relajan y la mandíbula tiende a caer, especialmente si se está mirando hacia arriba o sentado, por efecto normal de la gravedad. La boca queda entreabierta y la lengua se va hacia atrás, dificultando que fluya el aire por la nariz. De esa manera, para no ahogarse, como un acto reflejo, la persona empieza a respirar por la boca, alternando con la nariz, y empieza el ruido o ronquido.

Se puede roncar con la boca abierta o cerrada. Cuando está cerrada, la lengua es la que genera los ronquidos. En cambio, cuando se ronca con la boca abierta, puede que algún problema respiratorio como sinusitis esté produciendo los ronquidos, o bien la postura en la que se encuentra el que duerme.

Lo peor de todo es que esta afección empeora con el paso del tiempo. Por lo general, al principio quien la padece comienza a producir ronquidos esporádicos apenas pone la cabeza en la almohada. A medida que el sueño se va haciendo más profundo, los ronquidos se hacen más frecuentes y más intensos.

Roncar es una de las principales causas por las que muchas parejas separan sus habitaciones. Pues para alguien que le toca escuchar ese sonido constantemente, llega a representar un gran problema para conciliar y mantener un sueño profundo.

Aparte de lo molesto que resulta para los demás, es también peligroso para quien lo padece, pues existe un vínculo entre ronquido y obesidad. Además es un factor de riesgo cardiovascular que puede manifestarse en problemas de hipertensión arterial, arritmias y accidentes cerebrovasculares.

Cómo evitar o disminuir los ronquidos

Evita sustancias que contribuyan a producir ronquidos. El alcohol, el café y las pastillas para dormir son elementos que relajan los músculos de la garganta y estrechan las vías respiratorias, por lo tanto, sácalas de circulación.

Evita fumar. El cigarrillo es una de las causas más frecuentes de los ronquidos, además de la larga lista de otros problemas que causa en las vías respiratorias y la garganta. Por lo tanto, hay muchas razones para dejar de fumar.

Evita comer alimentos pesados antes de dormir. Las comidas grasosas limitan el flujo de aire empujándolo hacia arriba en el diafragma, o sea, después de una cena abundante en grasa, seguro que roncarás.

Revisa con tu médico los medicamentos que tomas. Si tomas con frecuencia algún tipo de medicamento, es posible que estén empeorando tus ronquidos. Habla con tu médico acerca de las alternativas.

Baja de peso. Perder al menos un poco de peso puede ayudar a disminuir los ronquidos, ya que el tejido graso en el área del cuello también puede colaborar a generarlos, pues obstruye el paso del aire al apretar las vías respiratorias.

Mantén la humedad adecuada en tu habitación. Si el aire ambiental está demasiado seco, es muy probable que ronques más. El aire acondicionado que normalmente utilizamos en verano y la calefacción en invierno resecan el ambiente. Para ayudar a darle humedad puedes utilizar un humidificador eléctrico portátil, que se vende en cualquier farmacia.

Toma una ducha caliente antes de acostarte. Esto también puede ayudarte no solo a relajar los músculos para conciliar mejor el sueño sino a evitar los ronquidos al mantener las vías respiratorias húmedas.

Cambia de posición al dormir. Lo más probable es que si roncas suelas dormir boca arriba. Aunque acostumbrarse a otra posición toma tiempo, intenta dormir siempre de lado. De esa manera ayudarás a que la postura de tu cabeza te permita respirar mejor y no interfiera con tu sueño.

Utiliza una tirita nasal. Los llamados *nasal strips*, que se encuentran en cualquier farmacia, son una buena opción para quienes roncan por la nariz, ya que abren las fosas, ayudando a respirar mejor durante el sueño.

Canta o practica un instrumento de viento. Debes estar pensando que enloquecí. No es así: cantar o practicar algún instrumento de viento ayuda muchísimo a fortalecer los músculos y tejidos de la garganta y boca. Esto es especialmente positivo para quienes roncan con la boca cerrada.

Ejercita la lengua. Realizar ejercicios sencillos con la lengua ayuda a fortalecerla, junto con la musculatura que la rodea. Esto ayuda a disminuir los ronquidos ya que la lengua no se relaja tanto al dormir, bloqueando el aire. Algo tan simple como esta secuencia puede ayudarte, repitiendo cada ejercicio diez veces:

①　Saca la lengua todo lo que puedas y luego la relajas.
②　Intenta tocarte la nariz con la lengua y luego la relajas.
③　Intenta tocarte la barbilla con la lengua y luego la relajas.

Si nada de esto te funciona, acude a tu médico para ver si te recomienda el uso de algún aparato como dilatadores nasales, algún dispositivo CPAP (máquinas eléctricas que envían aire a presión a la nariz y la boca) u otros tratamientos.

PASO 4: DEJA EL HÁBITO DE MEDICARTE PARA DORMIR

Millones de personas en el mundo dependen de los medicamentos para dormir. Basta solo pensar en la inmensa cantidad de estadounidenses que enfrentan cada noche problemas para dormir para imaginar cuántos hacen uso de lo que sea para resolver su problema. Como te contaba al principio de este capítulo, yo era uno de ellos. Lamentablemente, muchas veces el remedio resulta peor, pues genera dependencia y una serie de otros inconvenientes en la salud.

Medicamentos sin receta

Existe una larga lista de pastillas y jarabes de venta libre para incitar el sueño en farmacias, tiendas y supermercados. La mayoría de ellos contienen antihistamínicos, como la difenhidramina, que son químicos comúnmente usados para tratar las alergias.

Aunque no son adictivos, el cuerpo se acostumbra rápidamente a esos fármacos, lo que genera que después de algún tiempo ya no surtan efecto. También tienen la desventaja de que normalmente hacen que al día siguiente la persona se sienta cansada y con mareos. Además, hay estudios que han demostrado que, a la larga, su uso puede causar problemas de memoria.

Medicamentos con receta

Cuando el insomnio lleva un tiempo afectando a la persona, por la desesperación que esto causa, hay médicos que optan por recetarles a sus pacientes algunos medicamentos para aliviar "temporalmente" su problema. Entre los más comunes están: Ambien, Lunesta, Rozerem y Sonata. Así como las benzodiazepinas (diazepam, alprazolam, clonazepam, lorazepam) incluidas en marcas como Valium, Zanax, Klonopin y Ativan.

Todas son efectivas, pero tienen la inmensa desventaja de que pueden causar dependencia, lo que significa que con el tiempo la persona no puede conciliar el sueño sin usarlas. Incluso, en el caso de las benzodiazepinas, son tan adictivas que cada vez se necesitan dosis mayores.

También existen numerosos estudios que sugieren que incluso el consumo moderado de algunos medicamentos para el sueño puede causar problemas a largo plazo, tales como un mayor riesgo de demencia. El uso de benzodiacepinas, por ejemplo, interfiere con la capacidad de aprendizaje de las personas. Hay estudios que indican que no solamente deterioran la capacidad visual y de relación con nuestro espacio, la velocidad para procesar los pensamientos, percepciones y conversaciones mientras se consumen, sino que aunque se deje de usarlas, esas habilidades no se recuperan completamente.

La buena noticia es que probablemente no necesites nada de eso para dormir plácidamente, pues existen opciones naturales. Y si sumas algunos pequeños cambios a tu rutina de sueño, como los que ya he mencionado, lo más seguro es que logres descansar.

Métodos naturales

Así como existe una amplia oferta de pastillas y medicamentos para dormir, existe una infinidad de opciones naturales que pueden ayudarnos de la misma manera, o incluso mejor, y sin efectos secundarios inmediatos ni a largo plazo. A continuación se describen algunos de los más utilizados y con los cuales tengo mejores experiencias.

Té de pasiflora. Como les contaba, fue el té de pasiflora o maracuyá lo que me ayudó a resolver mi problema de insomnio y dejar los medicamentos. La pasiflora es una hierba que posee ciertas sustancias químicas que promueven la relajación, inducen el sueño y calman dolores musculares. Se puede encontrar como té de hierbas o en mezclas junto a otras como manzanilla alemana, lúpulo, kava, escutelaria y valeriana. También viene en forma de suplementos ya sea sola o mezclada con otras hierbas, en algunas bebidas e incluso en alimentos, utilizada como saborizante natural.

Té de manzanilla. La manzanilla es una de las hierbas más nobles y, por lo mismo, más utilizadas. Es excelente relajante muscular, además de ser antiinflamatoria, especialmente en el estómago y el intestino. Una taza de té de manzanilla unos treinta minutos antes de ir a dormir, además de ayudar con la digestión, produce una sensación de relajación que ayuda a conciliar rápidamente el sueño. Es ampliamente reconocida por sus propiedades sedantes y por aliviar algunos síntomas de la depresión y el exceso de estrés. También forma parte de la mayoría de las mezclas de té para calmar e inducir el sueño, y en algunos suplementos naturales con el mismo propósito.

Té de raíz de valeriana. Muy popular a nivel mundial, la raíz de valeriana posee propiedades sedantes que actúan directamente en el sistema nervioso y el cerebro. Por esto, además de ser ampliamente usada para inducir el sueño, se recomienda para aliviar el estrés, la angustia y la ansiedad. Aunque se utiliza mucho para tratar dolores estomacales y de cabeza, como migrañas, al actuar en el sistema nervioso y el cerebro, a algunas personas les produce el efecto contrario, causándoles dolor de cabeza y, en algunos casos, palpitaciones. Si es tu caso, simplemente deja de tomarla. Se puede encontrar en distintas presentaciones como té, sola o en mezclas, cápsulas o jarabes de hierbas.

Té de tila. Hecho a partir de la flor del árbol de tilo, el té de tila posee propiedades sedantes, ansiolíticas, antidepresivas y alivio de la tensión muscular y el dolor, además de múltiples beneficios para el organismo como su poder diurético. Es una de las hierbas de más antiguo uso para aliviar la falta de sueño. Se puede encontrar comúnmente en forma de té.

Té de raíz de kava. La kava es una hierba de la Polinesia que se ha popularizado en el resto del mundo gracias a sus poderosos agentes sedantes, que son similares a los del Valium, pero sin sus efectos nocivos. Se utiliza tanto para combatir el insomnio como para tratar el nerviosismo, la ansiedad, la depresión, el déficit de atención, el síndrome de fatiga y las migrañas, entre otros. Sin embargo, si se utiliza en dosis excesivas puede producir intoxicación y efectos similares a los del alcohol. La Administración de Alimentos y Drogas de Estados Unidos también asegura que debe usarse de manera moderada porque podría causar daños al hígado y a los riñones. Se puede consumir en forma de té o en cápsulas, ya sea sola o en conjunto con otras hierbas.

Vitaminas y minerales. Muchas veces el insomnio se debe a ciertos desbalances en los niveles adecuados de nutrientes como magnesio, potasio y vitamina D. Si no los obtienes a través de la dieta, puedes pedirle a tu médico que te recomiende suplementos con las dosis que necesitas.

Alimentos para la cena. Hay alimentos que también pueden contribuir a acelerar el sueño. Por ejemplo: almendras, semillas de girasol, calabaza, los frijoles de soja, yogur, arroz, pastas integrales, plátano y carne de pavo, entre otros. Estos alimentos son ricos en triptófano, un aminoácido indispensable para la producción de serotonina y melatonina, las cuales influyen en el sueño. Un filete de pechuga de pavo a la plancha o un emparedado de jamón de pavo, por ejemplo, además de ser opciones de comidas livianas y saludables, son puntos a favor para dormir mejor.

Lechuga, como las tortugas. Entérate de que la noble lechuga, además de ser una de las ensaladas favoritas para dietas por su bajo contenido calórico, es un excelente alimento para lograr un buen descanso ya que posee efectos sedantes, tranquilizantes y analgésicos. Además de ayudar a calmar los nervios, en el proceso digestivo y a controlar los latidos del corazón, también incentiva el sueño.

De hecho, hay personas que además de comerla en la cena, utilizan su tronco para una infusión antes de acostarse.

Leche tibia. Seguramente, cuando eras pequeño, más de alguna vez tu abuela te llevó un vaso de leche tibia a la cama si te veía intranquilo. Pues las abuelas en esto tienen razón, puesto que la leche es rica en triptófano, que, como vimos, está directamente relacionado con el sueño. Además, el calcio de la leche ayuda a que el triptófano se absorba mejor. También es rica en melatonina, una hormona que, ya sabemos, es fundamental en el proceso del sueño profundo. Por eso, un vasito de leche unos veinte minutos antes de ir a dormir ayuda a conciliar el sueño muchísimo más rápido.

Suplementos de melatonina. Como ya he explicado, la melatonina es una de las hormonas necesarias para todo el proceso del sueño. La segrega la glándula pineal en nuestro cerebro en pequeñas cantidades de manera natural, pero no siempre es suficiente. Por ejemplo, para casos de cambios de horario o para ayudar a alguien a retomar un ciclo de descanso saludable, se puede utilizar como suplemento, el cual se obtiene sintéticamente. En el mercado abunda y en distintas dosis. Habla primero con tu médico para saber la cantidad precisa que requieres para ayudarte a dormir mejor. Existe en forma de tabletas para tragar y en cápsulas que se disuelven en la boca, ayudando a que su efecto sea todavía más rápido.

Baño de lavanda. La lavanda es una planta medicinal muy efectiva para incentivar la relajación. Existe un sinfín de productos que la contienen, desde té a lociones, velas, ambientadores, etcétera. Una de las formas que más recomiendo es usarla en sales de baño, pues además de concederte un tiempo para ti y consentirte con un baño de tina, obtendrás doble beneficio para tus músculos y tu ánimo gracias al efecto del agua caliente o tibia y al aroma de la lavanda. También puedes poner un saquito de lavanda debajo de la almohada para disfrutar de su aroma mientras descansas.

Relajarse antes de dormir. Practicar algún método de relajación antes de ir a la cama es una de las mejores herramientas no solo para dormir mejor, sino para cuidar de la salud integral. Recuerda que normalmente las dificultades para conciliar el sueño aparecen en momentos en que estamos sobrepasados por el estrés, los problemas y la falta de tiempo. Dedicar unos minutos a despejar la mente, relajar los músculos y alivianar el cuerpo puede ayudar indudablemente a manejar el proceso completo, mejorando nuestra salud y nuestra vida en general.

Música suave especial para dormir. A la hora de dormir hay que dejar al cerebro que descanse. Pero para motivar ese descanso es una buena alternativa poner algo de música suave, que ayude con la relajación. La idea es que no contenga letras para que no se desvíe su atención hacia el contenido. Puede ser música ambiental, zen o instrumental, muy suave y a volumen bajo. Prográmalo por un par de horas o utiliza un CD de manera que pasado un tiempo se acabe y deje a tu cerebro descansar por completo.

Medicamentos para dormir y alcohol, una pésima combinación

En mis columnas y en mi consulta me he encontrado más de una vez con alguien que me cuenta que le han recomendado tomar algún somnífero combinado con unas copitas de alcohol para dormir toda la noche. Mi respuesta siempre ha sido la misma: Seguramente dormirá tan bien, que puede ser que no despierte nunca más. Y es que la combinación de medicamentos para dormir o tranquilizantes y alcohol es tan tóxica que puede ser letal.

¿Cuántas veces hemos visto en los medios de comunicación una noticia de alguien famoso que murió por esta causa? ¡Demasiadas! El alcohol disminuye la capacidad del cuerpo de respirar y el medicamento para dormir, en especial las benzodiazepinas, tienen el mismo efecto. El resultado es una bomba de tiempo o ruleta rusa que muchas veces lleva a la persona a padecer un fallo respiratorio y a quedar en coma o morir. He visto varias veces a personas hacerlo en los aviones. Una vez lo hizo una persona sentada a mi lado y muy cordialmente le advertí del peligro. Me miró horriblemente mal y me respondió que su médico le había dicho que no le pasaría nada. "Cambie de médico", le contesté. Y me dio la impresión de que el siguiente sorbo de *whisky* le provocó más placer que el anterior, solo por llevarme la contraria.

TRABAJADORES NOCTURNOS Y POR TURNOS

Trabajar por turnos y de noche puede hacer que sea aún más difícil obtener suficientes horas de sueño. Los seres humanos, como todos los seres vivos, tenemos ritmos circadianos que son nuestro reloj biológico para desarrollar ciertos procesos. Y según esto, de manera natural, debemos descansar cuando la luz del sol "se apaga".

Los trabajadores nocturnos y por turnos tienen mayores tasas de problemas de salud relacionados con la fatiga, tales como accidentes de tránsito, de trabajo, dificultad para concentrarse, problemas de memoria, etcétera. Debido a que tienen problemas para descansar lo necesario, enfrentan un mayor riesgo de enfermedades del corazón, problemas emocionales, infecciones, etcétera. Lamentablemente nuestra economía funciona gracias a ejércitos de personas que trabajan mientras los demás duermen.

TRABAJOS NOCTURNOS

La naturaleza física de los seres humanos está preparada para trabajar durante el día y descansar por la noche. Cuando la luz del sol "baja", nuestras aptitudes mentales y físicas también lo hacen, pues se preparan para el tiempo de reposo. Salvo excepciones, la mayoría de los seres humanos están más alertas y son mucho más productivos entre las ocho de la mañana y las seis de la tarde. Por esta razón, cuando el cuerpo se ve obligado a funcionar a deshora, debe hacer un esfuerzo extra, y si esto se repite constantemente, el desgaste es obvio.

Está comprobado que las personas que están obligadas a trabajar entre las diez de la noche y las seis de la mañana sufren un desgaste acumulativo que, como consecuencia, deja un sinfín de problemas tanto psicológicos como físicos. De hecho, la Organización Internacional del Trabajo (OIT) asegura que un trabajador nocturno envejece prematuramente cinco años por cada 15 años que permanezca en ese horario.

Es normal que después de cinco a diez años de horario nocturno como promedio, los trabajadores presenten problemas como hipertensión, colesterol alto y aumenten las posibilidades de padecer de problemas cardíacos. Sin embargo, desde mucho antes comienzan a manifestar bajada de rendimiento, mayor fatiga y desconcentración, entre otros problemas. Es más fácil cometer errores y por eso son más frecuentes los accidentes laborales y los de tránsito en el trayecto de regreso a casa.

El trabajo por la noche también modifica los hábitos alimenticios y es muy común que quienes laboran en ese horario tiendan a consumir más comida rápida, que les va deteriorando todavía más la salud, empezando por el sobrepeso y luego la obesidad. Suelen manifestar también problemas gastrointestinales, úlceras y todo tipo de problemas estomacales.

Los problemas psicológicos son también más comunes entre quienes trabajan de noche, pues sumado a los trastornos físicos que les provoca el vivir en la oscuridad, solo con luz artificial, están las consecuencias que conlleva no desarrollar una vida social normal. La mayoría de las actividades están hechas para quienes llevan una vida diurna, por lo tanto, a los trabajadores nocturnos se les limitan mucho las opciones, aislándolos poco a poco. Incluso las actividades familiares suelen deteriorarse, y más todavía las de pareja. Por lo tanto, es fácil que caigan en cuadros depresivos. También es muy común que desarrollen lo que se conoce como síndrome de *burnout* o síndrome del trabajador quemado, debido al cansancio y al estrés emocional que implica su trabajo. Eso genera que se aísle todavía más tanto de su familia como de los amigos.

TRABAJOS POR TURNOS

No hay acuerdo en si es peor trabajar solo por la noche o por turnos rotativos. Hay quienes creen que mejor que trabajar permanentemente de noche es hacerlo alternadamente, cambiando de turnos para no pasar demasiado tiempo privado de la luz del día. Otros, en cambio, opinan que la opción de alternar y cambiar constantemente de horarios empeora las cosas, pues el cuerpo nunca termina de ajustarse y las personas no pueden organizar su vida.

De acuerdo a distintos estudios y a la opinión de expertos en ciclos de sueño, el cambio constante de turnos puede disminuir la expectativa de vida de los trabajadores, ya que el organismo necesita varios días para adaptarse a cada ciclo. Los distintos esquemas de horario utilizados en trabajos con turnos rotativos muestran que una vez que el organismo apenas logra acoplarse a un horario, debe volver a empezar con un nuevo ciclo, completamente distinto. Ese constante "volver a empezar" le produce al organismo un desequilibrio que se vuelve crónico.

Es importante tomar en cuenta que a medida que vamos ganando años se hace más difícil adaptarse a los cambios de horario. De hecho, se recomienda que personas mayores de 45 años no trabajen con turnos rotativos, ya que les resulta perjudicial para la salud, en especial si tienen antecedentes de problemas cardiovasculares o trastornos de sueño.

Al igual que sucede con quienes trabajan de noche, la vida social, familiar y de pareja también se ve afectada con estas constantes rotaciones, pues no hay una consistencia que permita llevar a cabo cierta rutina o desarrollar actividades que ayuden a desconectar al trabajador de sus obligaciones.

Cómo sobrellevar el trabajo nocturno y de turnos rotativos

• **Intenta dormir al menos siete horas seguidas.** A la hora que sea, el descanso apropiado es la única manera de reponerse. Si siete horas te resultan insuficientes, intenta dormir más.

• **Divide el sueño si te cuesta cumplir las siete a ocho horas.** Si realmente te es imposible cumplir con todo lo que necesitas para tu descanso de una sola vez, divídelo. Hay personas que cuando llegan a su casa por la mañana, se encuentran con todo el movimiento familiar preparándose para el colegio y el trabajo de la pareja. Apenas ellos se van, duermen por una cuantas horas, luego cumplen algunos compromisos o labores en casa y vuelven a dormir otras tantas horas por la tarde. Realizan lo que mencionamos anteriormente como un "sueño segmentado". Lo más importante es que descanses lo suficiente antes de iniciar otra jornada.

• **Toma siestas estratégicas.** Tomar una siesta de noventa minutos antes del trabajo te mantendrá alerta durante la jornada; también puedes tomar pequeñas siestas durante los tiempos de descanso.

• **Establece un horario fijo.** Una vez que sepas si puedes dormir las horas continuas o te es más práctico dividirlas, establece tu horario y trata de cumplirlo para organizar de alguna manera tu ciclo de sueño y tu organismo.

• **Acomoda tu habitación según tus necesidades.** Convertir el día en noche debe ser la prioridad en el interior de tu cuarto para facilitarte el proceso de descanso. Haz los cambios que se necesitan para lograrlo. Pon cortinas oscuras, mantén siempre la temperatura adecuada (no superior a 72 °F), aíslate de ruidos, utiliza tapones de oídos si es necesario, etcétera. Si el cuarto está hacia la calle o tienes mucho ruido ambiental durante el día, trata de buscar otro espacio en la casa que te permita estar cómodo.

• **Come antes de dormir.** No te vayas a acostar con hambre, pero tampoco te des un banquete que dificulte la digestión, complicándote el sueño. Acostumbrarse a comer de forma saludable durante el tiempo que estás en casa te permitirá ir mejorando los hábitos alimenticios en general y evitará la tentación de chucherías en el trabajo.

• **Mantente hidratado**. Bebe bastante líquido, especialmente agua pura. Evita las bebidas con cafeína y el alcohol para ahorrar desajustes en el sueño.

•**Practica algún deporte.** Sé que es difícil mantener una rutina deportiva con horarios tan complejos, pero al menos en tus días libres, intenta desarrollar una actividad que te ayude a mantenerte en forma, a trabajar tus músculos, tu corazón y tu ánimo. Ve si entre los mismos compañeros de trabajo existe algún equipo de fútbol, béisbol o cualquier otro deporte, y si no lo hay, arma uno. Seguramente muchos de ellos tienen la misma inquietud y necesidad que tú.

• **Alienta el respeto hacia tu horario.** Si debes relacionarte con otros miembros de tu familia como hijos, suegros, padres, etcétera que están en casa mientras tú tienes que dormir, explícales lo importante que es que respeten tu descanso. Los beneficios no solo son para ti, sino para la convivencia y salud de todos como familia.

CUARTO MANDAMIENTO:
NO SE PUEDE CURAR EL CUERPO
SIN PRESTARLE ATENCIÓN A LA MENTE

Conocí el estrés a los quince años, semanas después de romper con mi primera novia. Fue una relación que, pese a ser definitivamente de niños e inmadura, al terminarla sentí que era la última de mi vida. Mi reacción fue totalmente predecible. Me hacía el "machito" en frente de mis amigos, pero por dentro me sentía intranquilo, molesto, frustrado y se me hacía difícil concentrarme y dormir. En aquel entonces ni idea tenía del significado de esos síntomas, aunque sentía que en vez de ir mermando se seguían acumulando en algún lugar profundo de mi cuerpo. Hasta que en una noche de fiesta, con mis amigos, explotó la bomba de tiempo.

Salí esa noche con Nelman, quien aunque era varios años mayor, se había convertido en uno de mis amigos cercanos. Llegamos a una fiesta que, como decíamos en aquel entonces en Puerto Rico, estaba "encendida". Me acuerdo claramente del "feeling" de la noche. Íbamos de bonitillos con el propósito de, finalmente, sacarme aquel fantasma que por semanas me llevaba persiguiendo. Un clavo saca otro clavo, dicen. Comenzó el baile, el flirteo, y parecía que el genio de Nelman había encontrado la bala mágica al mal de amores. ¡Un paseíto por el mar en donde se ven otros peces y a pescar! Sin embargo, a mitad de la noche... "Houston we have a problem".

De un momento a otro, comencé a sentir mi corazón volando, como si se quisiera salir de mi pecho. El aire no me llegaba a los pulmones y un calambre, como si me estuviesen pinchando con alfileres, comenzó por mis manos y rápidamente subía por mis brazos hacia mi cabeza. Recuerdo sentir una de las peores sensaciones que he experimentado en mi vida. ¡Me voy a morir!

Aún recuerdo la cara confusa y perpleja de Nelman cuando le exigí me llevara al hospital. ¿Para qué?, me preguntó. No puedo respirar y siento que me voy a desmayar, le contesté. Nelman dio una mirada de 360 grados al fiestón que se disponía a dejar atrás por una propuesta no muy alentadora: la sala de emergencias. Pero Nelman, como hiciera varias veces más en los próximos meses, no dudó en dejar la fiesta por el hospital. En todas las ocasiones me hicieron un electrocardiograma, estudios de sangre y, lo peor, gases arteriales. Para examinarte el oxígeno en la sangre te introducen una aguja larguísima en el área de la muñeca, justo debajo del pulgar, para sacar sangre directamente de la arteria radial. ¡Duele muchísimo! Lo cierto es que en todas las ocasiones los resultados salieron negativos. "Ataque de pánico", me decían los doctores.

Me acuerdo de varias ocasiones en que Nelman intentó calmarme para no tener que salir abruptamente de alguna fiesta para acabar en otra sala de emergencia, pero sus esfuerzos eran inútiles. No podía aceptar que los síntomas eran de ansiedad. "Algo tengo", pensaba yo. Odiaba el diagnóstico de "ataque de pánico". Me sentía débil, vulnerable... perdido en un territorio al cual nunca le había prestado atención: mi mente.

En aquellos meses recuerdo varios episodios en los cuales le agüé la fiesta a Nelman. Nos tuvimos que ir de un concierto de Bon Jovi (además, mi primer concierto) y de otro de mi compatriota Chayanne. Todo por aquellos malditos síntomas que se presentaban en el peor momento y sin avisar. Fue mi madre quien le puso el nombre criollo a mi afección, y hoy lo recuerdo divertido: el jogüillo. No sé qué quería decir mi madre con tal nombre, pero supongo que tenía que ver con que me faltaba el aire cuando me venía el episodio. Hasta el día de hoy, a veces me llama y me dice: "Oye, sabes que a fulana de tal le está dando aquel jogüillo que te daba a ti; aquello era una cosa mala". Hasta Nelman me decía: "No me digas, Juan, que ya te está dando el jogüillo". Hoy me da risa, pero la verdad en aquel momento era horrible. Mi madre y Nelman fueron fieles aliados, y por eso les estoy eternamente agradecido.

Con el tiempo mi vida se fue normalizando y comencé a disfrutar de los beneficios de la soltería. Pero desde aquel entonces, desde ese año cuando me encontré cara a cara con el estrés, he tenido que enfrentarlo de muchas otras formas y en distintas situaciones de mi vida. No porque sea médico estoy exento de lo que le sucede a todo el mundo. La vida es la vida y en ella lidiamos todos por igual. El ejercicio, y en especial un mejor manejo de mi tiempo y mis prioridades, me han ayudado muchísimo a batallar el estrés que caracteriza la vida moderna. Aun así, siempre sentí que podía relajarme mejor, dejarme llevar más por los movimientos rítmicos y misteriosos que cada nuevo día nos brinda.

El momento de claridad me llegó inesperadamente durante la grabación del primer episodio de Medicina Desconocida. *Me encontraba en Utah, en el monte Nebo, departiendo con miembros de la iglesia Oklevueha, una congregación religiosa de indígenas estadounidenses. Participaba en un ritual de peyote, un cactus que crece en México y en algunos lugares de Texas que posee propiedades alucinógenas. En Estados Unidos se considera una sustancia ilegal, excepto para los indígenas estadounidenses que pertenecen a ciertas organizaciones. A ellos la ley les permite utilizar el peyote como parte de la práctica de sus creencias religiosas. Sin embargo, no lo utilizan como método para drogarse; es su medicina sagrada y por centenares de años la han utilizado para curar adicciones severas, enfermedades de la mente como la depresión y como vehículo para estar en contacto con la naturaleza y con Dios. Parte del ritual, después de consumir el té de peyote, era entrar, como grupo, en una cabina de sudoración, lo que se conoce en inglés como* sweat lodge. *Y esa parte me ponía extremadamente nervioso, por el asunto de mi claustrofobia.*

A pesar de mi reserva, entré a la cabina de sudoración con unas quince personas. Todos sentados uno al lado del otro formamos un círculo humano. En el medio de nosotros había un hueco en la tierra en donde comenzaron a depositar pedazos de roca hirviendo en fuego. El vapor comenzaba a sentirse intensamente mientras la temperatura subía rápidamente. En un momento dado, depositaron la última roca y cerraron la entrada de la cabina. De un segundo a otro, no solo se sentía que estábamos en el infierno, por el calor intolerable, sino también completamente oscuro. No podía ver a ninguna de las personas sentadas a mi lado.

Me encontraba sentado justo al lado del sanador, quien lideraba la ceremonia. Se recitaban cantos y oraciones en una lengua completamente imposible de comprender para mí. Sentía que llovía dentro de la cabina, y era un sudor torrencial que chorreaba desde mi cabeza. No lograba entender las palabras pero el canto tenía una especie de ritmo universal. Un grupo de personas pasando, por lo que en ese instante me parecía una tortura, todos motivados por diferentes razones. Unos para vencer una enfermedad, otros para darle un giro drástico a su vida y el resto para lograr comprender mejor el propósito de su vida. Yo, en cambio, estaba allí para grabar un episodio de un programa de televisión.

Luego de diez minutos soportando aquella temperatura infernal comencé a experimentar los síntomas claros de la ansiedad. "¡Un ataque de pánico aquí no, por favor!", pensé, y casi le rogaba a Dios. Latidos veloces, respiraciones descoordinadas y aquel calambre por las manos reconocible ya por mi cuerpo amenazaban con sabotear mi grabación... y el ritual mismo. El pensamiento de que estaba atrapado en aquella cabina, en un monte lejos de un hospital, me provocaba pavor. El calambre se apoderó de mi cabeza y pensé que iba a perder el conocimiento. Apreté la mano del sanador y le dije al oído que tenía que salir de la cabina, que no aguantaba más. Se acercó a mi oído y me dijo que todo iba a estar bien; que no podíamos abrir la puerta. Él se encargaría de mí.

Algo ocurrió en mi mente en ese instante. Era como si mi subconsciente me indicara que nos encontrábamos en un momento espiritual decisivo. En mi mente, el "doctor" quería huir de inmediato de aquella situación de encierro para proteger mi salud física. Sin embargo, una voz de muy adentro me indicaba que era imprescindible superar el miedo. Cerré los ojos y comencé a escuchar el canto de los otros participantes... Pero de verdad, tratando de escuchar sus luchas. Sin proponérmelo, mi boca comenzó a emitir sonidos, cantos, tratando de imitar, pero más bien de unirse a la colectividad que definía el momento. Esa colectividad que hasta ese momento no era más importante que mi individualismo. Y cuando me encontraba justo rendido al sentimiento, a la situación inevitable de vivir sin saber lo que ocurrirá en el próximo segundo, logré ver en la oscuridad. Mi subconsciente, esa sabiduría divina depositada en nosotros por el Creador, a la cual es tan difícil acceder, me habló por primera vez: "No estás en control ni aquí dentro de esta cabina ni en el mundo exterior". Y sentí que soltaba una mochila que acumulaba rocas, algunas tan viejas que ya cumplían varias décadas.

ESTRÉS, EL LADO OSCURO DE LA VIDA MODERNA

Estrés es una palabra tan común en la vida, como lo son *pan* y *café*. Pero sus consecuencias son dramáticas. No en vano se le llama "la epidemia del siglo XXI", pues contribuye significativamente al desarrollo y deterioro de muchas enfermedades crónicas como problemas del corazón, obesidad e hipertensión arterial, entre otros problemas de tipo emocional y mental. Por ejemplo, según un estudio realizado en Finlandia, publicado por la revista *British Medical Journal*, el estrés relacionado con el trabajo duplica el riesgo de muerte por enfermedad cardiovascular. Asimismo la Organización Mundial de la Salud advierte que para 2020 los trastornos mentales relacionados con el estrés, como depresión y ansiedad, estarán a la cabeza de las enfermedades que afecten a la población de todos los países.

Se dice también que más de la mitad de la población mundial en edad laboral (56%) actualmente sufre de estrés. Un tercio de los trabajadores en Estados Unidos padece cuadros de estrés crónico vinculados a su trabajo, que representan unos 300 mil millones de dólares en pérdidas de productividad. En Europa, en tanto, es el segundo problema laboral y le cuesta a la economía unos 150 mil millones de dólares. En países como México se cree que entre el 20% y el 30% de los infartos que se producen anualmente se deben a estrés laboral. Mientras que en otras naciones más adelantadas y competitivas como Japón, los desórdenes mentales entre los trabajadores a causa del mismo problema se han incrementado a tal punto que han obligado al gobierno a tomar medidas para prevenirlo.

Lamentablemente el estrés no discrimina raza, edad ni situación económica, pues está directamente relacionado con el estilo actual que llevamos en la llamada *vida moderna*. Mientras haya responsabilidades que cumplir bajo presión y tiempo, hay estrés. En el caso de las mujeres que son madres y trabajan, se ha comprobado que tienen elevados niveles de estrés y de enfermedades relacionadas con este como depresión, ansiedad, trastornos de sueño y problemas cardíacos. Según un sondeo realizado por la Asociación Americana de Psicología (APA por sus siglas en inglés), la generación Y, conocida también como *millenials* (entre 18 y 33 años) es la que actualmente vive más estresada, sufre más depresión y duplica los índices de ansiedad de sus padres.

En Estados Unidos, las personas en edad universitaria también están entre los grupos más estresados. Y aunque el 37.4% de los alumnos busca ayuda psicológica para enfrentar las consecuencias del estrés como ansiedad y depresión, tristemente hay un alto porcentaje que no sabe cómo manejarlo y anualmente unos 1,100 casos terminan en suicidio. Incluso, entre los veteranos de guerra estadounidenses de los últimos años el síndrome de estrés postraumático se ha convertido en el trastorno más común y mueren más militares a causa de suicidios que por enfrentamientos en los campos de batalla.

Y es que vivimos en un mundo estresante y no podemos evitar o prevenir todas las tensiones de la vida, independientemente de cuánto nos esforcemos. Sin embargo podemos controlar cómo respondemos al estrés crónico. En este capítulo, te voy a mostrar las impactantes conexiones que hay entre el estrés y la salud junto con una serie de herramientas muy útiles para mantenernos siempre en control de nuestra mente y en paz.

¿QUÉ ES EL ESTRÉS?

Aunque no lo creas, el estrés es una de las mejores armas de defensa de la que disponemos como seres humanos. Mientras ciertos animales poseen fuerza, dientes afilados o poderosas garras, nosotros contamos con una reserva de energía que podemos utilizar en situaciones límite. Claro que sí, pues se trata de todo un conjunto de reacciones que genera nuestro organismo frente a conflictos o situaciones que nos exigen mayor esfuerzo o alerta máxima.

Un nivel moderado de estrés es completamente normal, e incluso necesario para estimularnos e impulsarnos a mejorar, pues nos pone frente a la necesidad de explotar nuestras capacidades de supervivencia. Es como ponernos a prueba para ver con qué recursos tanto físicos como emocionales contamos para enfrentar la adversidad y el peligro. De otra forma, ¡no habríamos evolucionado como humanos! Y es que el estrés siempre ha formado parte de nuestra vida. De hecho, estudios modernos realizados en fósiles han encontrado señales de cómo el estrés afectaba a nuestros ancestros prehistóricos. Las causas de su estrés eran distintas: hambre, escasez de comida y peligros frente a los depredadores. Pero es esa capacidad de ponernos en alerta frente al peligro y de recurrir a nuestros recursos personales la que nos ayudó a avanzar como especie.

El estrés es una sensación. Cuando hablamos de sentirnos estresados, nos estamos refiriendo a las sensaciones que se producen en la mente y en el cuerpo cuando nos exponemos a peligros, amenazas, situaciones abrumadoras, preocupaciones u otros factores de estrés. Te sientes estresado, por ejemplo, cuando estás caminando por la calle y sientes que alguien te sigue para hacerte daño. De repente experimentas una serie de reacciones físicas:

- Tu corazón late más fuerte.
- Comienzas a respirar aceleradamente.
- Comienzas a sudar.
- Tus músculos se tensan.
- Emocionalmente también puedes sentir miedo, preocupación o enojo.

Esta reacción física y mental se llama "respuesta al estrés", o "reacción de lucha o huida". Cuando el cerebro detecta una situación de amenaza, le dice a su cuerpo "prepárate para luchar o huir" de aquello que lo está poniendo en peligro. Es como si nos pusiéramos una armadura metálica, tomáramos una gran lanza y nos fuéramos a combatir al enemigo.

Es una respuesta compleja: las glándulas adrenales de tu cuerpo liberan hormonas del estrés como norepinefrina, epinefrina, cortisol y adrenalina que viajan a través del torrente sanguíneo, enviando rápidamente una alarma, poniendo así a todos los sistemas del cuerpo en un estado de alerta máxima. Al instante, el corazón, el cerebro, los pulmones, la sangre, el sistema digestivo y el sistema inmunológico funcionan en conjunto como preparación para enfrentar la amenaza. El cortisol, por ejemplo, permite que los carbohidratos, la glucosa y las grasas lleguen a la sangre, para enfrentar la situación de emergencia. La adrenalina por su parte, acelera los latidos del corazón y aumenta la presión sanguínea para elevar los niveles de energía que un momento como ese, de combate, requiere. La norepinefrina, en tanto, envía la señal para que se detenga la producción de insulina y la energía se concentre en la glucosa de la sangre. Mientras que la epinefrina relaja los músculos del área abdominal, disminuyendo el flujo de sangre en esa zona, pues no es momento para realizar el proceso digestivo que le corresponde.

En un caso de estrés regular o esporádico, una vez que la alarma baja y disminuye el nivel de estrés, el cortisol envía el mensaje de que ya todo pasó y puede volver al proceso regular. Cuando la amenaza termina, por ejemplo, si al dar la vuelta en la calle ves que la persona que te preocupaba sigue de largo y no significa ningún peligro, la respuesta al estrés de tu cuerpo se apaga. Con eso, la frecuencia cardíaca y otras funciones de tu cuerpo vuelven a la normalidad.

Nuestro organismo cuenta con los mecanismos para reaccionar de esta manera frente al peligro y, una vez que pasa, para calmarse.

CUANDO EL ESTRÉS SE CONVIERTE EN PROBLEMA

Para la mayoría de nosotros, sin embargo, las causas del estrés son crónicas, permanentes. Son situaciones que pasan en el día a día. En lugar de estar en peligro por una amenaza única, específica, que nos asusta y luego desaparece, nos sentimos estresados de forma constante por los desafíos de la vida cotidiana, tales como las preocupaciones familiares, las demandas de nuestro trabajo, problemas de salud, obligaciones financieras y situaciones difíciles en nuestras comunidades.

El problema es que si estás expuesto a factores de estrés de forma constante a largo plazo tu reacción de alerta se mantiene encendida, y tu cuerpo rara vez tiene la oportunidad de recuperarse de los efectos de esa tensión permanente, listo para reaccionar en situaciones complejas. El estrés se convierte en hábito que mantiene esa reserva de energía funcionando siempre a todo vapor y, como toda máquina que se sobrecarga, comienza a funcionar fuera de control, dañándose.

Con el tiempo, el estrés crónico y las reacciones físicas que crea pueden causar daño físico a tu cuerpo y a tu mente, dando lugar a síntomas tales como:

- Problemas digestivos
- Dolores de cabeza
- Insomnio
- Depresión
- Irritabilidad
- Cambios de humor

El estrés crónico puede contribuir a:

- Enfermedades del corazón, diabetes, infecciones, aumento de peso y ansiedad.
- Las hormonas del estrés crónico por ejemplo, intervienen en la producción de insulina y en los niveles de glucosa en la sangre, afectando entre otras cosas, la actividad cerebral y la concentración.
- En cuanto al cortisol, este interviene directamente en el aumento de peso, ya que al permanecer a niveles altos, hace que el cuerpo asuma que continúa en situación de alerta y tiene que protegerlo cuidando sus reservas de grasa.

Como médico, con frecuencia trato a pacientes que están expuestos a estrés crónico por un periodo extenso, sin que hayan tomado las riendas para combatirlo con alimentación adecuada, ejercicio y técnicas de relajación. Estos pacientes muestran mayor concentración de grasa alrededor del abdomen y en la parte baja de la espalda. Esta grasa, convertida en grasa visceral, entre otros efectos nocivos, aumenta la resistencia a la insulina y la inflamación de los órganos.

El estrés crónico nos puede afectar también socialmente y puede interferir en nuestras relaciones con miembros de nuestra familia, especialmente en relaciones de pareja. Es muy común que los problemas financieros o de trabajo que mantienen a las personas bajo permanente preocupación deterioren un matrimonio, pues las reacciones son más bruscas de lo normal, a veces violentas, hay desgano y, en general, la vida sexual prácticamente desaparece.

El estrés crónico deteriora de igual forma las relaciones con los amigos y compañeros de labores, pues hay menos tolerancia ante las diferencias y disminuye el interés por compartir momentos de diversión. Lo que en otros momentos pudo ser un gran panorama, para alguien con estrés crónico deja de ser importante pues la mente tiene otras prioridades.

¿Ataque de pánico o ataque al corazón?

Algunos estudios demuestran que el estrés crónico puede conducir a visitas a la sala de emergencia. Las personas que están estresadas pueden experimentar ataques de pánico que, tal como en mi propia experiencia, pueden ser muy parecidos a los síntomas de un ataque al corazón. Especialmente aquellas personas que sufren por primera vez un ataque de pánico suelen confundirse y creer que están a las puertas de un ataque cardíaco.

Los síntomas de un ataque de pánico pueden incluir:
- Palpitaciones
- Dificultad para respirar
- Sudoración
- Temblores
- Dolor de pecho
- Náuseas
- Sensación de escalofríos
- Mareos
- Sensación de que algo malo va a suceder

Es típico que en las personas que están sufriendo un ataque de ansiedad, cuando los evalúan en la sala de emergencia, el electrocardiograma al igual que las pruebas de sangre tengan resultados negativos. En caso de un problema del corazón, en el cual hay disminución de sangre y oxígeno en el músculo cardíaco, se ven anormalidades claras en los estudios que llevan a los doctores a proceder de emergencia para liberar la obstrucción arterial. En caso de que sea un ataque de pánico, el médico puede decidir tratar al paciente con algún ansiolítico, y al mismo tiempo le brinda la seguridad de que su corazón se encuentra en buenas condiciones.

Efectos del estrés en el cuerpo de la cabeza a los pies

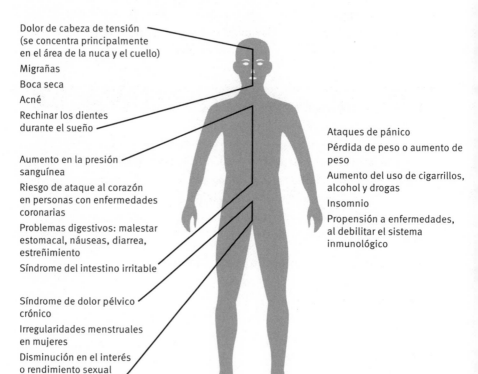

Dolor de cabeza de tensión
(se concentra principalmente
en el área de la nuca y el cuello)

Migrañas

Boca seca

Acné

Rechinar los dientes
durante el sueño

Aumento en la presión
sanguínea

Riesgo de ataque al corazón
en personas con enfermedades
coronarias

Problemas digestivos: malestar
estomacal, náuseas, diarrea,
estreñimiento

Síndrome del intestino irritable

Síndrome de dolor pélvico
crónico

Irregularidades menstruales
en mujeres

Disminución en el interés
o rendimiento sexual

Ataques de pánico

Pérdida de peso o aumento de
peso

Aumento del uso de cigarrillos,
alcohol y drogas

Insomnio

Propensión a enfermedades,
al debilitar el sistema
inmunológico

El estrés crónico y la salud del corazón

El estrés no hace que se produzcan placas en las arterias del corazón. Ese problema, como he mencionado en el primer capítulo, se debe a una suma de factores de riesgo como obesidad, hipertensión arterial, colesterol alto, tabaquismo, entre otros, que causan que se inflamen las paredes de las arterias del corazón.

Esta inflamación causa dos reacciones peligrosas. La primera es que logra que partículas pequeñitas de colesterol, junto a células blancas, penetren la pared de la arteria y se junten para formar la placa grasosa que podría bloquear el flujo sanguíneo. Y segundo, en algunas ocasiones causa que la placa de grasa se rompa, lo cual a su vez impulsa la formación instantánea de un coágulo que bloquea en un 100% el flujo de sangre al músculo cardíaco. El estrés contribuye al rompimiento de esa placa en las arterias del corazón.

Así es que para quienes es más peligroso el vivir una vida estresada es para aquellas personas que tienen una enfermedad coronaria. Sin embargo, aun cuando sabemos de la existencia de esta correlación, son pocos los médicos que se toman el tiempo para hablar con los pacientes y tratar de identificar el nivel de estrés en su vida e implementar terapias para reducirlo.

SÍNDROME DEL CORAZÓN ROTO

En 2006, mientras realizaba mi especialidad de cardiología en el Johns Hopkins Hospital, me tocó atender un caso que cambió la manera en que percibía la relación mente y cuerpo. Juanita era una señora de unos setenta años de edad, quien se presentó en la sala de emergencia con síntomas típicos de un infarto de corazón: dolor opresivo de pecho, falta de respiración y sudoración. Recuerdo lo pálida que lucía.

El electrocardiograma mostraba un patrón clásico de disminución de sangre en el músculo cardíaco. Su presión arterial se venía al piso, y pensé que si no hacíamos algo de inmediato se nos moriría. Entonces tomé la decisión de que se le realizara un cateterismo, un procedimiento por el cual los doctores podemos visualizar directamente las arterias del corazón y no solo diagnosticar sino también tratar un bloqueo de las arterias coronarias. En menos de treinta minutos teníamos un catéter en las arterias coronarias, y el médico que estaba haciendo el procedimiento se disponía a inyectar el contraste, la sustancia, que nos brinda la imagen de las arterias.

Todos los presentes esperábamos ansiosamente para ver cuál era la arteria o arterias obstruidas y llegar a ese momento mágico cuando se libera dicha obstrucción salvándole la vida al paciente. Sin embargo, le dimos la primera inyección del contraste y vimos la arteria coronaria principal: limpia. Segunda inyección y pudimos visualizar la arteria coronaria izquierda: limpia. Tercera inyección y se presenta la arteria coronaria circunfleja: limpia. Para ese momento ya los que estábamos presentes sentíamos una confusión inquietante, pues no esperábamos esos resultados.

Pensamos que entonces la obstrucción, o sea la causa del infarto, se encontraría en la arteria coronaria derecha. Antes de proceder a la cuarta inyección, el operador, el doctor que realizaba el procedimiento, nos miró como diciendo: "Y si la próxima arteria está limpia, ¿qué?". Me acuerdo que me enfoqué en el monitor como si estuviese a punto de ver un cometa que no pasaría en otros quinientos años. El contraste comenzó a entrar en la coronaria derecha y todos lo seguíamos en el monitor con la vista, mientras seguía fluyendo sin problema a través de la arteria como agua en un río. ¡Joder, está limpia! ¿Y entonces? El operador volvió su mirada a los que veíamos a través del cristal y se encogió de hombros, como indicación de que no tenía respuestas. Juanita tenía los síntomas de un ataque de corazón y un EKG que lo sugería, y sin embargo, las arterias del corazón nos decían lo contrario. ¿Y ahora?

Decidí hacerle un ultrasonido de corazón y lo que descubrimos nos dejó boquiabiertos. Su corazón se encontraba adormecido, es decir, que en vez de contraerse a un 65% como es normal, se contraía un 25%. Más aún, la base del corazón se contraía de manera normal mientras que la parte media y el ápice del mismo estaban como paralizados. Juanita se encontraba en fallo cardíaco y sus pulmones se encontraban llenos de agua. La trasladamos a la unidad de intensivo y le inyectamos diuréticos intravenosos y medicamentos para fortalecer la contracción del corazón.

A pesar de que Juanita comenzaba a mejorar con los tratamientos, algo me atormentaba, pues aún desconocía la causa de todo aquello. Cuando pudo hablar, me comentó que un mes antes se le había muerto quien había sido su esposo durante cincuenta años. ¡Y en ese momento se me prendió el bombillo!

Por esos años, uno de los doctores que trabajaba en Johns Hopkins, el cardiólogo Ilan Wiettstein, había publicado un artículo en el *New England Journal of Medicine* en el que describía una afección en la cual los pacientes desarrollaban fallo cardíaco congestivo debido a un estrés agudo en sus vidas. El reporte explicaba cómo el estrés emocional hace que el cuerpo libere cantidades excesivas de norepinefrina y epinefrina, las cuales a su vez actúan en el corazón causando una especie de adormecimiento del mismo. Los síntomas son muy similares a los de un ataque de corazón, pero evidentemente las pruebas evidencian que no existe bloqueo arterial alguno. El reporte del *New England Journal of Medicine* le llamó "Broken Heart Syndrome" a la afección, o sea, Síndrome del Corazón Roto.

Eso era lo que tenía Juanita. El estrés emocional tan grande que le había causado la muerte de su esposo había desencadenado una serie de cambios en su cuerpo que causaron que por un tiempo su corazón no funcionara adecuadamente. Hoy sabemos que la mayoría de las personas que experimentan esta afección son mujeres que han pasado la menopausia. También sabemos que, al igual que en el caso de Juanita, la mayoría de las personas que reciben cuidado de inmediato sobreviven el percance.

El Síndrome del Corazón Roto es el ejemplo perfecto de que la mente y el cuerpo están íntimamente conectados. De hecho, en muchas ocasiones, a no ser que le prestemos atención a la mente, resulta imposible curar al cuerpo en su totalidad.

Los cinco pasos del Dr. Juan para manejar el estrés

Lamentablemente el estrés es parte de la vida moderna y es imposible eliminarlo por completo de nuestros días. Pero es importante que no nos acostumbremos a que su versión crónica sea algo natural en nosotros, pues como hemos visto, los estragos que provoca en nuestra salud integral son muchos. No necesitamos llegar a un punto de quiebre, con nuestra mente, nuestro cuerpo y nuestras relaciones interpersonales completamente deterioradas, para comenzar a actuar y enfrentarlo.

Si bien no podemos evitar todas las situaciones que generan estrés, podemos tomar medidas para reducirlo y mejorar nuestra capacidad para hacerle frente. De acuerdo a mi búsqueda personal de opciones de ayuda para enfrentar las situaciones estresantes en mi vida, y del conocimiento de algunos expertos, he elaborado este programa:

Paso 1: Cambia lo que se puede cambiar

¿Qué cosas te provocan mayor tensión? Tómate algún tiempo para pensar en la respuesta. Si lo deseas, dedícale unos minutos a escribir una lista con los factores de mayor estrés en tu vida. Una vez que los hayas identificado, piensa creativa y objetivamente si puedes hacer algo para cambiarlos o reducir el impacto que te provocan. Por ejemplo, si manejar a tu trabajo es una de las principales causas de estrés, considera realizar algunos cambios tales como compartir el trayecto con un compañero de labores, cambiar tu horario, usar transporte público en lugar de conducir, o dejar más tiempo disponible para realizar ese trayecto para que no tengas tanta presión. O puedes, simplemente, cambiar la forma de enfrentar tu recorrido: en lugar de verlo como algo negativo y una pérdida de tiempo, decide aprovechar ese tiempo para hacer algo constructivo, como escuchar música o descargas de audio que te interesen.

Concéntrate en todas aquellas situaciones escritas en esa lista que pueden tener un giro si les dedicas algo de creatividad para solucionarlas. Seguramente que, así como puedes cambiar tu estresante recorrido al trabajo, hay otras tantas situaciones que puedes modificar. Ahora, aquellas que realmente no están a tu alcance, pues no dependen de ti, déjalas ir. Suena fácil, y por supuesto que no lo es. Por ejemplo, si una de las grandes causas de estrés en tu vida tiene que ver con el trabajo, quizá por tus compromisos financieros no puedes renunciar y empezar a buscar otro. Sin embargo, puedes crear un plan a medio plazo para comenzar a buscar opciones de cambio, estudiar una nueva carrera o empezar un negocio propio.

Hay muchas cosas que rodean nuestra vida que no podemos modificar porque son decisiones de otros, que si bien nos afectan, no podemos responsabilizarnos de ellas. Esas son situaciones que hay que trabajar para aceptarlas, entendiendo que no son de nuestro agrado, pero tenemos que aprender a lidiar con ellas en la distancia. De la misma manera puede que haya personas, familiares o hasta amigos que te generan estrés con sus actitudes o problemas. A veces es necesario evaluar si realmente son un aporte en nuestra vida o un gran peso. Si la balanza se inclina más hacia el peso, es mejor mantener la distancia por el bien de nuestra salud física, mental y la de nuestras relaciones familiares.

Paso 2: Toma un descanso

Cuando los sentimientos estresantes se apoderan de tu vida, trata de descansar de todo aquello que te está sofocando. Incluso un breve descanso puede ayudarte, porque te da la oportunidad de recuperar algo de calma y ayuda a interrumpir el paso de la respuesta al estrés de todo tu cuerpo.

Romper la rutina y tomarse al menos cinco minutos para respirar conscientemente y pensar en otra cosa puede ser la mejor herramienta para evitar que el estrés y el dolor se apoderen de nosotros. Respirar profundamente permite que llegue mayor cantidad de oxígeno al cuerpo, especialmente a la sangre y a los músculos. Cuando estos están más oxigenados, también están mejor preparados para el esfuerzo y las tensiones. Todo nuestro cuerpo se ve beneficiado con estos "recreos" para respirar, ¡hasta la piel! Pero lo más importante es que logran estabilizar nuestra salud emocional y mental, base piramidal para combatir el estrés.

A continuación se describen algunas maneras para descansar de los factores de estrés.

Haz una mini-relajación. Cierra los ojos y concéntrate en tu respiración. Inhala profundamente contando hasta tres, mantén hasta la cuenta de tres, y luego exhala lentamente contando hasta tres nuevamente. Repítelo varias veces.

Cuenta. Aléjate de lo que te estresa y cuenta lentamente hasta diez. Si tienes tiempo, repítelo.

Da un paso al lado. Si la situación lo permite, toma distancia física de aquello que te estresa y ve a dar un paseo. El cambio de escenario te ayudará. Incluso un breve paseo por el pasillo de tu lugar de trabajo, de ida y vuelta, te puede dar un poco de paz.

Repite un mantra. Como he explicado en otros capítulos, un mantra es una sílaba, palabra o frase que al repetirla produce ciertas vibraciones en los nervios cerebrales que ayudan a "limpiar" la mente, preparándola para relajarse y meditar. Y aunque tu meta final no sea llegar a esto, sino solo relajarte, repetir palabras como "cálmate", "paz", "respirar", o bien alguna frase religiosa, motivadora o espiritual, como "Dios está conmigo", puede ayudar. Inténtalo cerrando los ojos y tomando unas cuantas respiraciones profundas mientras te repites a ti mismo tu mantra en voz alta.

Acaricia tu amuleto o talismán. Así como los niños pequeños acostumbran a moverse de un lado a otro con sus pañitos, sus almohaditas o sus ositos para sentirse seguros, un talismán es ese artículo que cargas siempre, vayas donde vayas para apuntalar tu confianza. Algunas personas acostumbran llevar una medalla religiosa, una pequeña piedra, una reliquia familiar o algún objeto que tenga un significado muy personal relacionado con un ser querido, un lugar, un momento específico, etcétera. Trata de mantenerlo siempre a la mano, de manera que puedas tocarlo cuando te sientas estresado. Es un ejercicio sencillo que relaja y te puede ayudar a reconfortarte.

Desconéctate. Si eres como la mayoría de los seres humanos de hoy que vive revisando constantemente las noticias en internet, correo electrónico, correo de voz, textos, Facebook, Instagram y todas las demás conexiones electrónicas, lo lógico es que estés bajo efectos del estrés. Sé que es difícil, pero programa un tiempo para alejarte de la avalancha de información que recibes a diario y en el que puedas mantener lejos de ti los aparatos electrónicos. Comienza de a poco, durante unas horas el fin de semana, a partir de cierta hora en la noche, etcétera. Contar con un lapso libre de wifi, de redes sociales y algunos aparatos te hará sentir como nuevo. Y lo más probable es que descubras cosas y situaciones de la vida real que te estás perdiendo por el exceso de conexión.

PASO 3: HAZ COSAS QUE TE GUSTAN

Al hacer tiempo para dedicarnos a actividades agradables construimos la resistencia que nos hace falta para hacer frente a momentos de estrés. Por muy complicada que sea tu agenda de actividades día a día, convierte en una prioridad el realizar al menos una actividad que realmente disfrutes a diario, aunque solo sea por un corto tiempo, y cuando sea posible, hazlo por periodos más largos. Algunas de estas actividades pueden ser tus pasatiempos favoritos, compartir con amigos, jugar con los hijos o nietos, pasear un perro, escuchar música, bailar, crear alguna pieza de arte, etcétera.

PASO 4: USA TÉCNICAS DE RELAJACIÓN

Las técnicas de relajación pueden revertir algunos de los efectos negativos del estrés en el cuerpo. Algunas comúnmente usadas son la meditación (permite relajar tu mente al centrarte en calmar tus pensamientos), la visualización (imaginarse a sí mismo en un lugar tranquilo y pacífico), la relajación muscular progresiva (concentrarse en relajar los músculos de pies a cabeza) y el yoga (práctica de posturas de relajación y respiración profunda).

Puede que sientas que estas técnicas de relajación son extrañas, algo con lo que no te sientes cómodo o quizá piensas que tienen que ver con algunas religiones. La verdad es que hoy en día son muy respetadas en la comunidad médica ya que los investigadores han descubierto que pueden tener un efecto importante en la salud. Los expertos han tenido mucha suerte enseñando distintos estilos de relajación a personas de todo tipo, entre ellas trabajadores de oficinas, policías, rescatistas, obreros, atletas, adolescentes, médicos, presidiarios, estudiantes universitarios, mujeres embarazadas y muchos otros grupos. Los estudios han descubierto, por ejemplo, que meditar durante veinte minutos puede reducir la presión arterial, la frecuencia cardíaca, la frecuencia respiratoria y los niveles de hormonas de estrés, al tiempo que aumenta el flujo de sangre a los músculos, mejora el estado de ánimo, aumenta la concentración y reduce el dolor.

La visualización, por ejemplo, que es una rama de la meditación, ayuda a mejorar la actitud que tenemos ante los problemas, promoviendo una más positiva que nos ayuda a enfrentarlos mejor. Esos mismos pensamientos positivos generan sustancias químicas que ayudan a fortalecer el sistema inmunológico. También relaja los músculos, disminuye la frecuencia cardíaca y la presión arterial.

La terapia de relajación muscular progresiva por su parte se utiliza desde 1920 para reducir la ansiedad y todos los problemas que esta genera. Se trata de ejercicios que tensan y relajan la musculatura de cada área del cuerpo. Aunque pareciera que es solo una terapia física, los resultados demuestran que la mente va trabajando en conjunto a medida que el cuerpo se relaja, modificando también el patrón que tiene para enfrentar las situaciones de estrés.

Mucha gente cree que el yoga es solo un conjunto de contorsiones y complicadas posturas, pero la verdad es que no es así. De hecho, esta antiquísima disciplina oriental ha llegado a ser una de las terapias y ejercicios más populares en occidente, gracias a sus beneficios en la salud de quienes la practican. Estos tienen que ver con que su práctica aúna técnicas de respiración, meditación y posturas físicas en las que se trabaja el cuerpo desde adentro. Los resultados incluyen alivio de tensiones y dolores musculares, mejoría de la flexibilidad y la postura, disminución de la presión arterial y del ritmo cardíaco, apaciguamiento de la mente e incluso ayuda a bajar de peso. Lo mejor de todo es que puede ser practicada por personas de cualquier edad, mujeres embarazadas, personas con problemas de articulación, etcétera.

Algunos consejos para practicar meditación

A continuación aparecen algunos consejos que es bueno tener en cuenta antes de comenzar a meditar para que no arruines tu primera experiencia.

Busca un lugar cómodo y tranquilo. Lo ideal para meditar es encontrar nuestro propio espacio, ojalá al aire libre o en un lugar privado, que nos permita alejarnos realmente del mundo para concentrarnos en nuestra mente y nuestro cuerpo. Sin embargo, muchas veces para bajar las revoluciones en medio de un día complicado y muy estresante debemos "escaparnos" unos minutos en medio de nuestro trabajo o con nuestros hijos alrededor en casa.

Intenta encontrar ese espacio para ti en el lugar más tranquilo que encuentres. Si es un sitio al aire libre como un parque, una playa, frente a un lago, debajo de un árbol, etcétera, sería maravilloso. Hay personas que preparan un sector en su habitación, en su patio o en su taller especialmente para meditar. Si puedes hacerlo, concédete ese regalo. No te arrepentirás.

Busca la postura que mejor te acomode. El tema de las posturas perfectas para meditar es muy discutido entre quienes enseñan las técnicas. Si bien existen posiciones "ideales" para facilitar el ejercicio y, sobre todo, la respiración, no siempre resultan cómodas para quienes recién se inician en esta práctica. Recuerda que estas técnicas se originaron en Oriente, donde sentarse en el suelo es parte de la cultura. Este hábito tiene muchos beneficios para el organismo, pero no siempre es fácil de adoptar de un día para otro. Muchas personas, después de la primera sesión de meditación, en la cual se han visto obligadas a sentarse en el suelo, con las piernas cruzadas, se sienten intimidadas, pues padecen de dolor, poca flexibilidad o tienen sobrepeso. El solo hecho de tener que adoptar una postura estilo zen les aterra, y más aún tratar de mantenerla por más de un minuto.

Lo ideal es que la cabeza, el cuello, la columna y la pelvis queden alineados para facilitar la respiración, el flujo de energía, la estabilidad y la concentración. Cuando la columna vertebral está recta, también hay menos distracciones que interfieran en el proceso de meditación. Sin embargo, hay muchos maestros de meditación que sugieren no complicarse la vida y comenzar meditando como te sientas cómodo. La idea es mantener esa línea entre la cabeza y la columna, pero puede ser simplemente sentado en una silla común con los pies bien apoyados en el suelo y la espalda recta. Para enderezar la espalda puedes sentarte a mitad de la silla, sin apoyarte en el respaldo. Las manos pueden quedar sobre los muslos, con las palmas abiertas hacia arriba. Esto facilita que no queden colgando o que se caigan y te desconcentren.

Utiliza cojines para facilitar la postura. Una vez que tu cuerpo se vaya soltando con la práctica regular de la meditación y se vayan relajando tus músculos, te irás haciendo también más flexible. Cuando te sientas preparado para avanzar en la postura, hazlo usando cojines para sentarte en el suelo. Siempre recuerda mantener la columna erguida. Si aún no te resulta cómodo, vuelve a meditar en la silla hasta que puedas adoptar una postura zen sin mayor esfuerzo, si es que así lo deseas.

Medita sin esperar más de la cuenta. Comenzar a practicar estas técnicas debe ser un ejercicio agradable. Recuerda que queremos combatir el estrés y no agregar otro motivo que genere más tensión en tu vida. Por lo tanto, hazlo sin mayores expectativas. Sabemos que meditar ayuda en muchas áreas de la salud, pero no comiences esperando un milagro. Entrégate al simple hecho de aprender una técnica nueva, a disfrutar ese momento de relajación y déjate sorprender.

PASO 5: PRACTICA LA MEDITACIÓN CON ATENCIÓN PLENA (*MINDFULNESS*)

Es posible que hayas oído hablar de la meditación con atención plena o meditación científica o, en inglés, *mindfulness*. Se utiliza para reducir el estrés y, al igual que las técnicas de relajación, puede ayudar a cualquier persona a sentirse más tranquila, más feliz y más centrada.

¿En qué se diferencia la meditación con atención plena de otros tipos de meditación? La meditación en sí se trata de técnicas o ejercicios que permiten llegar a un estado de concentración en la cual se logra "limpiar" la mente de aquellos pensamientos y sensaciones tóxicas, y llenarla de otros pensamientos y sensaciones positivas que ayudan a sentirse mejor. Todas logran calmar la mente y relajar el cuerpo, con un sinfín de beneficios para ambos. Pero las meditaciones con mantras o visualizaciones, que son más conocidas y utilizadas, apuntan a la concentración. Mientras que la meditación con atención plena se enfoca en lograr la conciencia plena del momento y lugar en el que está quien la practica, así como la aceptación de lo que sucede.

La mayor parte de nuestros problemas de estrés se generan porque no estamos de acuerdo con distintas situaciones que nos rodean, por eso nos atormentan. El enojo, la frustración y la preocupación surgen de ese "no estar de acuerdo". Por medio de la meditación con atención plena se busca tomar conciencia de lo que sucede, sin evadirlo, sintiendo esas emociones, esos pensamientos, pero de manera relajada y sin juicios. ¿Qué quiere decir? Que se dejan de ver como algo "malo" o "bueno", simplemente están allí y forman parte de la vida. Los ejercicios de meditación con atención plena a veces combinan terapias de la psicología positiva, como apertura a la experiencia, receptividad, gratitud, etcétera. Todo esto le permite a quien la practica distanciarse por unos minutos de sus pensamientos, para mirarlos desde afuera, revaluando también sus patrones de comportamiento. De esa manera la persona logra conocerse interiormente y poner real atención al momento presente, valorando luego mucho más el entorno y su propia realidad.

Aunque esta práctica de meditación proviene del budismo y tiene más de 2,500 años de existencia, hoy en día es valorada por médicos y especialistas en neurociencias porque se ha demostrado científicamente que es tremendamente eficaz como tratamiento complementario para tratar desórdenes mentales como la enfermedad de Alzheimer, el estrés, la depresión, la ansiedad y las adicciones, así como para tratar los dolores crónicos, la soriasis, el cáncer y el VIH, entre otros.

La meditación *mindfulness* es es algo así como estar "conscientes del propósito"; es despertar la capacidad innata del ser humano de prestar atención y estar al tanto de sus pensamientos y sentimientos en el momento presente. Quien la practica observa sus propios pensamientos, lo que le permite ir y venir sin juicio.

Aprender a meditar de esta manera no es difícil. Puedes comenzar ahora mismo, simplemente prestando mucha atención a tus pensamientos mientras lees esto. La meditación *mindfulnesses* puede ser practicada por sí sola, junto a otro tipo de meditación o con otras actividades conscientes como caminar, comer conscientemente, ducharse conscientemente, incluso, ¡tener sexo conscientemente!

BENEFICIOS DE LA MEDITACIÓN CON ATENCIÓN PLENA (*MINDFULNESS*)

La meditación *mindfulness* gana más adeptos cada día en el mundo de la medicina integral. Existen numerosos estudios que demuestran su efecto positivo en materia de salud.

Las investigaciones han descubierto que la meditación *mindfulness* reduce la sensación de estrés crónico, calma la mente y relaja profundamente la musculatura del cuerpo de una manera que puede tener efectos sensacionales para la salud. También enseña a generar la respuesta de relajación, bajando la frecuencia cardíaca, la presión arterial y la temperatura. Asimismo permite controlar de mejor manera otros factores de riesgo cardiovascular y enfermedades del corazón, ayudando a mejorar la salud cardiovascular. Según un estudio publicado por la revista *Circulation*, puede reducir en un 48% el riesgo de mortalidad por infarto de miocardio y accidentes cerebrovasculares en pacientes con enfermedad coronaria. También es muy efectiva en el tratamiento de trastornos de ansiedad, de pánico, de alimentación y de personalidad. Lo mismo se puede afirmar en cuanto al tratamiento de adicciones, de depresión; se estima que baja en un 70% las probabilidades de recaídas en un cuadro depresivo. De igual manera, ayuda a enfrentar mejor dolores crónicos de espalda, articulaciones, cabeza, etcétera. Estudios recientes han mostrado que mejora el funcionamiento cognitivo en pacientes con el mal de Alzheimer.

Por otra parte, ha sido recomendada para tratamientos oncológicos y en pacientes con sida por sus beneficios en el mejoramiento de la calidad de vida, manejo del estrés, depresión y ansiedad en los pacientes.

Igualmente, distintas investigaciones han mostrado que la práctica de esta meditación activa el área prefrontal izquierda del cerebro, que es el área que "almacena" las emociones positivas como el amor, la compasión y la empatía. Además, actúa directamente sobre el área del cerebro encargada de desarrollarse y modificarse a través de los años, lo que sería de gran ayuda para conservar la salud mental en adultos mayores.

Ejercicios y técnicas de meditación con atención plena (*mindfulness*)

Para ayudarte a entender mejor lo que es la meditación con atención plena o *mindfulness* y la forma de ponerla en práctica, le he pedido a mi amigo, el doctor José Calderón-Abbo, psiquiatra y experto en medicina de adicciones, con certificación adicional en medicina integral cuerpo-mente, que nos explique algunas técnicas de relajación.

El Dr. Calderón-Abbo trabaja permanentemente en la unidad de adicciones del Hospital Universitario de Nueva Orleáns, es creador de *Mindful Psychiatry*, una práctica psiquiátrica integral en la misma ciudad, y de *Mindful Living Program*, un conjunto de técnicas ofrecidas a particulares y profesionales en todo el mundo por medio de seminarios y talleres con un modelo de medicina personal, usando medicina cuerpo-mente. El programa ha sido utilizado, entre otros exitosos casos, en México, con reporteros que han sufrido experiencias traumáticas al cubrir la guerra contra el narcotráfico y el crimen organizado, así como con víctimas y personal de rescate tras el huracán Katrina. El Dr. Calderón-Abbo también realiza permanentemente consultorías con la Secretaria de Gobernación de México en materias de salud y en distintos puntos de Estados Unidos.

Asimismo el Dr. Calderón-Abbo conduce semanalmente el programa de radio *Whole Body Mental Health Radio* en FM 102.3 de Nueva Orleáns y a través de whivradio.org. Él recomienda utilizar las técnicas que se describen a continuación para combatir el estrés y los malos hábitos.

Técnica para combatir el estrés de pareja: Respiración "paz aquí"

- Sentado o de pie en un lugar seguro, cómodo y, de ser posible, sin mucho ruido, toma cinco minutos sin interrupciones. Pon tu teléfono en vibración o apágalo.
- Sentado o de pie, relaja brevemente los hombros y el cuello, dejando caer los hombros y brazos por su propio peso; deja reposar los brazos a ambos lados del cuerpo. Si sientes tensión, puedes mover los brazos y hombros brevemente, y déjalos reposar.
- Puedes cerrar los ojos para este ejercicio o dejarlos ligeramente abiertos; posa la mirada sobre un objeto que no se esté moviendo, a unos pies enfrente de ti.
- Respirando por la nariz y exhalando (sacando el aire) por la boca, respira profundamente tres veces.
- Respirando a tu ritmo natural, sigue respirando por la nariz y expulsa el aire por la boca. Pon atención a las sensaciones de la respiración en tu cuerpo: siente cómo sube el pecho y el abdomen cuando inhalas y cómo cae el tórax y el abdomen cuando exhalas.
- Comienza a repetir en silencio "paz" cuando inhalas, y "aquí" cuando exhalas: "paz… aquí", "paz… aquí".
- Cuando tu mente se distraiga, simplemente deja ir el pensamiento y regresa tu atención a tu respiración, y a repetir "paz… aquí".
- Practícalo durante cinco minutos, dos veces al día o cuando te sientas estresado.
- Practícalo antes de dormir.

Técnica para combatir el estrés en el trabajo: Una cosa a la vez

- Deja por un momento de hacer muchas cosas a la vez: por ejemplo, no revises tu correo regular, teléfono o correo electrónico. Apaga si puedes la televisión y la música de fondo.

- Si puedes, toma cinco minutos para estirarte, caminar, salir de tu puesto de trabajo, subir y bajar las escalaras, o lavarte las manos y la cara.

- De toda la lista de cosas que tienes que hacer, enfócate solamente en una a la vez. Así como un alpinista sube una montaña un paso a la vez, así terminarás tu lista de cosas que hacer, una a la vez. Ver una larga lista de tareas estresa. Entonces, piensa solo en la siguiente cosa que debes hacer, solo en una.

Técnica para combatir el estrés en el trabajo: Respiración 4-7-8

- Sentado o de pie en un lugar seguro, cómodo y, de ser posible, sin mucho ruido, toma tres minutos sin interrupciones. Pon tu teléfono en vibración o apágalo.

- Sentado o de pie, relaja brevemente los hombros y el cuello, dejando caer los hombros y brazos por su propio peso, deja reposar los brazos a los lados del cuerpo. Si sientes tensión, puedes mover los brazos y hombros brevemente, y déjalos reposar.

- Puedes cerrar los ojos para este ejercicio o dejarlos ligeramente abiertos; posa la mirada en algo cercano que no se esté moviendo.

- Respirado por la nariz y exhalando (sacando el aire) por la boca, respira profundamente tres veces.

- Inhalando por la nariz, cuenta en silencio hasta 4. Inhalación: "1... 2... 3... 4".

- Aguanta el aire y cuenta en silencio hasta 7. Aguanta el aire: "1... 2... 3... 4... 5... 6... 7...".

- Exhala por la boca mientras cuentas en silencio hasta 8. Exhala: "1... 2... 3... 4...5... 6... 7... 8...".

- Repite tres veces la respiración 4-7-8 cuando te sientas estresado o antes de dormir.

Técnica para combatir el estrés en medio del tráfico:

Relajación mientras manejas

- Date cuenta que apurarte, enojarte y dejar que la frustración te controle durante el tráfico, es dañino para tu salud.
- Date cuenta de que estar detenido en el tráfico o en una luz roja, puede ser una oportunidad de ir más lento en tu vida. Podemos aceptar el momento como tal y utilizarlo para relajarnos.
- Con los ojos abiertos y las manos en el volante, apaga la música. Relaja los músculos de la cabeza, la cara y los hombros.
- Mueve el cuello en círculos ligeros tres veces a cada lado.
- Abre la boca y saca la lengua un par de veces.
- Inhala y sube los hombros hacia las orejas; mantenlos arriba unos segundos, luego exhala y déjalos caer.
- Siente tu respiración en el abdomen.
- Puedes repetir por unos minutos en silencio "paz" cuando tomes aire, y "aquí" cuando exhales.

Técnica para combatir el estrés mientras manejas:

Relajación de los cinco sentidos

- *Tacto*. Siente cuatro elementos por medio del tacto: toma el volante y siente su textura, su temperatura, etcétera. Siente la temperatura en tu piel, el sol o el aire de la ventana sobre tu cuerpo. Siente tu cuerpo sentado, sostenido por el asiento, suspendido en el aire por el asiento, literalmente "volando" por el aire sostenido solo por el asiento. Siente la calle.
- *Audición*. Escucha tres sonidos diferentes.
- *Olfato*. ¿Hay algún olor presente? Busca dos olores diferentes que percibas en el aire.
- *Gusto*. ¿Hay algún sabor en tu boca?
- Puedes mantenerte presente disfrutando las sensaciones de tus sentidos mientras manejas poniendo atención a la calle.

Recomendaciones para la hora de comer:

Las siguientes son recomendaciones generales para mejorar hábitos
de alimentación:

- Antes de sentarte a comer, si estás en un restaurante ten en mente lo que vas a pedir y la cantidad que vas a comer. Esto reduce la impulsividad al comer.
- Antes de comenzar a comer, ya sentado a la mesa y con los ojos abiertos, detente por medio minuto para notar tus emociones: ¿Cómo te sientes? ¿Tenso, ansioso, contento, aburrido? Respira tres veces por la nariz, sacando el aire por la boca. Luego disponte a comer.
- Mastica por lo menos 15 veces antes de tragar cada bocado.
- Comer más lentamente que de costumbre te ayudará a comer menos y no tan impulsivamente.
- Entre bocado y bocado, una vez que te llevas la comida a la boca, deja los cubiertos sobre la mesa. Normalmente, tomamos el tenedor o la cuchara todo el tiempo mientras comemos. Esto te permitirá comer un poco más lentamente y prestar más atención a lo que comes.
- Si deseas servirte otra porción, un segundo plato de comida, detente por tres minutos, respira y deja los cubiertos sobre la mesa. Si después de tres minutos todavía quieres comer, sírvete, pero menos cantidad.
- Lávate los dientes después de comer o tomar café y varias veces durante el día. Además de ser bueno para tu higiene bucal, tener la sensación de una boca limpia provoca menos deseos de comer algo, tomar algo o fumar, "ensuciándote" la boca otra vez. Carga contigo una pasta y un cepillo de dientes pequeños.

Técnica para dormir y, si te despiertas, volverte a dormir:
Relajación muscular progresiva

- Acostado en tu cama de espaldas, cómodamente, cierra los ojos y respira profundamente tres veces por la nariz, expulsando siempre el aire por la boca.
- Tomando aire, aprieta los músculos de la cara, mantenlos apretados durante dos segundos y expulsa el aire. Relaja los músculos de la cara.
- Tomando aire por la nariz, levanta los hombros hacia tus orejas, mantenlos levantados y contraídos durante dos segundos, y expulsa el aire por la boca. Relaja los hombros.

- Practica la misma rutina, pero ahora doblando los brazos y luego con tus muñecas. Después, con la mano empuñada y relajándola con la respiración. Sigue respirando, contrayendo la mano y relajándola al expulsar el aire.
- Sigue con los músculos del pecho, el abdomen y los glúteos. A continuación, las piernas, los músculos de las piernas arriba de las rodillas. Luego tus músculos bajo la rodilla, los pies y los dedos de los pies.
- Conforme avanzas en el ejercicio, siente la ola de relajación avanzar por tu cuerpo, trayendo una sensación placentera, calmada y tranquila que te provocará el sueño.

Técnica para preocuparte menos antes de dormir

Podrías "dibujar con los ojos" (o sea, visualizar) el alfabeto, una cruz, una cuenta regresiva de 10 a 1, o cualquier figura que gustes.

- Frecuentemente, cuando tratamos de dormir o cuando nos despertamos a media noche, pensamos en cosas que ocurrieron durante el día o las que vendrán al día siguiente. Esto muchas veces nos quita el sueño. La técnica de "dibujar" con los ojos cerrados (visualización) entretiene a la mente.
- Acostado, puedes relajarte usando la relajación muscular progresiva, o simplemente respira profundamente tres veces por la nariz y expulsa el aire por la boca.
- Con los ojos cerrados, visualiza la letra A. Moviendo los ojos cerrados, comienza a "escribir" con la vista la letra A. Sigue las líneas en tu mente (ver la Figura 1). Luego sigue con la letra B, luego la C, hasta que completes el abecedario. Si prefieres, puedes visualizar una cruz como en la figura, un pentágono o números. Si tu mente se distrae, simple y gentilmente regresa a "dibujar" con tus ojos letras o figuras.

A, B... 10, 9...

Figura 1. Dibujando con los ojos, párpados cerrados (visualización) el contorno de las letras del alfabeto, cuenta regresiva del 10 a 1, una cruz o cualquier figura que gustes.

Técnica para dormir y, si te despiertas, volverte a dormir: Repete una palabra hasta que te duermas

Esta técnica es muy sencilla y mantendrá tu mente ocupada repitiendo una palabra en silencio, en vez de preocuparte y perder el sueño.

- Acostado, puedes relajarte usando la relajación muscular progresiva, o simplemente respira profundamente tres veces por la nariz y expulsa el aire por la boca.
- Nota tu respiración en tu nariz, tomando aire frío, sacando aire húmedo y tibio.

  Comienza a repetir en silencio en tu mente: ta... ta... ta... ta... ta... ta...

  Si tu mente se distrae pensando en otra cosa, simplemente regresa a repetir ta cuanto lo necesites hasta que te duermas.

El estrés y la mejor manera de combatirlo: el ejercicio

Te sorprendería enterarte de que al menos unos 400 años antes de Cristo ya se conocía la importancia del ejercicio y el deporte para mantener un cuerpo y una mente saludables. De hecho, existen escritos que prueban que para el médico griego Hipócrates representaba una terapia vital para mantener el equilibrio humano. Y aunque en los últimos siglos los fármacos y actualmente la tecnología acaparan gran parte de los tratamientos, cada día son más los especialistas que reconocen el valor del ejercicio para la prevención de muchas dolencias y problemas de salud. Y sobre todo, su impresionante aporte para reducir la sensación de estrés.

Estudios como el realizado por la Facultad de Salud Pública de la Universidad de Maryland, en Estados Unidos, y publicado en la página web de la revista *Medicine and Science in Sports and Exercise* señalan que el ejercicio moderado ayuda a prevenir el estrés y la ansiedad. Los beneficios emocionales y mentales que acarrea no solo son inmediatos, sino que sus efectos duran incluso mucho tiempo después de que finaliza una sesión.

No estamos hablando solamente de largas sesiones en el gimnasio o de deportes altamente demandantes. De acuerdo al estudio, bastan treinta minutos de bicicleta moderada para generar el mismo efecto relajante e inmediato que treinta minutos de descanso. Sin embargo, el efecto tranquilizador generado por el tiempo en la bicicleta se prolonga por más tiempo que el producido por el descanso. Y es que el ejercicio no solo libera la mente de las preocupaciones, sino que provoca una serie de cambios fisiológicos en el cuerpo que ayudan a eliminar todo aquello que nos estresa.

Caminar, trotar, correr, nadar, practicar deportes como tenis, fútbol, levantamiento de pesas o cualquier otro tipo de actividad física puede ayudar a que nos sintamos menos estresados. Hay distintas opciones que pueden adaptarse a nuestros gustos, necesidades y condiciones para aumentar el bienestar físico, mental y emocional.

Cuando el estrés nos obliga a buscar ayuda

Sentirte estresado, triste, preocupado o hasta molesto ocasionalmente es algo normal. Salvo que estemos viviendo en un "estado zen" permanente, es muy difícil que no experimentemos emociones o sensaciones que nos aumenten el ritmo cardíaco y nos hagan estallar las hormonas del estrés de vez en cuando. Eso es parte de nuestra naturaleza.

Si lo que experimentas te sucede desde hace algún tiempo, seguramente las sugerencias que has visto hasta ahora te servirán para manejar mejor esas sensaciones y tomar poco a poco nuevamente el control de tu vida y tu salud. Pero hay ocasiones en que tú o algún ser querido experimenta sentimientos y signos más complejos y graves, que, por más esfuerzo y buena voluntad que pongan, no pueden ser superados y definitivamente requieren tratamiento médico. Consulta a tu doctor si tú o alguien en casa muestran las siguientes señales de advertencia:

- Permanentes sentimientos de tristeza, de culpa, preocupación excesiva, enojo o desesperanza. Puede ser que el estrés haya derivado en una depresión severa u otro cuadro mental que necesita ser tratado a tiempo para evitar que tomes decisiones equivocadas, peligrosas o hasta mortales.
- Sensación constante de que la vida no tiene sentido
- Pérdida de interés en actividades favoritas
- Disminución inexplicable de energía
- Dificultad para concentrarte, recordar o tomar decisiones
- Si aparecen miedos o fobias que antes no habías manifestado. También si aparecen comportamientos de tipo compulsivo.
- Disminución o aumento de peso sin razón aparente
- Cambios en los hábitos de sueño, ya sea que duermes mucho más de la cuenta, mucho menos de lo habitual, o bien que te despiertes repentinamente por la noche en varias ocasiones.

- Comportamiento agresivo y fuera de lo normal, así como repentinos ataques de pánico
- Si hay una sensación de distanciamiento de tu propia vida, como si estuvieras dormido o mirando una vida ajena, de otra persona.
- Si hay miedo a perder el control, a volverse loco o un miedo inexplicable a la muerte.
- Si lo que haces te pone en riesgo inusual, sin que esto te importe.
- Si hay comportamientos que muestren autolesiones, cortes, golpes, etcétera.
- Si hay un duelo demasiado difícil de superar y prolongado tras la partida de un ser querido.

Llama de inmediato a un médico o a un terapista que pueda ayudarte a mantener las situaciones o los sentimientos estresantes bajo control y superar la crisis que pudieras estar enfrentando a solas. Mientras más pronto lo hagas, mucho mejor.

QUINTO MANDAMIENTO:
EL SEXO NO ES TABÚ, ES SALUD

En los años noventa, mientras continuaban en ascenso las muertes por enfermedades del corazón, algunos científicos estudiaban un compuesto químico llamado sildenafil, con el cual buscaban disminuir la angina o dolores de pecho en pacientes cardíacos. Ya entrados en el estudio clínico, los investigadores se dieron cuenta de que el medicamento lamentablemente no estaba produciendo los resultados esperados y decidieron no continuar el estudio. Comenzó el proceso de informar a los participantes que debían dejar de tomar la droga, y fue justo durante ese periodo que nació uno de los medicamentos más vendidos de la historia: "la pastillita azul", "el diamante azul", "la levanta muertos": Viagra.

Los participantes hombres inmediatamente se rehusaron a descontinuar el medicamento. Y es que resulta que desde que habían comenzado a utilizarlo sus erecciones eran más frecuentes, rígidas y estables. Se sentían mucho más confiados a la hora de tener relaciones sexuales con su pareja y, al parecer, sus parejas estaban más satisfechas sexualmente. Esta observación clínica, la cual fue resultado de la pura casualidad, o sea un efecto secundario deseado, comenzó un proceso de investigación que culminó en marzo de 1998 con la aprobación por parte del FDA de sildenafil o Viagra para el tratamiento de la disfunción eréctil o impotencia.

El Viagra inhibe una enzima llamada 5-fosfodiesterasa. El resultado es un aumento en el flujo sanguíneo del órgano masculino, lo que a su vez produce una erección más robusta y duradera. Con miles de millones en ventas luego de que saliera al mercado, Viagra se mantiene hoy día como uno de los medicamentos más vendidos en el mundo. Con el tiempo se crearon otros medicamentos con propiedades similares, como Levitra y Cialis.

No hay duda de que el tema de la potencia sexual entre los hombres ha sido tabú desde tiempos inmemoriales. Por lo general, los hombres se mienten entre ellos cuando hablan de este tema: casi siempre se proyectan como supermachos y algunos se pintan a sí mismos como máquinas de sexo. Sin embargo, las estadísticas nos informan que por lo menos 30 millones de hombres americanos sufren de impotencia, entre los cuales un 30 a 50% tienen entre cuarenta y setenta años de edad. Y desde que se introdujo Viagra al mercado en 1998, el porcentaje de hombres diagnosticados con impotencia ha aumentado en un 250%.

Los medicamentos para la potencia sexual definitivamente han sido de gran ayuda para muchísimos hombres y han salvado millones de relaciones. Muchos hombres padecen de disfunción eréctil debido a la diabetes o a problemas vasculares. Sin embargo, hay que tener muy claro que ninguno de estos medicamentos, Viagra, Cialis o Levitra, aumenta el deseo sexual. Es decir, si el hombre tiene un problema de libido, o sea que no tiene apetito sexual, ni aunque se tome un batido entero de Viagra va a lograr una erección duradera.

A pesar de que, definitivamente, muchos hombres que padecen de impotencia se han beneficiado de este avance de la medicina, he podido corroborar que en la última década el consumo recreacional de estos medicamentos se ha vuelto "viral". Me refiero a hombres, muchos de ellos jóvenes, que no necesitan el medicamento pero lo utilizan para tratar de mejorar su rendimiento sexual. "Me la tomo para tener una erección como cuando tenía 18 años". "Me siento con más confianza a la hora de rendir en un encuentro sexual". "La uso para poder estar con dos mujeres al mismo tiempo". "Me tomo una Viagra y un antidepresivo al mismo tiempo para tener una mejor erección y durar más" (los antidepresivos prolongan la eyaculación). Estas son algunas razones o excusas que he escuchado a lo largo de los años de personas que utilizan estas medicinas sin necesitarlas. Y usted se preguntará que cómo las consiguen. Fácil: a través de internet.

Al igual que he escuchado estas historias de uso innecesario, también me ha tocado atender emergencias debido a efectos secundarios. A muchos se les olvida que aunque logren conseguir el medicamento sin receta en internet, esto no quiere decir que no sea peligroso. Una vez me llamó de Las Vegas un conocido... Se encontraba pasando una noche loca con una amante. Resulta que se había tomado una tableta de Viagra y luego se había puesto a tomar champán en un jacuzzi. Pasados unos 30 a 45 minutos, comenzó a sentirse extremadamente débil y a experimentar *una sensación de desmayo. "¿Qué hago, doc?", me preguntó. Bueno, para comenzar, ve pidiéndole un* rain check *a la chica porque tu no vas pa' ningún lado, le contesté.*

Viagra, al igual que Levitra y Cialis, producen una vasodilatación en las arterias del cuerpo. El alcohol y el agua caliente tienen el mismo efecto. O sea, el amigo aventurero se había metido en camisa de once varas. El efecto vasodilatador del medicamento, el alcohol y el agua caliente hicieron que su presión sanguínea se desplomara, lo cual le estaba causando los síntomas de los cuales se quejaba. ¡Mucha agua, galletitas saladas para subir la presión, pijamita y pa' la cama que hoy Julieta se quedó sin su Romeo!

En otra ocasión me tocó atender a un paciente que, como iba a tener un encuentro con dos chicas, le pareció razonable tomarse dos tabletas de Viagra, una por cada chica. Resultó que su corazón no toleró la sobredosis y terminó sufriendo una taquicardia ventricular que casi lo mata. Me acuerdo que en aquel momento pensé que es verdad lo que dicen muchas mujeres: que a veces los hombres pensamos con la cabeza equivocada.

El sexo es importante, de hecho, pienso que es esencial en una pareja para lograr un grado alto de intimidad. Tan importante es que, en mi larga carrera de médico, he visto cómo algunos matrimonios se van distanciando porque algo comienza a fallar en este departamento. Y lo difícil que se les hace a muchas personas discutir este asunto con sus doctores... Es por esa razón que decidí que este tenía que ser uno de los siete mandamientos de la salud, con la esperanza de que podamos comenzar y entablar una conversación útil sobre la importancia y los beneficios del sexo.

EXO, EL SECRETO MEJOR GUARDADO
E UNA BUENA SALUD

El sexo saludable tiene un efecto físico positivo en tu cuerpo. Libera endorfinas, que ya sabemos son sustancias químicas del cerebro que nos hacen sentir bien. También puede mejorar nuestro estado de ánimo, provocar sentimientos de relajación, reducir la sensación de estrés y ayudar a sentirnos más cerca de nuestra pareja. Y como el sexo es además una forma de ejercicio, hace que nuestro corazón lata más fuerte, ayudando a mantener nuestra salud. De hecho, un estudio encontró que los hombres que tienen relaciones sexuales una vez al mes o menos, tienen un mayor riesgo de enfermedad cardíaca que los que tienen sexo más a menudo. Los hombres considerados en el estudio, que tenían relaciones sexuales dos veces por semana o más, mostraban una disminución de 45% en el riesgo de enfermedades del corazón.

Veamos otros de los tantos beneficios del sexo para nuestra salud:

Poderoso remedio contra el dolor. Puede que no te lo hayas imaginado nunca, pero el sexo es una de las mejores "medicinas" naturales para combatir desde migrañas hasta dolores premenstruales. Así es. Debido a que el acto sexual mejora la circulación periférica, gracias al flujo de óxido nítrico, el dolor de cabeza y las migrañas vasculares se ven aliviadas. Mientras que también resulta un excelente analgésico para dolores de la zona abdominal o de espalda, especialmente los producidos durante el periodo premenstrual.

Mejor que las uvas pasas para la memoria. Debido a que la actividad sexual colabora en la estimulación neuronal, beneficia algunas de las capacidades cognitivas relacionadas con la memoria.

Terapia "antiestrés". Es un hecho científico que el sexo es un excelente método para contrarrestar tanto el estrés como la ansiedad. Esto se debe a que baja la producción de cortisol, que —como expliqué en el cuarto mandamiento— es una de las hormonas relacionadas con la respuesta al estrés. El nivel de relajación que se puede alcanzar es máximo después de un orgasmo. Además hay estudios que demuestran que el efecto tranquilizante no solo es inmediato, sino que puede extenderse por más tiempo cuando existe actividad sexual de forma constante.

Induce un sueño reparador. Durante el acto sexual se libera una serie de hormonas, entre ellas la oxitocina y la melatonina, que entre otras cosas favorecen la relajación y encaminan a un sueño realmente placentero.

Un cúmulo de bondades para el corazón. Como mencionaba anteriormente, el corazón es uno de los órganos más beneficiados con la actividad sexual. Y es que, para comenzar, el músculo cardíaco se beneficia muchísimo gracias a la testosterona y dehidroepiandrosterona o DHEA que se liberan con la excitación y que cumplen la función de protegerlo. El sexo como ejercicio además activa la circulación sanguínea y baja la presión arterial.

Previene algunos tipos de cáncer. Existe evidencia científica que muestra que el sexo también es una excelente práctica que ayuda a prevenir algunos tipos de cáncer, como el de mama. Todo indica que la liberación de hormonas como la DHEA y la oxitocina actúa como protección contra la enfermedad. Asimismo se ha probado que el proceso de eyaculación en los hombres ayuda a disminuir la incidencia de cáncer de próstata.

Excelente método para adelgazar. No está claro cuántas calorías realmente se pueden llegar a quemar en un acto sexual, pues todo depende de la intensidad y el tiempo, y de la edad, el peso y otras características de quienes lo realizan. Sin embargo, en promedio, se estima que diez minutos de sexo pueden llegar a requerir entre cincuenta y cien calorías como mínimo. Así es que, aunque no lo parezca, tener sexo habitualmente, tres o cuatro veces a la semana, es una buena actividad complementaria para perder peso.

Un secreto natural de belleza. Ya nuestras abuelas lo decían: una buena noche de sexo nos hace lucir radiantes al día siguiente. Y la verdad, no se equivocaban. El sexo puede mejorar considerablemente el aspecto del pelo y la piel, evitando problemas como la celulitis. ¡Claro que sí! Y es que, además de mejorar la producción de agua mediante el orgasmo, también beneficia la circulación sanguínea.

Mayores probabilidades de vivir más y mejor. Hay estudios que muestran que los hombres que tienen más de dos eyaculaciones a la semana viven más que aquellos que no las generan. Esto también tendría que ver con la capacidad del organismo para defenderse de enfermedades, ya que se ha probado que la actividad sexual, al menos dos o tres veces por semana, eleva los niveles de inmunoglobulina en un 30% con respecto a personas que no la tienen, fortaleciendo sus defensas.

Mejora el estado de los músculos de la pelvis. Podemos hacer todo el ejercicio que queramos, pero hay un área de nuestro cuerpo que no se ejercita a menos que tengamos sexo o seamos especialistas en gimnasia pélvica. Y aunque te suene ridículo, mantener los músculos de la pelvis tonificados y fuertes es vital para evitar problemas de incontinencia urinaria, especialmente a medida que pasan los años.

ATRACCIÓN SEXUAL... CUESTIÓN DE QUÍMICA

Durante los primeros meses de vida en común de una pareja, ya sea heterosexual u homosexual, hay una pasión que aflora por los poros y es natural que quieran sexo ¡a toda hora! Con el correr del tiempo, el desenfreno va cediendo paso a un sexo más programado, en gran parte rutinario, y a veces muy esquivo.

La ciencia ha demostrado que esa etapa inicial de "enamoramiento" está marcada por la liberación en el cerebro de sustancias como feniletilamina, dopamina, serotonina y norepinefrina, que generan esa sensación de placer, erotismo, pasión, energía sexual y de euforia en los amantes.

Tras el orgasmo, por ejemplo, el sistema límbico del cerebro libera oxitocina, una hormona que ayuda a generar lazos emocionales entre la pareja al cambiar las conexiones de nuestros circuitos cerebrales. Por eso, después de cierto tiempo manteniendo relaciones con la misma persona, se van afirmando esos lazos que acercan uno al otro.

La feniletilamina es un tipo de anfetamina que produce el cuerpo y que en el enamoramiento activa la secreción de dopamina. Esta es un neurotransmisor que genera la sensación de deseo. Cuando está presente queremos volver a probar eso que nos produce placer, generando oxitocina, una sustancia que activa el deseo sexual. Todo este proceso se hace intenso durante esa primera etapa, por eso las parejas enamoradas parecen "drogadas", pudiendo pasar horas y horas teniendo sexo, sin agotarse y con una sensación de que simplemente no pueden estar sin la otra persona.

Los estudios también demuestran que en promedio, tras cuatro o cinco años de relación (y a veces menos), esas sustancias bajan su producción, por lo tanto, ese desenfreno por el "otro" ya no es tal, sino que está sujeto a otros principios que se pueden haber desarrollado durante ese tiempo como amistad, complicidad, proyectos de vida en común, etcétera.

Después de ese tiempo, la producción de dopamina disminuye enormemente, pero comienzan a actuar otras sustancias como la oxitocina, conocida como sustancia química del abrazo, ya que se genera con el contacto físico como un apretón de manos, una caricia o al abrazarse. También comienza a actuar la vasopresina, llamada sustancia química de la monogamia, pues hace que las personas se apeguen una a la otra. Es en esta etapa que se pasa de la atracción física y altamente sexual a una atracción más intelectual y afectiva, que puede perdurar en el tiempo.

PROBLEMAS FRECUENTES QUE DETERIORAN LA VIDA SEXUAL

Llevar una vida sexual saludable no siempre es fácil. A esos cambios químicos naturales en nuestro cerebro se deben sumar situaciones externas y de convivencia, el trabajo, las responsabilidades, la paternidad y la maternidad, así como problemas fisiológicos que ocurren en nosotros.

Para comenzar, es importante tener en cuenta que, si bien el amor y la atracción en la pareja evolucionan, esto no significa que se acaban. Por lo tanto, aunque el vigor y la inquietud sexual ya no nos provoquen pasar veinte horas al día probando las posturas del *Kamasutra*, no implica dejar de darle su merecido espacio y tiempo de calidad.

El primer error que cometen muchas parejas una vez que disminuye el ímpetu sexual, es abandonar por completo el sexo o dejarlo exclusivamente para celebrar los aniversarios. Es importante tener en cuenta que, además de todos los beneficios para la salud que acabo de comentar, la "complicidad entre las sábanas" puede ser una de las mejores terapias para solucionar otro tipo de dificultades de la pareja, o al menos para enfrentarlas con una mejor disposición.

PROBLEMAS DE CONVIVENCIA

A continuación se describen algunos de los inconvenientes más comunes de la convivencia que afectan una vida sexual saludable.

Discrepancias en la manera de vivir el sexo

Si bien al principio de la relación todo es miel sobre hojuelas, el sexo, como la vida en pareja en general, no es rígido y se va modificando al mismo tiempo que nosotros vamos cambiando como individuos. Por lo tanto, suele pasar que con el tiempo empiezan a aparecer gustos distintos y requerimientos con los cuales puede que no contáramos al inicio de la relación.

Debemos recordar que cada persona trae un bagaje cultural, de valores y de preferencias que no siempre da a conocer por completo. Además, es posible que al pasar de los años, para alguno de los dos el sexo resulte monótono y quiera experimentar algo que al otro podría parecerle aberrante. La mejor vía para solucionar esas diferencias es la comunicación. Habla con tu pareja abiertamente sobre tus inquietudes y dale el espacio para plantear las suyas. Si no existe manera de llegar a un acuerdo, busquen ayuda profesional.

La llegada de los hijos

La paternidad y la maternidad, si bien son las tareas más loables, hermosas y anheladas en la mayoría de las parejas, son también, con frecuencia, la causa número uno del enfriamiento de la vida sexual. Hay muchos mitos respecto al sexo durante el embarazo, que abordaré más adelante. Luego viene la cuarentena, o el periodo postparto en que la mujer debe cuidarse para reponerse del complejo proceso vivido. Durante los primeros años del bebé, muchas parejas optan por mantenerlo en la misma habitación. Si a eso le sumamos las trasnochadas, los cambios de horario, el trabajo, etcétera, puede ser considerada una etapa completamente "antisexo".

Esto no tiene por qué ser así. Es muy importante retomar la vida íntima en pareja lo antes posible, pues gran parte del buen estado anímico tanto del hombre como de la mujer se encuentra en la alcoba. Si es necesario, realicen ajustes y cambios en la organización de las tareas, como repartirlas mejor, contratar ayuda o pedirla a familiares para contar con al menos un par de días a la semana en que puedan pasar unas horas como pareja.

Es importante también conversar temas como dónde dormir al bebé, hasta cuándo mantenerlo en el cuarto de los padres, coordinación de las tareas como mudas nocturnas, etcétera. Esto tiene como objetivo facilitar el proceso de adaptación. Si no se ponen de acuerdo de manera natural, es bueno buscar ayuda profesional para que les asesore y ayude a tomar las mejores decisiones.

Falta de deseo

"Hoy no, me duele la cabeza", "estoy cansada", suelen ser las frases más usadas por las mujeres que quieren evadir una noche de pasión. Los hombres en cambio suelen optar simplemente por la indiferencia o embobarse con la televisión hasta aburrir a su compañera de cama. Y es que el cansancio, los hijos, la monotonía, la rutina, las molestias con la pareja, etcétera, pueden hacer bajar la libido y convertir el encuentro sexual en una tortura. Según los terapeutas de pareja, mujeres de entre 30 y 50 años de edad con parejas estables, que dependen económicamente de sus maridos, suelen quejarse de falta de apetito sexual. A los hombres suele sucederles por cansancio o problemas de trabajo, por sentir que sus parejas ya no son tan seductoras como antes o porque tienen otros intereses.

Por la razón que sea, también es un tema que debería ser discutido con tranquilidad, honestidad y altura de miras antes de socavar la relación.

Infidelidad

Muchas veces la falta de deseo de una de las partes lleva a la infidelidad de la otra, o bien una infidelidad causa la falta de deseo. Lo cierto es que esta conducta ya no es exclusiva de los hombres. Hoy en día hombres y mujeres caen en tentación con prácticamente igual frecuencia. Y la mejor excusa siempre es que "como en casa no hay lo que se busca, pues hay que encontrarlo afuera". Lamentablemente, por costumbre, cuando la relación de pareja no está 100% bien, suele ser el camino directo a la infidelidad.

PROBLEMAS SEXUALES MÁS FRECUENTES ENTRE LAS MUJERES

Aunque hay causas fisiológicas como infecciones, enfermedades, cirugías o cambios hormonales, entre otras, que pueden desencadenar problemas sexuales en la mujer, la mayoría tiene fundamentos psicológicos. Hay que recordar que la "maleta" cultural y de valores que traemos a una relación juega un papel importante. De la misma manera lo hacen las experiencias anteriores, el pasado y los traumas que se puedan acarrear.

Hoy en día se considera que la influencia de los medios de comunicación y los ideales de belleza que estos imponen también causan muchas inseguridades y problemas, especialmente en las mujeres, que terminan pesando en la vida sexual. Existe, por ejemplo, una sobrevaloración de las expectativas que la pareja pueda tener. Por eso es importante mantener los canales de comunicación abiertos y estar atentos ante la primera señal de que algo está entorpeciendo el desarrollo natural de la vida sexual. Y frente a esto, se debe buscar ayuda profesional, pues todos los problemas sexuales tienen solución.

Veamos algunos de los más comunes.

Anorgasmia

Se conoce como anorgasmia a la imposibilidad de llegar al orgasmo, o la tardanza para lograrlo, durante la relación sexual, y es uno de los problemas más comunes entre las mujeres en todo el mundo. Pues aunque consideremos que hoy en día existe mayor apertura mental, más comunicación, información y hasta elementos para ayudar a que la mujer alcance la mayor satisfacción sexual, lo cierto es que solo un tercio de las mujeres ha sentido un orgasmo en su vida. Por lo menos un 15% de las mujeres jamás ha tenido uno, y el 75% escasamente lo experimenta en sus relaciones.

El mayor problema es que la mayoría de las mujeres que lo padece no se atreve a hablarlo con su pareja para no ofenderlo, por falta de información sobre el tema, por vergüenza o por temor. La mayoría lo sufre en silencio o finge tener orgasmos. De hecho, dos de cada tres mujeres confiesa haberlo fingido al menos en una ocasión. Y no se trata de que no exista excitación o deseo en la mujer al hacer el amor con su pareja, sino de que no recibe la suficiente estimulación que le permita alcanzar el clímax.

Es importante tener en cuenta que hombres y mujeres tienen distintos mecanismos de excitación. Mientras los hombres se excitan ante el más mínimo estímulo visual y sensorial, las mujeres en cambio funcionan más a través de lo que escuchan y el tacto, pero de manera más específica. Mientras los hombres tienen órganos completamente externos y el más suave roce logra encenderlos, las mujeres, en cambio, necesitan más tiempo para estimulación del clítoris y la vulva.

Un buen amante siempre debe tener en mente que solo un 25% de las mujeres logra alcanzar el orgasmo con la penetración. Por lo tanto, hay que hacer mejor la tarea si quiere tener una mujer satisfecha.

Aunque en la actualidad existen fármacos utilizados con este propósito, su eficacia no ha sido comprobada. Problemas como este requieren una mejor comunicación, más información, apertura y alguna terapia profesional. Quedó atrás la época en que las mujeres ya adultas se enteraban en la consulta médica de los órganos encargados de generarle placer.

Vaginismo

Este problema sexual se trata de una contracción involuntaria de los músculos vaginales, impidiendo la penetración. Aproximadamente dos de cada mil mujeres de entre veinticinco y sesenta años de edad padece esta afección, que interfiere enormemente en la normalidad de su vida sexual. Aunque parezca increíble, muchas sufren en silencio este problema durante años, sin llegar a consumar su matrimonio simplemente por vergüenza a enfrentarlo.

Hay varios tipos de vaginismo y tienen distinto origen, aunque en la mayoría de los casos se trata de un aspecto físico que inhibe la respuesta sexual normal ligada a problemas psicológicos, como traumas por abuso o experiencias violentas. Lo bueno es que puede ser tratado profesionalmente. Primero, buscando las causas emocionales que lo generan, y luego con ciertos ejercicios que enseñan cómo controlar los músculos del piso pélvico para eliminar la contracción involuntaria.

Dispareunia

Está bastante ligado al vaginismo y aunque se conoce menos, se estima que hasta un 40% de las mujeres puede padecer dispareunia. Se trata de dolor agudo, sensación de quemadura y ardor que se manifiestan antes, durante o después de la penetración, y que convierten el sexo en un verdadero calvario. Las causas pueden ser fisiológicas, como producto de alguna infección, irritación o alergia. O bien, ser de tipo psicológica.

Según algunos estudios, es mucho más común en mujeres de mediana edad, es decir, de entre cuarenta y cincuenta años de edad, especialmente entre quienes al dar a luz se les practicó una episiotomía o corte vaginal, para ayudar a expulsar el bebé, y en las menopáusicas.

Aunque también es común que muchas mujeres lo padezcan en silencio, suele ocurrir que, frente al verdadero tormento en que se convierte el sexo, intenten evitarlo, y si lo practican, simplemente no lo disfrutan. Es importante tratarlo con un especialista, para que descubra las causas y pueda encontrar la solución.

Falta de lubricación

Tal como ocurre con el hombre, cuando una mujer se excita, al expandirse las arterias y vasos sanguíneos de la zona genital, se produce naturalmente la lubricación necesaria para la penetración durante el acto sexual. Además, la vagina contiene bacterias que ayudan a mantenerla con la humedad que requiere. Sin embargo, en ocasiones esta lubricación no es óptima, ya sea en mujeres jóvenes o muy mayores.

La falta de lubricación vaginal genera molestias, dolor y, por supuesto, insatisfacción en la mujer. Por lo tanto, es común que quienes la sufren traten de evadir las relaciones sexuales.

Las causas de la falta de lubricación pueden ser variadas. Puede ser producto de alguna infección como vaginitis, por algún microorganismo como la cándida, estreptococos, etcétera. Muchas veces se produce por cambios hormonales y pérdida de estrógeno. Esta hormona tiene distintos niveles durante el ciclo menstrual, también disminuye durante la etapa de lactancia de la mujer y, por supuesto, durante la menopausia.

El estrés es una causa muy común de la falta de lubricación, así como el uso de ciertos medicamentos, como antidepresivos y anticonceptivos, y de drogas, como la marihuana, el tabaco y el alcohol.

La falta de lubricación esporádica se puede solucionar con el uso de algún gel lubricante tópico previo al acto sexual. Pero si el problema se prolonga, es importante acudir a un ginecólogo para identificar la causa y seguir el tratamiento que corresponda para retomar la vida sexual plena.

PROBLEMAS SEXUALES MÁS FRECUENTES ENTRE LOS HOMBRES

Tal como entre las mujeres, los hombres también tienen problemas sexuales, cuyas causas pueden ser físicas o psicológicas. Veamos los principales.

Eyaculación precoz

La eyaculación precoz es el problema sexual más común entre los hombres. Se cree que al menos el 70% ha sufrido esta disfunción por lo menos una vez y un 30% confiesa padecerlo de forma frecuente, aunque esa cifra podría ser más alta, pues la mayor parte de quienes lo padecen no se atreve a confesarlo.

Se trata de la expulsión de semen de manera repentina y sin control antes de que su pareja alcance el clímax, y muchas veces incluso antes de comenzar la penetración. Es como un reflejo: completamente fuera de control.

Existen dos tipos de eyaculación precoz, primaria y secundaria. La primaria se presenta tempranamente en los adolescentes al masturbarse, y quienes la sufren llegan a la edad adulta sin poder llevar a cabo el acto sexual controlando la eyaculación. La eyaculación precoz secundaria, en cambio, se presenta más tarde y puede afectar a cualquier hombre que haya tenido un desarrollo normal de su vida sexual.

Las causas de la eyaculación precoz son muy diversas. La pérdida de control se asocia a distintos problemas emocionales: miedo al ridículo o a embarazar a la pareja, estrés, depresión, falta de actividad sexual por mucho tiempo, ansiedad frente a una nueva pareja o bien demasiada excitación sexual. También puede ser el resultado de infecciones urinarias o de próstata, de trastornos bipolares o postraumáticos, uso de alcohol, tabaco, medicinas como antihipertensivos, drogas como cocaína y marihuana, trastornos hormonales o neurológicos, entre otros.

En general, no se trata de un problema grave que complique mayormente la salud de la persona, pero puede afectarle emocionalmente. Asimismo puede tener repercusión en la relación con su pareja, pues esta no obtiene la satisfacción que necesita. La mayoría de los casos se resuelve sin mayores complicaciones tras encontrar la causa y administrar algún medicamento, si hay alguna raíz fisiológica, o con la terapia sexual de un experto.

Disfunción eréctil

Llamada anteriormente impotencia, la disfunción eréctil es uno de los problemas sexuales masculinos más comunes y consiste en la incapacidad de lograr o mantener una erección, de manera que se pueda llevar a cabo el acto sexual de manera normal y satisfactoria para ambas partes. Puede presentarse a cualquier edad, pero es mucho más probable que ocurra a partir de los 40 años. Al igual que los problemas sexuales en las mujeres, sus causas pueden ser tanto físicas como psicológicas. Entre las causas físicas están las enfermedades o cualquier tipo de lesión que deteriore los nervios o el flujo sanguíneo hacia el pene. Algo que también puede ser efecto secundario de algunos medicamentos. Entre las causas provenientes de la mente o psicológicas están el estrés, la ansiedad, los eventos traumáticos, el miedo al fracaso, la culpa, la inseguridad, etcétera. También el paso del tiempo y sus correspondientes cambios pueden ser causa de disfunción eréctil.

Lo bueno es que en la actualidad existen cientos de opciones para superar este problema. El cambio de hábitos como aumentar el ejercicio físico, bajar de peso y dejar de fumar constituye una gran ayuda para muchos hombres que sienten un descenso de su rendimiento sexual al cabo de un tiempo. También pueden contribuir a resolver el problema las técnicas en pareja que se aprenden en terapias con la ayuda de sexólogos. Tu médico puede orientarte sobre las distintas opciones de medicamentos que existen, Viagra, Cialis y Levitra, y que te convendrían conforme a tu estado de salud y situación específica. También te puede recomendar inyecciones o supositorios uretrales para aumentar el flujo sanguíneo al pene, el dispositivo de vacío (la famosa bombita) o prótesis implantadas a través de cirugía.

LAS PREGUNTAS MÁS FRECUENTES DE MIS PACIENTES SOBRE LA VIDA SEXUAL

Tiene mucho sentido hacer todo lo que esté en nuestras manos para tener la mejor vida sexual posible. Mis pacientes me hacen muchas preguntas sobre sexo, y lo disfrutan más una vez que las han aclarado. En este capítulo he recopilado las preguntas sobre sexo que las parejas hispanas me hacen con mayor frecuencia.

¿Con cuánta frecuencia debo tener relaciones sexuales?

Una de las grandes inquietudes de todos es saber cuánto sexo es necesario para que una pareja sea considerada "normal". Existen innumerables estudios sobre este asunto. La verdad es que no hay recetas en cuanto a la frecuencia de las actividades sexuales, y la felicidad no depende de este número. La cantidad correcta de sexo para una pareja depende de cuánto les satisface. Sin embargo, en promedio, varios estudios sugieren que las parejas adultas, felizmente casadas, tienen sexo entre una a tres veces por semana, dependiendo de muchos factores, como su edad, salud, horarios y si tienen niños pequeños.

Hay parejas que tienen relaciones sexuales un par de veces al mes y están completamente satisfechas. Otras, en cambio, aun cuando tienen relaciones con mayor frecuencia que el promedio, no están conformes y confiesan que generalmente lo hacen como si se tratara de un trámite. En vez de eso, deben procurarse encuentros sexuales deseados mutuamente y de calidad.

¿Qué pasa si mi esposo y yo tenemos diferentes niveles de deseo sexual?

Es normal que la intensidad del deseo sexual sea diferente entre los hombres y las mujeres. Un estudio reveló que el 54% de los hombres piensa en sexo cada día o varias veces al día, pero solo el 19% de las mujeres piensa en sexo con frecuencia. La mayoría de las parejas puede manejar esto teniendo conversaciones abiertas y honestas acerca de sus necesidades y deseos sexuales. Los hombres, por lo general, se preocupan más por la cantidad de sexo que se tiene; las mujeres, en cambio, se preocupan por la calidad. Con buena comunicación, tu pareja y tú pueden encontrar puntos en común tomando en cuenta "cantidad y calidad".

¿Es normal que el deseo sexual de la mujer disminuya después de la menopausia?

Sí, es muy normal. Durante la menopausia, los cambios hormonales pueden reducir el interés de las mujeres por el sexo. También puede disminuir la humedad en la vagina, causando sequedad vaginal, lo cual puede hacer que el sexo se convierta en algo incómodo, doloroso y molesto. Afortunadamente existen varias clases de lubricantes que ayudan a resolver el problema de la resequedad vaginal. Las píldoras y cremas vaginales que sustituyen a los estrógenos y otras hormonas también pueden reducirla y ayudar cuando se manifiestan otros síntomas de la menopausia.

Es importante que las mujeres que experimenten una disminución del deseo sexual durante la menopausia hablen con su ginecólogo sobre la posibilidad de utilizar un reemplazo hormonal. Décadas atrás creíamos que el reemplazo hormonal era 100% positivo para las mujeres en esta etapa. Aumenta el deseo sexual, disminuye o elimina síntomas molestos como los cambios de temperatura corporal *(hot flashes)*, disminuye la pérdida de calcio los huesos y aumenta el colesterol bueno o HDL. Sin embargo, estudios clínicos recientes han demostrado que el reemplazo hormonal puede aumentar el riesgo cardiovascular y la probabilidad de desarrollar coágulos o cáncer de mama. Es por esta razón que a la hora de decidir si le conviene a la mujer comenzar este tratamiento hormonal hay que estudiar bien los beneficios y posibles riesgos en cada persona. En general, si eres una mujer que está sufriendo significativamente con síntomas de menopausia, o sea que tu calidad de vida se ha visto afectada, y tu riesgo cardiovascular y de cáncer de mama es bajo, mi recomendación es que utilices el reemplazo hormonal.

¿Funciona el "viagra femenino"?

Por décadas las mujeres han esperado lo que se ha denominado como "viagra femenino". El estudio científico PRESIDE *(Prevalence of Female Sexual Problems Associated with Distress and Determinants of Treatment Seeking)* demostró que el 9% de las mujeres de entre 18 y 44 años de edad, el 12.3% de entre 45 y 64 y el 7.4% mayores de 65 años padecen del trastorno de hipoactividad sexual femenina. En otras palabras, dejan de sentir deseo sexual por su pareja.

Algunas mujeres que sufren de esta alteración del deseo sexual relatan haber tratado desde una copita de vino nocturna para "ponerse en el *mood*" hasta leer múltiples veces *Cincuenta sombras de Grey* sin ningún resultado significativo.

Cuando se presenta esta circunstancia, puede recurrirse al Flibanserin, un medicamento que promete mejorar la vida sexual de las mujeres afectadas. Sin embargo, no hay que confundir esta droga con los medicamentos utilizados para tratar la impotencia en los hombres. El Flibanserin actúa en el sistema nervioso central aumentando los neurotransmisores dopamina y norepinefrina, los cuales aumentan el deseo sexual. En contraste con este mecanismo de acción, los medicamentos Viagra, Cialis y Levitra aumentan el flujo sanguíneo al órgano masculino, aumentando así la probabilidad de experimentar y mantener una erección. Estos medicamentos se utilizan momentos antes del acto sexual; el Flibanserin se toma todos los días.

Hay que tomar en cuenta los beneficios y los riesgos. Mareos, desmayos y somnolencia significativa cuando se consume con alcohol son algunos de los posibles efectos secundarios del Flibanserin. Por otro lado, algunos estudios demuestran que el tomar este medicamento todos los días, como está indicado, solo hace que las mujeres tengan un encuentro sexual satisfactorio adicional al mes. Así que la pregunta clave es: ¿vale la pena tomar un medicamento todos los días y exponerse a efectos secundarios para conseguir un beneficio marginal? Es una conversación que tienes que tener con tu doctor. Pero hay algo que está claro: este medicamento ni es un "viagra femenino" ni es para todas las mujeres.

No siempre logro tener una erección durante las relaciones sexuales.
¿Eso significa que tengo disfunción eréctil?

Es normal tener problemas de vez en cuando para tener una erección. La fatiga, el estrés, el alcohol, la preocupación y los problemas en la relación de pareja pueden interferir en la capacidad de tener y mantener una erección, especialmente a medida que se envejece. Si los problemas de erección solo se producen de vez en cuando, es probable que no se trate de disfunción eréctil. Sin embargo, si ocurren de manera regular, vale la pena analizarlo con tu médico. La disfunción eréctil a veces puede ser un signo de enfermedad del corazón, por lo que tu médico puede recomendarte que consultes a un cardiólogo para que realice los exámenes correspondientes que permitan aclarar si hay problemas cardiovasculares.

¿Qué pueden hacer los hombres con disfunción eréctil para
mejorar su vida sexual?

La disfunción eréctil (DE) es una afección de los hombres que consiste en que regularmente tienen problemas para conseguir o mantener una erección y alcanzar el orgasmo durante el coito. Treinta millones de estadounidenses padecen este trastorno.

Para tener una erección se requiere que haya un flujo de sangre adecuado al pene. Cuando este flujo sanguíneo se reduce o se bloquea, puede ocurrir una DE. La reducción del flujo sanguíneo tiene varias causas posibles, como daño en los vasos sanguíneos (producto de la presión arterial alta, endurecimiento de las arterias y otras afecciones cardiovasculares) y daño en los nervios producto de la diabetes no tratada.

La DE generalmente tiene una causa física, como una enfermedad, lesión o efectos secundarios de alguna medicación. El tabaquismo, el sobrepeso o la obesidad, el alcoholismo y la falta de ejercicio también pueden contribuir a la disfunción eréctil. El estrés, la ansiedad, la depresión, los sentimientos de culpa, la baja autoestima y la falta de confianza pueden empeorar la afección.

Ciertos medicamentos pueden contribuir a la disfunción eréctil, entre ellos algunos que se emplean para tratar la presión arterial (como los betabloqueantes y los inhibidores de la ECA o enzima convertidora de la angiotensina), los antihistamínicos, los antidepresivos, los tranquilizantes, los supresores del apetito y la cimetidina, que sirve para tratar la úlcera.

Como ya lo aclaré, en la mayoría de los casos, la disfunción eréctil puede ser tratada. Los tratamientos pueden incluir medicamentos que aumentan el flujo de sangre al órgano masculino, como sildenafil (Viagra), clorhidrato de vardenafil (Levitra) y tadalafil (Cialis). La testosterona oral se receta a veces a los hombres con niveles bajos de esta hormona, pero puede ser difícil de tomar y puede tener efectos secundarios. Las inyecciones, dispositivos de vacío y cirugía también se pueden utilizar. Es importante que tu médico conozca tu historial de enfermedades y medicamentos que usas, pues muchos de los recetados para la disfunción interfieren con los efectos de ciertas medicinas.

¿Hay maneras no farmacológicas de mejorar la disfunción eréctil?

Tu médico puede recetarte algún medicamento para las condiciones que contribuyen a la disfunción eréctil. Pero los siguientes pasos no farmacológicos también pueden ayudarte a combatir la disfunción eréctil, ya que pueden mejorar el flujo sanguíneo en todo el cuerpo. Estos también pueden ayudar a aumentar el deseo sexual en las mujeres:

- Mantén una dieta saludable.
- Baja de peso si tienes sobrepeso u obesidad.
- Haz ejercicio.
- Reduce la ingesta de sal.
- Controla el estrés.
- No fumes.
- Limita el consumo de alcohol.

¿Afecta el bajo nivel de testosterona al deseo sexual en los hombres?

Es normal que los niveles de testosterona disminuyan a medida que los hombres envejecen. Pero para algunos hombres los niveles de testosterona bajan demasiado. Esto produce cansancio, falta de energía, disminución en la masa muscular, problemas al dormir y una disminución del deseo sexual. Hoy día está muy de moda utilizar reemplazo de testosterona; de hecho, existen unas clínicas —las *Low T Clinics*— que se dedican a eso. Sin embargo, como otras cosas en el mundo de la medicina, su uso se ha "prostituido", exponiendo a miles de hombres al peligro de sufrir efectos secundarios peligrosos. El uso de testosterona, ya sea inyectado o en gel, puede aumentar significativamente la producción de glóbulos rojos en la sangre, lo que puede causar un infarto al corazón o un derrame cerebral; asimismo aumenta el tamaño de la próstata, lo cual puede producir dificultad al orinar, o puede empeorar el cáncer de próstata, si se padece de esta afección. No hay duda de que los hombres que tienen niveles bajos de testosterona (esto se identifica con una prueba de sangre sencilla) se sienten mucho mejor cuando se hace aumentar sus niveles de testosterona por medio de suplementación. Pero, por favor, hazlo con un médico responsable que supervise constantemente la aparición de algún efecto negativo.

¿Es seguro tener sexo durante el embarazo?

Por lo general, sí. Si una mujer tiene un embarazo saludable y no tiene sangrado inusual, calambres, dolor o complicaciones, es poco probable que el sexo le ocasione algún daño a ella o al bebé. Algunas complicaciones durante el embarazo pueden hacerlo poco recomendable, como sangrado, problemas con la placenta, fugas de líquido amniótico o bien un alto riesgo de parto prematuro o aborto involuntario. Pero esas condiciones no son comunes y la mayoría de las mujeres puede tener relaciones sexuales de manera segura durante el embarazo.

CUATRO CONSEJOS DEL DR. JUAN
PARA AYUDARTE EN LA ALCOBA

Los siguientes *tips* seguramente te sorprenderán, pero pueden ser de gran utilidad a la hora de mejorar la intimidad en pareja.

Consejo 1: Si eres hombre, cuida tu higiene dental

Seguramente estarás pensando que me estoy refiriendo a tener una boca limpia y agradable para besar apasionadamente a tu pareja. Claro que eso es muy importante, pero en este caso me refiero a mantener la mejor higiene bucal posible para evitar problemas de erección. ¿Qué relación existe entre una cosa y la otra? Según un estudio publicado en el *Journal of Sexual Medicine*, los hombres que padecen de inflamación en las encías son más propensos a padecer de disfunción eréctil. De hecho, según los datos obtenidos, ocho de cada diez hombres que tienen problemas de erección sufren periodontitis. Esto ocurre debido a que con la inflamación de las encías se produce menos enzima óxido-nítrico-sintasa, que ayuda a relajar e incrementar el flujo de sangre al pene, además de aumentar los riesgos de otros problemas como trombosis. La periodontitis también puede afectar el desempeño sexual en las mujeres aunque de manera distinta. Así es que mientras más limpia mantengas la boca, mejor.

Consejo 2: Una razón más para hacer ejercicio

Tenemos una larga lista de razones para convencernos de que el ejercicio físico es fundamental para tener una buena salud y un buen desempeño sexual. Hacer ejercicio regularmente ayuda tanto a hombres como a mujeres a mantener niveles normales de deseo sexual. Además de ayudar a conservar el corazón sano, listo para disfrutar del momento de intimidad, promueve la flexibilidad del cuerpo, la tonicidad de los músculos, así como también mejora el flujo sanguíneo hacia los órganos sexuales, haciendo que la excitación se produzca de forma más fácil.

Consejo 3: Mantén una dieta saludable

Ya sabes que lo que se come repercute en todo el desempeño corporal y hasta en el humor. Y cuando se desea mejorar el rendimiento sexual también se debe prestar atención a lo que se consume. No es lo mismo intentar llevar a cabo una noche de pasión después de una cena pesada, cargada de grasa, que hacerlo después de una comida saludable.

Hay numerosos estudios que apoyan principalmente el consumo de productos hechos a partir de soja, como tof o sustitutos de carne para potenciar la actividad sexual. Esto, se debe a los fitoestrógenos u hormonas sexuales que se encuentran en la soja, semillas de linaza y otros vegetales como espinaca y alfalfa, que ayudan a aumentar las hormonas sexuales en el cuerpo.

Consejo 4: Estimula los sentidos de tu pareja y los tuyos

Atrévete a desafiar tus propios tabúes y rompe el molde de vez en cuando para "despertar a la fiera" que llevas dentro. En la vida de pareja se vale todo lo que no afecte tus principios y deseos, o los de tu pareja. Prueba a estimular a través de los sentidos. Para eso puedes utilizar comida, bebidas, frutas que puedan oler, probar y sentir. Utiliza algún perfume diferente que pueda despertar nuevas sensaciones. Recuerda que el olfato es un gran aliado en el proceso de excitación.

Si eres mujer, quizá puedes probar a vestirte de rojo en alguna ocasión. Hay estudios que señalan que la mayoría de los hombres se siente más atraído sexualmente por ese color.

OTROS CONSEJOS PRÁCTICOS
PARA MEJORAR LA VIDA Y LA SALUD SEXUAL

Comunicación y más comunicación. No cabe duda de que si hay un área en que la comunicación entre la pareja es vital, es en la intimidad. Muchas veces los problemas fisiológicos que ocasionan la disminución en el desempeño sexual son insignificantes, pero se hacen mayores y van complicando la relación si no se habla de ellos con sinceridad y se tratan a tiempo.

Cuando estamos con nuestra pareja es cuando más abiertos debemos, y es cuando debemos hacer uso de todos los recursos para expresarnos: palabras, caricias, miradas, etcétera. Y recuerda que el lenguaje corporal es tanto o más importante que el verbal.

Diviértete sin expectativas. Como mencioné al principio del capítulo, gran parte de los problemas de índole sexual parten por el exceso de expectativas. Queremos impresionar a nuestra pareja, actuando como el mismísimo Christian Grey con sus cincuenta sombras o como Salma Hayek bailando con la serpiente en *Del crepúsculo al amanecer (From Dusk Till Dawn)*. Nos olvidamos que estamos en lavida real y no solo creamos demasiada presión sobre nosotros, sino también sobre nuestra pareja.

El sexo debe ser natural, divertido, sin presiones de ningún tipo. Deja que la pasión y las circunstancias fluyan y te sorprendan.

Seduce a tu manera. Buscar apoyo, información e inspiración puede ser una buena estrategia para animarse a hacer algo nuevo, rompiendo así la rutina. Pero al final del día eres tú quien debe usar su propio método de seducción. Si bien los fetiches suelen gustarle a mucha gente, cada cabeza es un mundo y hay quienes tienen gustos totalmente opuestos a la mayoría. Sé tú mismo a la hora de intentar conquistar a tu pareja. Apuesta por tu propio estilo.

Dale tiempo al sexo. Nuestra vida hoy en día es compleja y ocupada, pero el sexo debe tener un lugar irremplazable e impostergable. Ya conocemos algunos de los múltiples beneficios que se obtienen —física, mental y emocionalmente— de una actividad sexual regular. Sobre todo cuando tenemos una pareja estable, pues ese tiempo representa el máximo nivel de complicidad e intimidad. Es una manera de olvidar los problemas del día, compartir nueva energía y reforzarnos para lo que viene.

Un acto sexual pleno nos proporciona mucho más que placer, pues nos oxigena no solo físicamente sino la vida entera: reafirma nuestra autoestima, nos anima; es una manera de aprobación mutua y de expresar lo mejor que llevamos dentro.

Prepárate para la batalla. No se trata de buscar un *look* de gala, pero intenta estar preparado de la mejor manera posible para tu encuentro sexual. Conviértelo en lo que es: un momento especial. Así como te preparas para las grandes ocasiones, busca hacerlo para tus encuentros amorosos. El cuidado personal es importante para reforzar la autoestima y para mantener la seducción. Si estás cansado después de un día de trabajo, date un baño que te relaje o propón uno en pareja. Busca un piyama o una prenda que te haga sentir bien. Usa algo de perfume o alguna loción que sea agradable. Convierte ese tiempo en la parte más importante de tu día y lo será también para la persona que comparte tu lecho.

Imagina, fantasea, sé creativo. Hay personas que le tienen pavor a las fantasías o incluso celos. En realidad, las fantasías son auxiliares idóneos para aumentar e impulsar el deseo sexual. Pero es importante que, una vez que se acabe el momento de intimidad, no nos echemos en cara lo que "usamos" mentalmente para excitarnos y excitar a nuestra pareja.

Usa tus propias tácticas de seducción, recurre a personajes e historias si es necesario. Si puedes y tienes la oportunidad de preparar un ambiente romántico y seductor, hazlo. No hay nada más placentero que ver que nuestra pareja se ha tomado el tiempo de preparar las cosas para sorprendernos.

Disfruta sin culpas. Hay muchos expertos en sexo y psicólogos que aseguran que gran parte de nuestras disfunciones sexuales se originan en la culpa y todo el peso "moral" que el sexo trae en nuestra cultura, especialmente entre los hispanos. Es una gran carga de la cual cuesta desprenderse. Sin embargo, cómo enfrentamos nuestra sexualidad es más importante de lo que confesamos e incluso de lo que creemos. Por esto, para poder llevar una vida sexual saludable y plena, es indispensable enfrentarnos en algún momento a nuestros propios demonios y tabúes. Este proceso a veces es más simple de lo que imaginamos, y a algunas parejas les basta reconocerlos para superarlos. Otros requieren manejarlo en pareja, y hay quienes definitivamente necesitan ayuda profesional. Sea cuál sea el camino que escojas, es importante indagar y tener claro el concepto que tenemos de la sexualidad y cómo llevarla a cabo. Mientras más pronto lo hagamos, tanto mejor.

Lo ideal sería tomarse el tiempo para aclarar nuestros conceptos y valores sexuales antes de empezar la vida en pareja, pero nunca es tarde para lograrlo.

Una vez que establezcamos nuestra base de valores y nos desprendamos de ideas, tradiciones y conceptos nocivos, es tiempo de empezar a disfrutar del sexo abiertamente con nuestra pareja. Toma en cuenta que, al igual que todo en la vida, el sexo también se va transformando con el tiempo, pero siempre con la posibilidad de disfrutarlo a plenitud.

SEXTO MANDAMIENTO:
BEBÉS SALUDABLES, FAMILIAS FELICES

Cómo no recordar mi rotación de neonatología en la escuela de medicina... Es imposible olvidar la imagen de bebés recién nacidos y ya adictos a alguna droga. Te estarás preguntando que cómo es posible que ocurra semejante situación. Pues sí, es posible, lamentablemente. Son hijos de mujeres que utilizaron drogas ilícitas o narcóticos durante el embarazo. La droga o el medicamento entra en la sangre de la madre y, a través de la placenta, llega al sistema circulatorio del bebé. Es una de las afecciones más lamentables, y de las que más me han impactado durante toda mi carrera de médico.

Durante el embarazo el bebé no solo se expone a los efectos de la droga, sino que se acostumbra a ella. Al nacer sufre inmediatamente lo que se conoce como el síndrome de retirada, es decir, los niveles de la droga disminuyen precipitadamente causando cambios abruptos en el recién nacido. Es de las cosas más tristes que he visto. El bebé tiembla y llora constantemente, le dan vómitos y diarrea, fiebre, convulsiones y en casos extremos puede llegar a morir. Y todo esto es prevenible.

No existe nada en el mundo más gratificante que tener un bebito saludable. Verlo reír, crecer y experimentar de manera satisfactoria todas las etapas de desarrollo. Su salud comienza con el inicio del embarazo y las acciones de la madre —con la ayuda del padre— condicionan hasta cierto punto el objetivo de que nazca y crezca sin problemas. Si se consume alcohol o no, el tipo de alimentación, los medicamentos que se utilizan, el peso aumentado, el estrés, entre otras cosas, determinan el buen o mal desarrollo del embarazo y, por consiguiente, el estado del bebé al nacer.

Los niños son el futuro de la sociedad y tenemos que invertir en ellos, protegerlos y cuidarlos desde el momento en que son concebidos. Esto me parece tan importante y tan esencial para el desarrollo de nuestra especie como seres humanos que decidí que tenía que formar parte de los mandamientos o pilares de nuestra salud.

PROCREAR BEBÉS SALUDABLES

La mayoría de las personas sabe que las mujeres deben tener especial cuidado para mantenerse saludables durante el embarazo. Pero no se dan cuenta de que tanto las mujeres como los hombres pueden aumentar sus posibilidades de procrear un bebé fuerte y saludable mediante la adopción de ciertas medidas antes de concebir. Por ejemplo, una mujer que toma suplementos de ácido fólico durante los meses previos a quedar embarazada puede reducir sustancialmente la probabilidad de dar a luz a un bebé con defectos neurológicos congénitos.

La salud previa del hombre antes de la concepción también es importante. Por ejemplo, es mayor la probabilidad de que los bebés cumplan con todo su proceso y tiempo de gestación, de nacer con peso y estatura normal y saludables si sus padres están libres de infecciones antes de la concepción y no abusan del alcohol ni de las drogas. Debido a que la mitad de los embarazos no son planificados, es importante que mujeres y hombres presten atención a su salud reproductiva durante sus años fértiles, incluso cuando no piensan tener un hijo a corto plazo.

Pediatras y neonatólogos coinciden en que cuando se adoptan las medidas de salud a lo largo de la vida fértil de una persona, el embarazo, aun siendo inesperado, puede llevarse a cabo de manera tranquila y saludable, con menores riesgos de enfrentar problemas que puedan afectar a la madre o al bebé durante la gestación, en el momento del parto o después. Por eso, en este capítulo te explicaré las medidas que los hombres y las mujeres pueden tomar antes de concebir para elevar la probabilidad de tener un bebé sano. Si eres mujer, te diré qué debes hacer si estás tratando de quedar embarazada y no puedes, y también te voy a recordar la importancia de recibir atención médica durante el embarazo.

POR QUÉ EVITAR QUE EL BEBÉ NAZCA ANTES DE TIEMPO

Se estima que nacen 380 mil bebés prematuros en Estados Unidos anualmente, es decir, uno de cada ocho recién nacidos. Un bebé prematuro significa que nace antes de las 37 semanas de gestación. Y aunque gracias a los avances de la neonatología, la rama de la medicina que se ocupa de los recién nacidos, se han logrado disminuir las secuelas en estos pequeñitos, lo cierto es que son más propensos a sufrir una serie de problemas de salud. Los siguientes son algunos ejemplos.

Infecciones. Debido a que el sistema inmunológico de los bebés prematuros no alcanza a desarrollarse como corresponde, el ataque de virus y gérmenes es mucho más nocivo en ellos. Es común que padezcan de infecciones respiratorias, en la sangre o en las meninges, la tan temida meningitis.

Anemia. La anemia es otro mal que suele afectar a los bebés prematuros, ya que no cuentan con la cantidad adecuada de glóbulos rojos.

Ictericia. La ictericia se produce cuando el hígado no alcanza a desarrollarse como corresponde o no funciona adecuadamente. Se reconoce porque la parte blanca de los ojos y la piel del recién nacido toman un color amarillento.

Apnea o frecuencia cardíaca lenta: Ocasionalmente los bebés que no alcanzan su desarrollo gestacional completo sufren de estas pausas respiratorias, así como de una frecuencia cardíaca más baja.

Los problemas descritos anteriormente son algunos, entre una larga lista, de los que suelen afectar a los bebés prematuros en sus principales órganos durante los primeros meses de vida, que generalmente deben pasar en incubadoras hasta alcanzar un peso más saludable. Sin embargo, también existe una serie de problemas que pueden manifestarse en estos niños a lo largo de su vida. A continuación se describen los principales.

Parálisis cerebral. La parálisis cerebral es un trastorno que interfiere en el funcionamiento de los músculos afectando su tono y movimiento normal. Hay distintos tipos de parálisis cerebral y puede ocurrir durante la gestación del bebé, al nacer o en los primeros años de vida. Esta afección también puede generar otros problemas de tipo visual, auditivo y del habla, entre otros. No se sabe con precisión qué desencadena este problema en todos los casos. Sin embargo, muchas veces se debe a factores genéticos, infecciones de la madre durante el embarazo que dañan la formación del cerebro del bebé, problemas durante el parto o falta de desarrollo, como en el caso de bebés nacidos a destiempo.

Hipoacusia o pérdida auditiva: Aunque el 90% de los niños sufre de sordera temporal durante su infancia a causa de un catarro u otros problemas, uno de cada mil nace con este problema de manera permanente. En ocasiones se produce de manera progresiva y en otras la falta de audición es completa. Las razones son muchas, pero la mayoría está vinculada a problemas de la madre durante el embarazo, como alguna infección. También puede ser producto de problemas congénitos, por síndrome de Down, falta de oxígeno en el momento de nacer o como consecuencia directa de nacer prematuramente. En ocasiones, al ser un bebé prematuro con baja capacidad inmunológica, sufre de meningitis, una de cuyas consecuencias podría ser la hipoacusia.

Retinopatía del prematuro (ceguera). Esta afección ocurre cuando los vasos sanguíneos de la capa interna del ojo, la retina, que se encarga de captar la luz para decodificarla como mensajes visuales transmitidos al cerebro, no se desarrolla adecuadamente. La mayoría de los casos se resuelve sin causar ningún daño. Sin embargo, existe un porcentaje que no logra recuperarse, ocasionando el desprendimiento de la retina y ceguera. Esto ocurre principalmente en bebés que nacen antes de la semana 31.

Discapacidades intelectuales. Especialmente cuando comienzan la etapa escolar, los niños prematuros suelen presentar un coeficiente intelectual (CI) más bajo, (especialmente en matemáticas aplicadas), así como dislexia. También suelen presentar más del doble de incidencia del síndrome de déficit de atención y un 20% más de dificultades de comportamiento con respecto a niños que cumplen su desarrollo gestacional normal. De igual manera, no alcanzar el desarrollo completo interfiere en otras áreas del comportamiento como planificación, memoria y flexibilidad mental, entre otras.

Problemas pulmonares. Se estima que cerca de un millón de bebés que nacen antes de tiempo a nivel mundial sufre de problemas respiratorios de distintos grados de gravedad, debido a que sus pulmones simplemente no alcanzan a madurar lo suficiente.

Autismo. Recientemente, un grupo de investigadores del King's College de Londres comprobó que existen menos conexiones cerebrales entre el tálamo y la corteza del cerebro en niños nacidos antes de la semana 33 de gestación, aumentando el riesgo de autismo y otros problemas de atención.

Científicos y organizaciones como *March Of Dimes* (a la que puedes acudir en caso de tener un bebé prematuro o para obtener información sobre cómo prevenirlo) continúan investigando las causas exactas que producen partos prematuros, como su componente genético e infecciones que sufre la madre que puedan contribuir a adelantar el nacimiento de los bebés. Esto tiene el objetivo de evitarlos o al menos reducir su incidencia. Mientras tanto, la recomendación primordial es que, si eres una mujer en edad fértil, consultes con tu médico, y cuanto antes.

Conocer en detalle tu estado de salud antes de concebir es de gran utilidad, especialmente si conoces los problemas que ocurren en tu familia, así como afecciones específicas que puedas tener como presión arterial elevada, diabetes, sobrepeso, infecciones, enfermedades venéreas, antecedentes de cáncer o cualquier otro problema. También es bueno tener presente toda la lista de medicinas y suplementos que utilizas regularmente. Más aún, cuando se trata de mujeres que anteriormente han tenido un bebé prematuro. De esta manera el médico a cargo de tu cuidado podrá tomar las medidas necesarias y cuidados previos al embarazo y, más adelante, la rutina prenatal que requieres. Por ejemplo, para mujeres con historial de embarazos prematuros existen nuevos tratamientos a base de hormonas, como la progesterona, que pueden ayudar a prevenirlos.

CUIDAR LA SALUD ANTES DE CONCEBIR: UN DEBER DE LA MUJER Y DEL HOMBRE

Conseguir una atención adecuada médica durante el embarazo es crucial para las mujeres. Ver a un médico u otro profesional de la salud durante los meses de gestación del bebé puede ayudar a aumentar la probabilidad de tener un embarazo y un parto sin complicaciones y un bebé saludable. Pero no hay que esperar a estar embarazada para comenzar a pensar en cuidarse para tener hijos... Y esto no solo concierne a la mujer. Muchos estudios indican que cuando la mujer y el hombre cuidan de su salud antes de concebir un hijo aumenta la probabilidad de tener un bebé sano y fuerte y un embarazo sin complicaciones.

¿Por qué es tan importante estar en buen estado de salud antes de la concepción? Porque cuando la mujer se da cuenta de que está embarazada, gran parte del desarrollo del cuerpo del bebé ya se ha producido. Durante los primeros días y semanas después de la concepción, muchos de los órganos del bebé ya están en pleno crecimiento. En el momento en que una mujer pierde su primer periodo, por ejemplo, el corazón y la columna vertebral de su bebé ya han comenzado a desarrollarse.

Cuando la mujer y el hombre están en buen estado de salud antes de la concepción, sus bebés tienen una probabilidad menor de nacer con defectos de nacimiento. Un defecto de nacimiento es una anormalidad en el cerebro o el cuerpo de un bebé y afecta a 1 de cada 33 bebés que nacen en Estados Unidos. A menudo se desarrollan en las primeras etapas del embarazo, incluso antes de que una mujer sepa que está embarazada. Por ejemplo, los defectos de nacimiento en el cerebro y la columna vertebral pueden ocurrir en las primeras semanas después de la concepción. Otros defectos de nacimiento pueden ocurrir más tarde en el embarazo.

Aunque no todos los defectos de nacimiento se pueden prevenir, la probabilidad de tener un bebé saludable es mayor cuando la pareja hace elecciones también saludables durante su vida fértil. Voy a explicar lo que los hombres y las mujeres pueden hacer antes y durante el embarazo para ayudar a concebir bebés sanos.

Sugerencias para las mujeres

Tomar suplementos de ácido fólico

Tomar un suplemento de ácido fólico durante sus años de fertilidad es uno de los mejores regalos que una mujer puede darle a sus futuros hijos. El ácido fólico es un tipo de vitamina B que ayuda a construir células nuevas y sanas en todo el cuerpo. Su consumo es muy importante porque puede ayudar a prevenir ciertos defectos de nacimiento en el cerebro y la columna vertebral de un bebé, tales como la anencefalia, una afección normalmente mortal en la cual partes del cerebro y del cráneo de un bebé no se desarrollan. Asimismo, puede ayudar a evitar la espina bífida, un defecto del tubo neural de la columna vertebral. Los investigadores creen que tomar ácido fólico puede ayudar a prevenir también otros defectos de nacimiento, como algunos del corazón, la boca y los labios, como el labio leporino y el paladar hendido, entre otros.

El ácido fólico se encuentra en algunos alimentos, entre ellos los vegetales de hojas verdes y el jugo de naranja, así como en algunas leguminosas como lentejas y frijoles negros, y en ciertos productos de granos como el pan, la pasta y los cereales enriquecidos con ácido fólico. Sin embargo, dos tercios de las mujeres no obtienen la cantidad suficiente de esta vitamina en su dieta. Por esa razón, los médicos recomiendan que las adolescentes y las mujeres que estén en edad de quedar embarazadas (es decir, que ovulen) tomen un suplemento vitamínico que contenga entre 400 μg (microgramos) y 800 μg de ácido fólico todos los días. En casos de mujeres que ya hayan tenido un hijo nacido con defectos en el cerebro o la columna vertebral, el doctor puede recetarles una dosis de ácido fólico de unos 4,000 μg diarios.

Tomar suplementos de ácido fólico es especialmente importante para las mujeres hispanas, porque las tasas de algunos defectos de nacimiento son más altas si se comparan con las de mujeres de otros grupos étnicos. Por ejemplo, los bebés nacidos de hispanas tienen un 20% más de riesgo de tener defectos en el tubo neural que las mujeres blancas no hispanas. Los investigadores creen que una posible razón de estas cifras es que la harina hecha de maíz, un alimento básico en la dieta hispana, no está fortificada con ácido fólico como la harina de trigo. Desde que Estados Unidos comenzó a producir granos fortificados con ácido fólico en 1998, el porcentaje de bebés nacidos con defectos congénitos del tubo neural se ha reducido en un 35%.

Lo mejor es que las mujeres empiecen a tomar ácido fólico al menos un mes antes de quedar embarazadas y que continúen tomándolo durante todo el embarazo. Sin embargo, ya que la mitad de los embarazos no son planificados, se recomienda que las mujeres en edad fértil tomen este suplemento permanentemente. De esa manera, si quedan embarazadas inesperadamente, sus hijos tendrán la protección que ofrece el ácido fólico.

Si ya estás embarazada y no estabas tomando ácido fólico antes de concebir, no te preocupes: tu bebé probablemente estará bien. Pero empieza a tomarlo de inmediato. Y si estás pensando en concebir y aún no lo tomas, comienza a hacerlo desde ahora y considera la opción de posponer la concepción al menos por un mes o dos.

Preguntar al médico si tus medicamentos son seguros durante el embarazo

No es sencillo identificar ni está claro cuál es el efecto de los medicamentos recetados, sin receta, e incluso el de los suplementos y hierbas, en el embarazo. En gran medida depende de la cantidad, el tiempo de uso y de la combinación con otras enfermedades que pueda tener la madre. Pero incluso se sabe que algunos medicamentos que las mujeres toman antes de embarazarse pueden tener un impacto en la salud de sus bebés. Aunque algunos medicamentos son seguros durante el embarazo, otros pueden causar defectos de nacimiento. Por ejemplo, dos medicamentos conocidos que se sabe que causan defectos de nacimiento son la talidomida (conocida comercialmente como Thalomid) y la isotretinoína (nombre comercial: Accutane). Pero hay muchos más, como algunos tipos de medicamentos recetados para la presión arterial alta, convulsiones, cáncer, trastorno bipolar, infecciones y la coagulación de la sangre.

Puede ser que tengas que tomar ciertas medicinas para tratar problemas como epilepsia, hipertensión, asma, etcétera. Por eso y para evitar cualquier riesgo, es importante que informes a tu médico. Él te aconsejará si es posible dejar de tomarlos durante el embarazo o si es posible reemplazarlos por otros más seguros.

Si tienes más inquietudes, también puedes visitar la página de internet de la Organización de Especialistas de Información Teratológica (OTIS, por sus siglas en inglés: http://mothertobaby.org/es/), la cual ofrece información en español sobre los riesgos y la seguridad de los medicamentos durante el embarazo y la lactancia. También puedes llamar de forma gratuita al teléfono 1-866-626-6847.

No consumir alcohol

El alcohol puede causar graves daños al futuro bebé, especialmente cuando se le expone durante las primeras semanas de gestación, pudiendo ocasionar abortos espontáneos, nacimiento del bebé muerto o características faciales anormales, entre otros problemas.

En cualquier momento del embarazo en que la madre tome, puede generar que el niño nazca con trastornos del espectro alcohólico fetal (TEAF), que consiste en los siguientes trastornos, entre otros: menor crecimiento, bajo peso, problemas del sistema nervioso central, de audición, de vista, de conducta, de aprendizaje y de memoria, así como problemas renales y cardíacos, hiperactividad, retrasos en el habla o de lenguaje y bajo coeficiente intelectual.

Debes recordar que el cerebro del bebé se desarrolla durante todo el embarazo y puede sufrir daños en cualquier momento.

No esperes hasta quedar embarazada para dejar de tomar porque para cuando te percates de que lo estás, al perder tu periodo menstrual, puede ser que el daño a tu bebé ya esté hecho. Recuerda que el alcohol se traspasa al feto a través del cordón umbilical, por lo tanto, cada vez que tomas es como si tu pequeño en gestación también lo hiciera.

Por desgracia, hay personas, especialmente en la comunidad hispana, que consideran que una copita de champán o un vino suave de vez en cuando no le hacen daño al bebé. No es así, ya que no existe una cantidad considerada segura para el feto. Si quieres un bebé sano, simplemente no tomes.

Mantener un peso saludable

El sobrepeso es un factor importante durante el embarazo, pues aumenta el riesgo de causar varios defectos de nacimiento en el bebé. También la mujer enfrenta mayor riesgo de complicaciones en ese periodo como hipertensión y preclampsia, y las posibilidades de desarrollar diabetes gestacional aumentan en un cincuenta por ciento cuando las embarazadas suben de peso más de lo recomendado. Y lamentablemente las latinas tienden a hacerlo.

Recuerda que se considera que tienes sobrepeso si tu IMC (índice de masa corporal) tiene un valor de entre 25 y 29.9 antes de quedar embarazada. Si estás por encima de 30, se considera que estás obesa. Pregúntales a tu doctor cuál es tu IMC.

Es importante tratar de llegar a un peso ideal de acuerdo a la estatura y contextura antes de concebir. De esa manera será más fácil aumentar el peso normal de acuerdo al crecimiento del bebé en formación. Para que tengas una idea, los doctores recomiendan que una mujer que tiene un peso normal aumente de 25 a 35 libras durante el embarazo. Mujeres que están por debajo de su peso ideal se recomienda que aumenten entre 28 y 40 libras y mujeres con sobrepeso, entre 15 y 25 libras. Consulta con tu médico sobre formas de alcanzar un peso saludable antes de quedar embarazada.

En cambio, si estás embarazada y por encima del peso normal, con sobrepeso u obesa, no es precisamente el tiempo ideal para ponerse a dieta, pues tu bebé necesita nutrirse. Sin embargo, puedes hacer cambios que favorezcan la nutrición adecuada de tu hijo y te ayuden a controlar tu peso. Por ejemplo, debes concentrarte en consumir alimentos más saludables y no antojos que no cumplan la función de alimentarlos correctamente. Seguramente tu médico te referirá a un nutricionista que te ayude a reorientar tu dieta para privilegiar lo saludable, disminuir el azúcar, la sal, grasas saturadas y todo lo que sea nocivo para ti especialmente en este periodo.

Solicitar una revisión médica completa antes de concebir

Las mujeres que planifican quedar embarazadas deben consultar a un médico para una revisión completa de su salud unos meses antes de empezar a tratar de embarazarse. Durante esta cita, el médico hará lo siguiente:

Hablará contigo acerca de tu historial médico, de embarazos previos, la salud de tu pareja y los antecedentes familiares. Es importante que conozca todos los detalles de tu salud para ver qué medidas y cuidados especiales adoptar. Por ejemplo, estudios recientes sugieren que las mujeres que producen un exceso de hormonas masculinas, que sufren del síndrome de Stein-Leventhal o síndrome de los ovarios poliquísticos tienen un riesgo más elevado de tener niños que sufran de autismo. Por eso es necesario entregar toda la información clínica disponible a tu doctor durante ese chequeo previo.

Hablará contigo acerca de la posibilidad de pruebas para identificar enfermedades genéticas. Los futuros padres, especialmente las futuras madres, suelen estresarse muchísimo con la salud de su hijo. Obviamente, todos esperan tener un bebé sano, pero siempre existe el temor de tener que enfrentarse a distintos escenarios, como síndromes, trastornos o enfermedades con las que no contaban. Hay algunos que pueden ser previstos de acuerdo a los antecedentes familiares o a través de exámenes previos. De todos modos, siempre es bueno hablar con el especialista sobre cómo enfrentar situaciones adversas al bebé. ¿Qué pasaría si viene con un problema de salud grave? ¿Y si no hay tratamiento? ¿Qué harían? Tener claro qué medidas adoptarían puede aminorar de alguna manera el impacto que ocasiona enfrentarse a situaciones tan difíciles y dolorosas.

Te realizará pruebas de sangre y orina para comprobar si hay problemas de salud que pudieran interferir en tu capacidad para concebir y dar a luz un bebé saludable. Por lo general, cuando una mujer ha intentado embarazarse sin lograrlo, el médico puede solicitar una analítica sanguínea básica de la pareja que incluye conocer el grupo y factor Rh, bioquímica y coagulación, así como una serología para descartar enfermedades infecciosas. A la mujer pueden solicitarle además un estudio hormonal basal, FSH, Estradiol, LH y progesterona, ecografía transvaginal, histerosalpingografía, histeroscopia y cariotipo, todas pruebas más específicas para descartar posibles problemas que puedan interferir en la concepción y el embarazo. En cuanto al hombre, pueden solicitarle seminograma o análisis del semen y exámenes bacteriológicos, bioquímicos y hormonales, así como una biopsia testicular y cariotipo.

Comprobará el estado de tus ovarios, el cuello uterino y la vagina. Esto es vital para poder embarazarse y mantener el feto en buenas condiciones. Si existe alguna complicación, pueden tomar las medidas adecuadas para tratarla.

Realizará exámenes para detectar infecciones de transmisión sexual. Suena terrible, pero lamentablemente muchas mujeres se enteran de que poseen una enfermedad de transmisión sexual (ETS) cuando están embarazadas, ya que no todas presentan síntomas visibles. Hay que abandonar la idea de que solo las personas promiscuas o con conductas cuestionables relativas al sexo pueden contraer ETS. La propagación de enfermedades como el papiloma se debe precisamente a no tener en cuenta que puede ser contraído en una relación estable.

Por esta razón, realizarse una revisión exhaustiva para verificar la presencia de ETS es vital antes de embarazarse. La mayor parte de estas enfermedades son más difíciles de tratar durante el embarazo, ya que ponen en riesgo la seguridad del bebé. Por esto, toda pareja que tenga en mente tener un hijo debe primero hacerse las pruebas correspondientes antes de dejar de usar preservativos u otros métodos anticonceptivos.

Entre las ETS más comunes están la clamidia y el virus del papiloma humano (VPH). La clamidia no tratada puede inflamar el sistema reproductivo de la mujer, haciéndola infértil, y aumentar el riesgo de embarazos ectópicos. También puede generar partos prematuros e infecciones en el líquido amniótico, afectando al bebé en el momento del parto, si este es vaginal. El virus del papiloma humano (VPH) afecta a cerca de la mitad de las personas sexualmente activas. Una mujer embarazada con verrugas genitales provocadas por este virus corre el riesgo de que, al crecer durante los meses de gestación, obstruyan la vía de salida del bebé en el momento del parto. También existe el riesgo de infectar al recién nacido, afectando garganta y sistema respiratorio.

El médico hablará contigo acerca de cómo manejar mejor las condiciones de salud preexistentes durante la concepción y el embarazo para evitar complicaciones durante los meses de gestación o el parto. Por ejemplo, si tienes diabetes, es muy importante que tengas el azúcar en la sangre bajo control antes de quedar embarazada. Los niveles altos de azúcar durante la concepción pueden aumentar el riesgo de defectos de nacimiento. Una diabetes que no se controla también puede aumentar el riesgo de hipertensión arterial e infecciones. Así como también puede ocasionar un aborto o que el bebé crezca más de lo normal, haciéndolo más propenso a infecciones.

La hipertensión arterial es una de las afecciones que más preocupa en el momento de este examen, ya que el embarazo en sí puede subir la tensión de la madre, más aún si es hipertensa. Las oscilaciones de presión son normales durante la gestación, pero si se eleva hasta 140/90 mmHg, las cosas se pueden complicar para la mujer y sobre todo para el bebé. Al alterarse, lo hace también el flujo de sangre hacia la placenta, dificultando la entrada de oxígeno y de nutrientes. Con esto también aumentan las posibilidades de sufrir un aborto o un parto adelantado, entre otras complicaciones.

También debes tomar en cuenta si tienes:

Problemas cardíacos. El embarazo puede complicar los problemas cardíacos debido a que es un proceso más exigente para el corazón, además de una infinidad de cambios en el organismo de la mujer, como aumento de las hormonas, un útero muchísimo más grande, más sangre, etcétera. Si no se tra tan adecuadamente, mientras más avanza el embarazo, mayor es el riesgo de un parto prematuro o de sufrimiento fetal, entre otros.

Asma. Una tercera parte de las mujeres que sufren de asma ven complica- da su salud con el embarazo, especialmente a partir del sexto mes. Como el bebé en formación recibe menos oxígeno, suelen nacer con menor peso, de manera prematura o hay un crecimiento retardado. Por eso es vital controlar el asma, es- pecialmente antes de embarazarse.

Epilepsia. Según los estudios, los efectos de la epilepsia sin control pue- den ser más dañinos para el bebé que los producidos por la medicina para tratar- la. Por esto es fundamental que el médico a cargo vea qué cambios de medica- ción se pueden realizar antes del embarazo para hacerla menos nociva.

Cáncer. En ocasiones, algunos medicamentos utilizados en los tratamien- tos para atacar distintos tipos de cáncer pueden complicar la concepción de un bebé o bien reactivarse, como ocurre con el cáncer de mama debido al aumento del estrógeno. Esto no siempre ocurre y en la mayoría, una vez tratadas las pa- cientes, se pueden embarazar y llevar a cabo toda la gestación sin problema. Sin embargo, tu médico debe estar al tanto si has sido tratada por algún tipo de cán- cer para tomar las previsiones necesarias.

Hablará contigo sobre cualquier prescripción o medicamentos de venta libre que tomes, así como hierbas, suplementos y otros remedios "naturales" que utilizas. Si bien existen nutrientes que son absolutamente necesarios durante el embarazo, o incluso antes, para ayudar con la concepción del bebé, hay algunos que no deben usarse en exceso, ya que pueden poner en riesgo su desarrollo normal. También es importante que tu médico sea quien determine exactamente la manera, el tipo y la cantidad de medicina o suplemento que requieres. Por ejemplo, el yodo es un mineral fundamental para la formación de la corteza cerebral del bebé. Actualmente se ha convertido en prioridad mundial en salud pública. Sin embargo, no es suficiente el que se consume a través de la alimentación. La dosis que la OMS sugiere para la población general (entre 250 a 300 microgramos diarios) lo obtenemos en gran medida a través de la sal yodada, pero una embarazada debe bajar el consumo de sal, por lo tanto, en ocasiones debe acudir a un suplemento como yoduro potásico. Pero este debe ser controlado y recetado por su médico, ya que el exceso puede provocar problemas de tiroides tanto en la madre como en el bebé. Lo mismo ocurre con otros como el zinc, el hierro, el cobre, el calcio, el fósforo, las vitaminas A y E, el complejo B, las omegas, etcétera.

Actualizará tus vacunas. Muchas mujeres, en especial quienes provienen de otros países, no siempre tienen al día su registro de vacunas, o bien no han recibido todas las que son obligatorias en Estados Unidos. Antes de un embarazo es importante ponerse al día e inyectarse las que falten. Por ejemplo, paperas, sarampión, varicela o la rubéola, pues si estás embarazada y te contagias, pones en peligro tu salud y la del bebé, causándole defectos de nacimiento. Si es posible, consigue tu tarjeta de inmunizaciones de tu país de origen o el listado de inmunizaciones obligatorias para que tu doctor pueda revisarlas. Una vez que verifique las vacunas que tienes, te indicará cuáles te hacen falta y si es necesario posponer tus intentos de embarazo por algunos meses.

Las principales vacunas que necesita una mujer antes de embarazarse son:

Varicela. La varicela es una enfermedad infecciosa caracterizada por erupciones en la piel y fiebre. El peligro real durante el embarazo es que puede ocasionar defectos congénitos en el bebé. Esta vacuna se aplica en dos dosis, con al menos un mes de diferencia entre una y otra. Además, luego de la segunda dosis, debes esperar al menos otro mes antes de embarazarte.

MMR contra el sarampión. El sarampión es una de las infecciones más complicadas para quien se contagia, pues además de las manifestaciones en la piel y la fiebre, puede generar problemas respiratorios que incluyen infecciones en los oídos y neumonía, llegando a generar otras complicaciones como daño cerebral o incluso la muerte. Una embarazada contagiada con esta enfermedad también corre el riesgo de perder a su bebé. Frente al riesgo de contraerla, en ocasiones los doctores prefieren prevenir, y aunque las mujeres hayan sido vacunadas en su infancia, vuelven a administrar otra dosis antes del embarazo.

HPV contra el virus del papiloma humano. Es tan común que hombres y mujeres sean portadores de este virus, causante de las verrugas genitales y del cáncer del cuello uterino, que en la actualidad prácticamente todos los países recomiendan vacunar a las niñas a partir de los nueve años y hasta los veintiséis años de edad. Incluso se está recomendando a los niños que también se apliquen estas vacunas. Estas se aplican en tres dosis, con varios meses de diferencia, así es que si te las piensas aplicar, necesitarás al menos unos seis meses antes de embarazarte.

Hepatitis B. La hepatitis B es otra de la infecciones que se ha propagado muchísimo en las últimas décadas. Ataca al hígado y puede ser transmitida al feto, complicando el embarazo, e incluso generando nacimiento prematuro. Se aplica en tres dosis, pero la última puede hacerse cuando la mujer está embarazada

Gripe o influenza. Siempre es recomendable vacunarse anualmente contra la influenza, la gripe H1N1 y algunas variantes de las cepas infecciosas que ocurren cada cierto tiempo. Las embarazadas corren riesgo de que sus estados gripales se compliquen, llegando en ocasiones a convertirse en neumonía. Por eso es mejor que antes de empezar con la gestación estés inmunizada.

TDP o DPT. Conocida como la vacuna triple bacteriana, protege contra el tétanos, la difteria y la tosferina. Aunque lo más probable es que la hayas recibido en tu infancia, muchas veces los doctores optan por reforzarla antes de un embarazo, ya que la tosferina en especial puede ser muy peligrosa para el recién nacido.

Precauciones para hombres y mujeres... antes y durante el embarazo
Evitar la exposición al humo del tabaco

Siempre es bueno evitar el humo del tabaco, tanto dejando de fumar para evitar el de primera mano como manteniéndose alejado de la gente que fuma para no recibir el de segunda mano. Esto es especialmente importante antes y durante el embarazo. El humo del tabaco contiene 7,000 sustancias químicas. De estas, cientos son peligrosas para la salud humana y por lo menos setenta pueden causar cáncer.

Cuando una mujer inhala el humo del tabaco, lleva estas sustancias químicas a su cuerpo, donde pueden permanecer y aumentar los riesgos de salud para su bebé. Además, fumar puede hacer más difícil que una mujer quede embarazada.

Los bebés de las mujeres embarazadas expuestas al humo de segunda mano se enfrentan a muchos problemas potenciales. Por ejemplo, tienen un mayor riesgo de nacer demasiado pequeños y demasiado pronto, y de morir después del nacimiento. La exposición al humo del tabaco también aumenta el riesgo de aborto involuntario, defectos de nacimiento, problemas de placenta que son peligrosos para la madre y el bebé, y el síndrome de muerte súbita del niño después del nacimiento.

En cuanto a los hombres, la exposición al humo de tabaco puede dañar la calidad de los espermatozoides, lo que puede aumentar el riesgo de defectos de nacimiento en los bebés que procree. También puede reducir su capacidad para engendrar.

Al dejar de fumar y evitar toda exposición al humo de tabaco antes de tratar de concebir un bebé, los hombres pueden aumentar las posibilidades de que

204 | MEJORA TU SALUD DE POQUITO A POCO

sus hijos sean sanos. Este es un mensaje importante para todos los hombres, pero especialmente para los hispanos, ya que el 17.3% de ellos fuma tabaco (en comparación con el 7% de las mujeres hispanas).

Hombres y mujeres pueden proteger a sus futuros bebés del humo de tabaco mediante la creación de una zona de no fumadores a su alrededor, especialmente cuando están tratando de concebir un bebé o cuando una mujer está embarazada. Cuando realicen reuniones de amigos en casa, por ejemplo, destinen una zona donde no puedan fumar y pídanles a sus invitados que la respeten. También eviten frecuentar lugares donde la presencia del humo de cigarrillo es inevitable. No tengan miedo de hacer respetar sus derechos a un ambiente limpio y más saludable, para ustedes y para los hijos que vendrán.

Evitar la exposición a toxinas ambientales

Los productos químicos y las toxinas del medio ambiente, tanto de la mujer como del hombre, pueden causar complicaciones en el embarazo y pueden dañar a los bebés. Ambos deben protegerse de las toxinas ambientales en todo momento, pero sobre todo antes de la concepción y durante el embarazo. Las mujeres y los hombres que trabajan con cualquier tipo de productos químicos en el lugar de trabajo deben hablar con sus médicos acerca de la seguridad de estos antes de concebir un bebé.

Es muy importante que eviten las siguientes toxinas:

Plomo. Tanto los hombres como las mujeres deben tener especial cuidado de no exponerse a ambientes con presencia de plomo o productos que lo contengan, puesto que tiene efectos en el aparato reproductor, como la disminución de los espermatozoides, problemas de fertilidad, lo cual disminuye la probabilidad de un embarazo.

La exposición al plomo durante la primera etapa del embarazo puede causar un aborto involuntario, muerte fetal, parto prematuro, bajo peso del bebé al nacer, crecimiento fetal lento, daño al sistema nervioso central del bebé y retrasos en el desarrollo del bebé después del nacimiento. Los niños expuestos al plomo pueden experimentar una larga lista de posibles problemas de comportamiento, aprendizaje y crecimiento. En realidad, la acumulación de plomo en el organismo es letal a cualquier edad, acarreando problemas de todo tipo, desde neurológicos a renales, reproductivos, de desarrollo, hipertensión, etcétera.

El plomo puede encontrarse en ciertos tipos de pintura, platos, productos para hacer artesanía y en algunos tipos de maquillaje, entre otros. También está presente en ciertos lugares de trabajo, en el agua contaminada y en el suelo.

Monóxido de carbono. El monóxido de carbono es extremadamente peligroso y puede llegar a matar a una persona en minutos. Es difícil detectarlo ya que no tiene olor ni color. Por algo se le llama "asesino silencioso". Cuando entra al sistema, le dificulta al cuerpo recibir oxígeno; sus síntomas son similares a los de una gripe, como dolor de cabeza, dificultad para respirar, náuseas y debilidad. Sin embargo, bastan solo diez minutos de intoxicación con este gas para que una persona también pierda la conciencia.

Este gas se libera cuando se quema combustible como gasolina, propano, carbón, queroseno, madera, otros combustibles para calefacción, gas natural, etcétera, u otras sustancias.

Cuando hay sospecha de intoxicación con monóxido de carbono, especialmente en una mujer embarazada, hay que llamar de una vez al 911, ya que las consecuencias son muy nocivas para el bebé debido a la falta de oxígeno que se produce, que puede generar graves secuelas neurológicas, e incluso la muerte. Por lo general, la madre debe ser tratada con oxígeno hiperbárico de forma urgente.

Para protegerse de este gas, hay que instalar detectores de monóxido de carbono en el hogar y asegurarse de que todos los motores de combustión, hornos, chimeneas, sistemas de calefacción y electrodomésticos estén bien ventilados y se revisen a menudo para verificar su buen funcionamiento.

También es importante que no manipulen aparatos como parrillas de carbón o gas, calentadores de gas, hornillas, etcétera, dentro de espacios cerrados como el garaje. De la misma manera, no se debe encender un vehículo en lugares cerrados o con poca ventilación, como se hace a menudo en lugares de clima frío.

Mercurio. El mercurio es un metal pesado que se libera en el medio ambiente como un subproducto de los procesos industriales y la quema de algunos tipos de combustible. También se encuentra en algunos lugares de trabajo, tales como consultorios dentales y en la minería, manufactura y en plantas de generación de energía. El mercurio se acumula en los océanos, lagos y ríos y en ciertos pescados y mariscos que los habitan.

La exposición puede ocasionar daños al cerebro, los riñones y los pulmones. Cuando ocurre antes y durante el embarazo puede producir abortos espontáneos y el envenenamiento del bebé, que probablemente deberá ser sometido a un tratamiento una vez que nazca, para eliminar ese metal de su sistema.

La Administración de Drogas y Alimentos de Estados Unidos recomienda que las mujeres embarazadas no consuman pescados que suelen estar contaminados con altos niveles de mercurio como el blanquillo del Golfo de México, el tiburón, el pez espada y la caballa. Y puesto que el atún blanco o albacora también puede contener mercurio, pide limitar la ingesta a seis onzas por semana. Al comer mariscos que han sido capturados localmente en arroyos, ríos y lagos, se debe prestar atención a las advertencias oficiales sobre la seguridad del mercurio en peces de esas aguas. Si no estás segura de qué hacer, mejor evita el pescado.

También la carne de res puede haber estado expuesta a mercurio. Por lo cual es importante verificar el origen de la carne o intentar consumir la de tipo orgánico.

Además se aconseja evitar visitas al odontólogo durante el embarazo, ya que algunos productos usados para empastes dentales contienen mercurio.

Pesticidas. La exposición a algunos tipos de pesticidas y plaguicidas puede aumentar el riesgo de aborto involuntario, parto prematuro, bajo peso al nacer, defectos de nacimiento y problemas de aprendizaje en los niños. Por ejemplo, se ha estudiado que las mujeres que viven cerca de granjas o cultivos donde se aplican pesticidas tienen un 66% más de riesgo de tener un hijo con autismo o con retraso, tanto mental como de desarrollo físico. Esto ocurre especialmente cuando están expuestas a los químicos durante el segundo y tercer trimestre del embarazo.

Existe muchísima evidencia de la relación que existe entre las mujeres y hombres que viven en zonas agrícolas, expuestas a pesticidas y el nacimiento de bebés con malformaciones físicas, autismo, retraso mental y de crecimiento.

También son nocivos los plaguicidas químicos usados en el hogar, de venta libre en tiendas, para matar insectos y aquellos aplicados por especialistas cada cierto tiempo. Evítalos tanto como sea posible. Si tienes que usar alguno, por ejemplo, para matar cucarachas, lee bien las instrucciones del paquete y ventila bien el área donde lo aplicas. Si estás embarazada o a la espera de concebir, pide a alguien que lo aplique y quédate un par de días fuera de casa mientras la concentración del pesticida disminuye un poco.

Productos de limpieza. De la misma manera, evita utilizar productos químicos para la limpieza, como cloro o lejía, o cualquiera que pueda contener elementos tóxicos. Existe evidencia de que el uso continuado de productos de limpieza antes y durante el embarazo puede provocar problemas respiratorios al bebé, pues interfiere en el desarrollo normal de sus pulmones durante su gestación. Esto ocurre debido a que el organismo de la madre absorbe las sustancias químicas a través de la nariz y de la piel.

Si los utilizas, debes tratar de ventilar muy bien el área, utilizar guantes y cambiarte la ropa al terminar para no contaminarte. También es importante tratar de evitar los productos en aerosol, que son más dañinos porque sus partículas se pueden aspirar.

Hoy en día existen muchísimas alternativas "verdes" o ecológicas, que además de ayudar al medio ambiente son más inofensivas para nosotros. También puedes buscar información sobre el uso de productos naturales como el agua mezclada con vinagre de manzana, esencia natural de lavanda, limón o bicarbonato de sodio, como lo hacían nuestras abuelas para limpiar y desinfectar sin efectos nocivos.

Radiación. La radiación por rayos X puede aumentar el riesgo de defectos de nacimiento, retraso en el crecimiento, deformidades, funciones cerebrales anormales o mayor riesgo de desarrollar cáncer más adelante. Esto ocurre especialmente cuando las mujeres embarazadas son expuestas a radiación durante las primeras dieciocho semanas de embarazo. Las consecuencias para la salud del bebé pueden ser graves, incluso con dosis de radiación que no llegan a ser notorias y nocivas para la madre.

Si tus médicos o dentistas recomiendan radiografías, asegúrate de informarles que estás embarazada o intentando concebir. A veces estas consultas pueden ser reprogramadas, o bien el especialista podría tomar medidas especiales de seguridad. Y si trabajas en un consultorio médico o dental, habla con tu empleador sobre cómo protegerte de la radiación.

Controlar las infecciones

Todas las infecciones, incluso las de transmisión sexual, deben estar bajo control antes de intentar concebir. Entre las infecciones que hay que tratar antes de concebir están las siguientes:

- Candidiasis vaginal
- Clamidia
- Citomegalovirus
- Estreptococo B
- Gonorrea
- Gripe y resfríos comunes
- Hepatitis B
- Herpes

- Infecciones urinarias
- Listeriosis
- Rubéola
- Sífilis
- Toxoplasmosis
- Tricomoniasis
- Varicela
- VIH

Las infecciones de la mujer no tratadas pueden causar defectos de nacimiento y complicaciones en el embarazo. Los hombres con infecciones pueden transmitirlas a la mujer durante el embarazo, aumentando el riesgo de efectos adversos para ella y el bebé.

Hay varias medidas que la pareja, en especial la mujer, puede tomar para evitar infectarse durante el embarazo. Por ejemplo:

- Tener mayor cuidado en las medidas básicas de higiene, como lavarse las manos antes y después de cualquier actividad.
- Sin excepción, no compartir alimentos, bebidas, utensilios, maquillaje, etcétera con otras personas. Ni siquiera con otros niños pequeños, pues muchas veces son quienes más adquieren infecciones respiratorias o estomacales.
- Hay que evitar el contacto con personas enfermas. Si hay que hacerlo, se debe utilizar una mascarilla y redoblar las medidas de higiene.
- Evitar el consumo de productos no pasteurizados.
- No consumir carnes, pescados, mariscos y huevos crudos o que no estén bien hervidos o cocidos.
- Lavar muy bien las frutas y vegetales.
- Utilizar guantes para realizar actividades en el jardín o donde tengas contacto con elementos usados por otras personas, con tierra, basura o suciedad.
- No limpiar los excrementos de los gatos, ya que estas mascotas podrían ser fuente de contagio de la toxoplasmosis.

Evitar el uso de medicinas

Si la idea es concebir un bebé y que nazca lo más saludable posible, lo mejor es que los organismos de los futuros padres estén lo más limpios posible. Lo ideal es evitar el uso de medicamentos innecesarios durante el periodo de concepción del bebé, y luego, durante su gestación, más todavía. Por ejemplo, el feto es muy susceptible a los antidepresivos y asimila fácilmente sus efectos, pudiendo sufrir de intoxicación. Incluso una alta dosis de acetaminofén, de uso tan común para el dolor de cabeza, puede ser nocivo para el bebé y provocar partos prematuros.

Por eso, como hemos mencionado anteriormente, la recomendación es consultar con el médico sobre cualquier medicina o suplemento que el hombre o la mujer quieran tomar antes del embarazo, y luego, la mujer durante los nueve meses de gestación y la lactancia del bebé.

No usar drogas

Si los medicamentos más comunes pueden ser tóxicos para los futuros bebés, ¿qué menos se puede esperar de las drogas? Pueden causar defectos de nacimiento y síndromes muy graves, así es que asegúrense de estar completamente libres de drogas al tratar de concebir.

La cocaína durante el embarazo, por ejemplo, se ha relacionado con diferentes patologías. Esta droga disminuye el flujo de sangre a la placenta, generando partos prematuros, retardo de crecimiento intrauterino y malformaciones cardiovasculares y neurológicas. Algo parecido a lo que ocurre con la marihuana, que además de generar un descenso hormonal en hombres y mujeres, perjudicando la concepción, podría ocasionar problemas de desarrollo cerebral en los futuros bebés.

La heroína, en tanto, puede pasar a través de la leche materna ocasionando dependencia a esta droga en los bebés. Los hijos de consumidoras de esta droga comienzan a manifestar los síntomas a tan solo horas de nacer. Son bebés irritables, con problemas para dormir y presentan temblores, diarrea, trastornos respiratorios, entre una larga lista de síntomas. Y tristemente, muchos de ellos finalmente mueren.

No cabe duda de que las drogas y la paternidad responsable son incompatibles.

PROBLEMAS AL TRATAR DE CONCEBIR

Una vez que la mujer ha decidido quedar embarazada, no debe preocuparse si no lo logra de inmediato. Es normal que pasen varios meses antes de que sea capaz de concebir. Sin embargo, algunas parejas, pese a todos los esfuerzos y cuidados, no lo logran; a esta afección se le llama *infertilidad*.

La infertilidad es bastante frecuente. Una de cada ocho parejas tiene problemas para concebir un hijo o mantener el embarazo. Aproximadamente un tercio de los problemas de infertilidad se atribuye a la parte femenina, una tercera parte se atribuye al hombre y la otra tercera parte es inexplicable o se debe a problemas en ambos.

Los siguientes factores pueden afectar la capacidad de los hombres de engendrar un hijo:

- La *edad*. Aunque los hombres pueden ser fértiles durante toda su vida, a medida que avanza la edad disminuye la capacidad de llegar a ser padres.

- El *varicocele*, una afección en la cual las venas de los testículos, que se encargan de drenar la sangre, aumentan demasiado de temperatura, lo que puede afectar la calidad de los espermatozoides. Es la causa más común de esterilidad masculina. Suele empeorar con el tiempo, deteriorando poco a poco la función de los testículos. Por lo general es un problema asintomático, que solo es diagnosticado cuando el hombre se somete a exámenes específicos para tratar de engendrar o por alguna molestia en los testículos que lo obliga a realizarse exámenes.

- Las *condiciones de salud*, como la presencia de diabetes, infecciones, insuficiencia testicular, paperas o antecedentes de tratamiento contra el cáncer pueden interferir en la fertilidad. Por ejemplo, se ha determinado que el exceso de azúcar en los hombres puede afectar la calidad de los espermatozoides, además de producir un envejecimiento prematuro en el sistema reproductor masculino. Lo mismo ocurre con muchas infecciones de transmisión sexual que deterioran la calidad de los espermatozoides, bajando la fertilidad del hombre.

- El *número, la movilidad o el tamaño de los espermatozoides*. En ocasiones el recuento de espermatozoides es muy bajo y no se mueven lo suficientemente rápido para llegar a fecundar, o bien mueren antes de alcanzar el óvulo.

- Los *medicamentos*, como la terapia de testosterona, los esteroides anabólicos, ciertos antidepresivos, los bloqueadores alfa, los opiáceos, los medicamentos para tratar hipertensión, artritis o problemas digestivos también pueden causar problemas y deteriorar la producción normal de espermatozoides o la eyaculación.

- El *sobrepeso, la obesidad y la mala nutrición* también pueden colaborar en la infertilidad masculina, ya que interfieren en la producción de espermatozoides sanos. Los antioxidantes como vitaminas A, C, B12, E, carnitina, arginina, selenio, así como micronutrientes, entre otros, son vitales para nutrir el ADN de los espermatozoides.

- Los *hábitos poco saludables* como el consumo excesivo de tabaco, alcohol o el uso de drogas ilícitas también puede perjudicar. Por ejemplo, está demostrado que el consumo de bebidas alcohólicas afecta los niveles de testosterona, así como la calidad y cantidad de los espermatozoides, entre otros efectos. Mientras que el tabaco y las sustancias químicas que vienen incorporadas potencian el desajuste del sistema reproductor del hombre y pueden deteriorar genéticamente las células germinales.

- El *estrés* también puede afectar la fertilidad. Es común que, cuando las parejas están demasiado enfocadas en concebir un hijo, sometiéndose a tratamientos, es tanta la presión por lograrlo que la ansiedad hace disminuir la calidad de los espermatozoides. Lo mejor es buscar las opciones necesarias, así como ayuda psicológica si lo requieren, e intentar tomar el proceso con calma.

Los siguientes factores pueden afectar la capacidad de las mujeres de quedar embarazadas:

- La *edad*. El llamado "reloj biológico" de las mujeres no es un mito. Su fertilidad es óptima entre los veinte y los treinta años de edad, disminuye a partir de los treinta, sigue declinando después de los cuarenta y se extingue en la menopausia. Es decir, a medida que las mujeres se acercan a los cuarenta, su capacidad para concebir disminuye significativamente. Por esta razón, aun cuando hoy en día las parejas y las mujeres solas suelen esperar a estabilizarse económica, profesional y emocionalmente antes de tener hijos, cuando acuden a un especialista en fertilidad, la primera recomendación es no esperar avanzar demasiado sobre la década de los treinta, sobre todo si quieren más de un hijo.

- La *ovulación* o liberación de óvulos de los ovarios. Ovulación es el proceso mensual en el que uno de los ovarios libera un óvulo, el cual podría ser alcanzado por un espermatozoide para concebir un hijo o se desprenderá a modo de flujo menstrual. Cada ciclo suele tener en promedio cinco o seis días de fertilidad, cuando la mujer puede quedar embarazada: los días previos a la ovulación y el día en que esta ocurre. Sin embargo, puede ser que existan ciertos problemas como falta de ovulación debido a ovario poliquístico, trastornos en el eje del hipotálamo, disminución de hormonas o envejecimiento de los óvulos que dificulten el proceso.

- Las *obstrucciones en las trompas de Falopio* debido a endometriosis, enfermedad inflamatoria pélvica u otros problemas también pueden interferir en la fertilidad. Por ejemplo, una infección por clamidia no tratada puede avanzar hasta inflamar el cuello uterino, el útero y las trompas de Falopio. Esto, además de disminuir la fertilidad, puede aumentar el riesgo de embarazo ectópico.

- Los *problemas anatómicos en el útero*. La posición y forma del útero también puede afectar la capacidad de concebir un hijo. Un 13% de las mujeres con problemas para concebir tienen malformaciones uterinas. Algunas mujeres tienen un útero inclinado, lejos de la vejiga o tienen un útero muy pequeño. Otras mujeres pueden tener un útero con dos cavidades internas o tienen una hendidura en la parte superior que lo hace más propenso a los abortos. Y hay mujeres que sencillamente carecen de útero. La mayoría de estos problemas, si bien pueden complicar la concepción, no la hacen imposible y en el peor de los casos, pueden ser corregidos con cirugía.

- Los *fibromas uterinos,* que son masas de tejido no canceroso en las paredes uterinas. Se estima que una de cada cinco mujeres de más de treinta años tiene un fibroma. Por lo general son asintomáticos y se descubren durante un examen ginecológico de rutina, con un ultrasonido pélvico o bien con otros exámenes más específicos. Entre un 5 y un 10% de algunos tipos de fibromas pueden modificar la cavidad del útero complicando la concepción, pero pueden ser tratados con medicamentos u otros procedimientos, incluido el quirúrgico.

- Los *hábitos poco saludables* como el consumo excesivo de tabaco o alcohol o el uso de drogas. El uso del tabaco por las mujeres reduce a la mitad sus probabilidades de embarazarse. Se estima que el tabaco envejece unos diez años a quien lo consume; esto en las mujeres afecta la producción de estrógeno, la hormona encargada de la ovulación, y afecta además la calidad de los óvulos y embriones. El alcohol y la cafeína también son nocivos para la capacidad reproductiva de la mujer, ya que disminuyen la reserva de óvulos de buena calidad.

- El *estrés* puede afectar al funcionamiento del hipotálamo, la glándula del cerebro que regula las emociones, el apetito y las hormonas encargadas de liberar óvulos, entre otras cosas. Cuando hay estrés se altera este proceso generando cambios en el ciclo de ovulación, e incluso a veces se interrumpe por completo durante un periodo. Y tal como ocurre con los hombres, cuando existe mucha presión y ansiedad por concebir un hijo, suele suceder que el proceso se bloquea como efecto del estrés. Por esta razón, son comunes las historias de mujeres que después de años intentando quedar embarazadas sin éxito, una vez que se dan por vencidas y se ocupan de otras cosas, logran concebir casi de inmediato. Y es que al relajarse, el cuerpo retoma sus funciones con normalidad.

- La *mala alimentación.* Más que comer, nutrirse adecuadamente es vital para quedar embarazada, ya que las células, el aparato reproductivo completo y las hormonas dependen de esto. Concentrarse en alimentos ricos en antioxidantes, nutrientes, vitaminas y minerales como el hierro constituye una base sólida de la fertilidad.

La Asociación Estadounidense del Embarazo sugiere que una mujer que quiera embarazarse realice los cambios alimenticios adecuados, idealmente por un año o al menos por unos tres meses antes de intentarlo.

- Las *enfermedades de transmisión sexual*, pues de todas las afecciones son las que más problemas reproductivos causan. Algunas como la clamidia y la gonorrea producen la enfermedad pélvica inflamatoria que, como ya expliqué, puede coadyuvar a la infertilidad. El 30% de las mujeres que la padecen tienen problemas para concebir. A diferencia del hombre, que puede ser tratado con antibióticos, cuando la mujer sufre daño en sus órganos internos como las trompas de Falopio, el útero o los ovarios, la única manera de tratarlos suele ser con cirugía. Y si pretende embarazarse, debe hacerlo a través de fertilización asistida. Por eso el uso de preservativos para prevenir infecciones es especialmente importante si te quieres mantener al margen de estas enfermedades, aún con una pareja estable.

- El *sobrepeso o el peso insuficiente*. Algunas mujeres con sobrepeso o con obesidad sufren desequilibrios hormonales que modifican sus ciclos menstruales, por lo tanto, también lo hacen con la ovulación, complicando el proceso reproductivo. Es muy común, por ejemplo, que las mujeres con ovario poliquístico sufran de sobrepeso u obesidad y no produzcan suficientes hormonas para ser liberadas. Sin embargo, al perder el peso excesivo aumentan sus probabilidades de concebir y de lograr un embarazo y parto saludables.

- En tanto, algunas mujeres que tienen un bajo nivel de masa corporal (menos del 18.5%) también pueden padecer ciclos menstruales irregulares, y a veces dejan de ovular. Cuando hay muy poca grasa corporal, se interrumpe el flujo de hormonas encargadas de liberar los óvulos, complicando de igual forma la fertilidad. Mantener un peso saludable es ideal para incrementar las probabilidades de embarazarse.

- Los *problemas de salud relacionados con las hormonas*, como insuficiencia ovárica primaria y alteraciones del tiroides. Esta glándula, por ejemplo, que regula el metabolismo y los ciclos menstruales, entre otras funciones, puede sufrir cambios como el hipotiroidismo (disminución de hormonas tiroideas) o de hipertiroidismo (exceso de hormonas). En ambos casos se produce un desajuste de hormonas femeninas y del proceso de ovulación, afectando la fertilidad.

- La *exposición a pesticidas, herbicidas, limpiadores y sustancias químicas tóxicas*. Al igual que estas sustancias que utilizamos a diario o que consumimos a través de frutas y vegetales, pueden afectar la formación del feto durante el embarazo, también pueden ocasionar distorsiones en el organismo de la mujer y sus funciones, que alteran el sistema reproductivo. Hay sustancias que pueden actuar como agentes perjudiciales del sistema endocrino, como ciertos metales pesados o los pesticidas. Estos modifican el ciclo menstrual, la actividad del hipotálamo y pueden generar endometriosis, anomalías en el útero, infertilidad y abortos, así como disminuyen la reserva de óvulos, entre otros efectos nocivos.

Hay ocasiones en que, pese a todos los cuidados, concebir parece imposible. Si el embarazo no se produce después de un año de intentos (cuando la mujer es menor de 35 años) o después de seis meses (si es mayor de 35 años), la pareja debe consultar a un médico que se especialice en infertilidad. Este puede ser un obstetra, un ginecólogo o endocrinólogo reproductivo para que realice una revisión completa de la fertilidad de ambos. La infertilidad a menudo puede ser tratada con éxito.

Cuando los problemas están relacionados con la infertilidad del hombre, aunque existen algunos casos más severos para los cuales no existen tratamientos, la mayor parte logra buenos resultados. Estos generalmente se obtienen combinando distintos métodos que incluyen medicamentos, cirugías y procedimientos de reproducción asistida, conocidas como TRA.

Medicamentos. Los medicamentos suelen utilizarse en casos de tratamientos hormonales que mejoren ciertas carencias y desequilibrios que estén interfiriendo en la producción y calidad de los espermatozoides, para eyaculación retrógrada e infertilidad inmunológica, entre otros.

Cirugía. En casos de problemas como varicocele, es decir, venas escrotales dilatadas, se realiza una varicocelectomía, que consiste en una cirugía menor, ambulatoria, que permite mejorar el flujo y desplazamiento de los espermatozoides. También se usa la cirugía para casos de obstrucción en algún área del sistema reproductivo masculino, entre otros.

Tratamientos para concebir

Técnicas de reproducción asistida

Fertilización in vitro (FIV). La FIV se utiliza especialmente en casos de obstrucción de las trompas de Falopio en la mujer o de hombres con una producción baja de espermatozoides. La fecundación de los óvulos de la mujer con los espermatozoides de su pareja o de un donante se realiza en el laboratorio. Luego, el embrión se inserta en el útero de la mujer, para llevar a cabo un embarazo normal.

Inseminación intrauterina (IIU). La IIU se utiliza comúnmente para tratar casos de bajo recuento y movilidad de espermatozoides, eyaculación retrógrada y de infertilidad inmunológica, entre otras. Los espermatozoides de la pareja o de un donante se insertan directamente en el útero de la mujer mediante un catéter, cerca de las trompas de Falopio, para facilitar la fertilización. Luego el embarazo se desarrolla de forma normal.

Inyección intracitoplasmática de espermios (IICE). Se opta por la IICE cuando hay baja calidad de semen o si no contiene suficientes espermatozoides debido a algún tipo de deficiencia u obstrucción de los conductos. Para realizarla, se extraen espermatozoides quirúrgicamente y luego se inyecta, en un laboratorio, un solo espermatozoide en el óvulo de la mujer. Cuando ya está fertilizado, se inserta en el útero de la mujer.

CUATRO PASOS DEL DR. JUAN
PARA CUIDAR DEL EMBARAZO

Una vez que quedes embarazada, asegúrate de recibir atención prenatal regular y de alta calidad de parte de un médico, obstetra, enfermera profesional certificada, asistente médico o partera certificada. Tu especialista deberá informarte sobre estilos de vida saludables durante el embarazo, así como sobre las pruebas de detección de enfermedades, infecciones, exámenes obligatorios y otras medidas que puedes tomar para asegurarte de que estés lo más saludable posible durante tu embarazo. Si padeces de alguna afección como diabetes, obesidad, problemas cardíacos o asma, el médico puede indicarte que veas a un especialista como un nutricionista, cardiólogo, etcétera, que pueda ayudarte a mantener esas afecciones bajo control durante el embarazo.

PASO 1: CUMPLE CON TUS EXÁMENES PRENATALES

Es importante que te hagas cada examen con la frecuencia que te sugiera tu médico. De esa manera podrás verificar que tanto tu hijo como tú estén en perfectas condiciones. Ese control te permitirá saber si has subido el peso normal, te estás excediendo o bien estás por debajo. También podrás discutir con tu especialista las dudas que tienes sobre tus vitaminas, tu alimentación, tus malestares o cualquier inquietud que tengas.

Esa revisión continuada te permitirá realizar también exámenes específicos, si tu médico lo considera oportuno, para conocer posibles síndromes u otro tipo de problemas que pudieran afectar a tu hijo de acuerdo a tu edad o condiciones específicas. Existe un amplio espectro de exámenes que pueden tranquilizar a las futuras mamás y papás, y que se realizan en distintas etapas del embarazo. Estos exámenes prenatales pueden aclarar:

- La situación y el estado del feto de acuerdo al tiempo, tamaño o su posición en el útero, especialmente en el momento previo al nacimiento.
- El sexo del bebé.
- Si hay defectos de nacimiento o problemas genéticos en el bebé como problemas del corazón, síndrome de Down, etcétera.
- Si la madre tiene ciertos problemas de salud que pudieran afectar al bebé en formación, de manera que puedan ser tratados durante el embarazo o después de dar a luz.

Por ejemplo, la incidencia del síndrome de Down aumenta con la edad de la madre. Mientras a los 30 años de edad es de 1 en 1,000, a los 35 años es de 1 en 400, y a los 49 es 1 en 12. Por esta razón, muchos especialistas recomiendan que las mujeres que deciden embarazarse a partir de los 38 años de edad se realicen el estudio prenatal para averiguarlo.

PASO 2: TOMA ALGÚN CURSO DE PATERNIDAD CON TU PAREJA

No todos tienen el tiempo para dedicarse a esto, pero se recomienda a los padres, especialmente primerizos que tomen algún curso de preparación en *pareja*. Además de ayudarles a aclarar muchísimas dudas sobre el embarazo, el parto y la crianza, ofrece mucha información y es una excelente manera de que ambos se involucren juntos, desde el principio, en el proceso de criar a los hijos.

Estos cursos generalmente se imparten a partir del cuarto mes de embarazo y los ejercicios que se ofrecen ayudan a familiarizarse con el manejo de un recién nacido y a conversar sobre las distintas situaciones que les tocará vivir. Además, es una buena oportunidad para socializar con personas que viven la misma situación, compartir sus experiencias, dudas, temores e incluso experiencias previas, si hubiera.

Paso 3: Ejercítate durante el embarazo

Estar "en estado" o embarazada no significa estar enferma o bajo terapia intensiva. Si bien es cierto que hay que redoblar los cuidados, esto no implica que hay que prescindir de la actividad física, salvo excepciones. Todo lo contrario: en general, el ejercicio es tremendamente beneficioso para la futura madre.

Tal como hemos visto en capítulos anteriores, ejercitarse supone un sinnúmero de beneficios a nuestra salud, los cuales son importantísimos en esta etapa. Por ejemplo, el hecho de que el ejercicio ayude a activar las endorfinas, que hace subir el ánimo, es de gran utilidad durante los nueve meses de gestación. A medida que pasa el tiempo, el bebé crece y la mujer aumenta de peso. Con eso suele ocurrir que su autoestima se resiente, pues no se siente tan atractiva. Por lo tanto, mantenerse activa le ayuda a controlar su peso y a mantener física y mentalmente su imagen por las nubes. También colabora con las molestias típicas de este periodo y a conciliar mejor el sueño, entre otras cosas.

Caminar, por ejemplo, es una de las recomendaciones básicas que da el médico a cargo de las embarazadas. Debe recordar que el "gran momento" ocurre el día de dar a luz y, ya sea a través de parto natural o de cesárea, mientras mejor esté físicamente, mejor afrontará el nacimiento de su bebé y su recuperación posterior. Caminar ayuda al corazón y también mantiene la circulación sanguínea de las extremidades, especialmente las piernas, que son las más afectadas con el aumento de peso.

Otros ejercicios que se recomiendan:

Natación. Para muchos expertos, este es el mejor ejercicio para las embarazadas, el más confiable y relajante. Ejercita todo el cuerpo, desde el corazón a los músculos, sin presión sobre tobillos y rodillas.

Baile. Aunque existen clases de zumba y otros estilos para embarazadas, se recomienda que se practique el de bajo impacto para no ocasionar lesiones, cansancio excesivo u otros problemas. También puedes salir a bailar con tu pareja de vez en cuando o simplemente bailar en tu hogar, a tu propio ritmo y según tu gusto.

Paso 4: Yoga para embarazadas

La popularidad del yoga en mujeres embarazadas crece como la espuma. Y es que mantener la flexibilidad, el estiramiento y el equilibrio durante estos meses es vital, y esto es precisamente la clave de esta técnica.

El yoga tiene la ventaja de que además ayuda a fortalecer los músculos, especialmente los de la espalda, pero sin ejercer presión sobre las articulaciones de rodillas o tobillos, que son los más deteriorados. Y como todos los ejercicios se realizan a partir de cierto tipo de respiración, esto también ayuda a la relajación y preparación para el parto. Existen posturas apropiadas para cada trimestre del embarazo, por eso es importante que las embarazadas practiquen yoga bajo la supervisión de una persona experta y no por cuenta propia.

Recuerda que antes de adoptar cualquier régimen de ejercicio, debes hablar con tu médico para que te autorice o te sugiera cuál funciona mejor para ti de acuerdo a tu situación y características específicas.

Cuidado con la preclampsia

Puede que nunca hayas estado embarazada, pero seguro que en más de una ocasión escuchaste hablar de la posibilidad de que alguna mujer en estado que conoces estuviera sufriendo de preclamsia. Se trata de un trastorno que afecta a cerca del cinco por ciento de las mujeres embarazadas, pero que cualquiera puede desarrollar. Sus principales síntomas son: presión arterial alta, proteína en la orina y problemas con el hígado o los riñones.

Este trastorno se puede manifestar en cualquier etapa del embarazo, sobre todo en la segunda mitad, aunque es más común a partir de la semana número 37. En ocasiones se manifiesta durante el parto o bien en las primeras 48 horas después de este.

Cuando hay preclamsia, los vasos sanguíneos se contraen, provocando que aumente la presión arterial y que baje el riego sanguíneo. Cuando esto ocurre, hay muchos órganos del cuerpo de la madre que se pueden ver comprometidos, llegando en situaciones más graves a ocasionar la muerte.

El feto, que está en pleno desarrollo, también se puede ver perjudicado, complicando su crecimiento, con la disminución del líquido amniótico o incluso generando desprendimiento de la placenta, lo que muchas veces obliga a adelantar el parto para no correr riesgos.

Tiene distintos niveles y para verificar que no hay riesgo de sufrirlo es necesario realizar exámenes de orina en cada visita al doctor para verificar si hay trazos de proteína. Y aunque por ahora no hay una forma de prevenir este trastorno, el médico también te indicará algunas medidas para disminuir los riesgos, como el consumo bajo de sal y beber más líquido para mantener al menos la presión bajo control.

Remedios naturales y hierbas medicinales: No todo lo "verde" es bueno para tu embarazo

El dolor, los gases, la mala circulación, la retención de líquido, la incomodidad para descansar… Una embarazada suele tener razones de sobra para querer recurrir a lo que sea para aliviarse de alguna manera sin causarle problemas a su bebé en formación. Y muchas veces, con este propósito en mente, recurre al uso de hierbas y soluciones naturales. Sin embargo, debes tener especial cuidado, ya que algunas hierbas, que en una situación normal pueden ayudarte, con un hijo en el vientre se convierten en nocivas.

Existen algunas hierbas que si bien poseen propiedades para mejorar la digestión como el boldo, la ruda o el perejil, a una mujer embarazada le pueden provocar un aborto. Otras hierbas que contienen *cafeína*, como el *té* o el *mate*, por ejemplo, deben ser consumidas con suma precaución. Durante el embarazo debes ser extremadamente cuidadosa con la dosis de cafeína que ingieres. El *anís estrellado* es de uso común entre las madres hispanas para combatir los gases y cualquier molestia estomacal durante el embarazo, la lactancia e incluso para ayudar a la digestión del bebé. Hay médicos que aún lo sugieren. Sin embargo, no es recomendable en embarazadas ni menos en bebés. Esto se debe a que se ha descubierto que puede generar reacciones alérgicas. Además, suele ser mezclado con una variedad llamada *anís japonés*, que es tóxico.

Antes de precipitarse a usar hierbas y otros productos naturales, hay que tener en cuenta que:

- Muchas hierbas pasan de "milagrosas" a "venenosas" a partir de cierta dosis. Ya sea que las consumas en cápsulas o en infusiones, no es fácil saber con certeza la cantidad de sus principios activos, por lo que calcular cuánto es lo adecuado para una embarazada es prácticamente imposible.
- "Natural" no significa libre de contaminantes. Salvo que el producto sea orgánico (y a veces eso es relativo), en el cultivo de plantas y hierbas también se usan pesticidas y otras sustancias que pueden ser tanto o más tóxicas que una medicina regular. Y lamentablemente, no hay manera de evaluar qué elementos contienen.
- *El uso de ciertas hierbas puede tener efectos adversos al interactuar con algún fármaco.* Algunas como tila, menta poleo e incluso valeriana deben ser usadas con extrema precaución, ya que al combinarlas con ciertos medicamentos pueden resultar tóxicas. Lo mismo ocurre con la

hierba de San Juan y con la equinácea, a la que muchas embarazadas suelen recurrir cuando tienen catarro. Hay que tener cuidado, ya que pueden interactuar con algunas medicinas o suplementos, provocar alergias y causar problemas hepáticos.

Una de las hierbas más confiables para calmar el dolor, ayudar a la digestión y al descanso es la manzanilla o camomilla. Eso si no se padece de problemas respiratorios o asma, ya que en ciertos casos los podría acentuar.

Por todo esto, la recomendación general es que, independientemente de la hierba de que se trate, antes de usarla se debe consultar con el médico.

Séptimo mandamiento:
Evitar los errores médicos

Justo estaba a punto de irme del hospital, luego de 36 horas sin cerrar los ojos un segundo, cuando me llamaron porque una de mis pacientes necesitaba un acceso central venoso. Este es un procedimiento que requiere de una preparación meticulosa para prevenir infecciones y una técnica precisa para meter una aguja en la vena yugular del paciente sin causar una complicación. La paciente necesitaba recibir sus medicamentos intravenosos, pero las enfermeras no habían podido ponerle un suero en los brazos.

Me sentía abatido. Mi cuerpo funcionaba sin combustible, en piloto automático. Me dolía hasta el pelo (que todavía tenía), y un pie le pedía permiso al otro para caminar. En ese entonces estaba haciendo mi residencia de medicina interna y estaba de guardia cada tres días. Era un tren de vida demoledor. Trabajaba, comía y dormía; no daba tiempo para más. Recuerdo que muchas veces llegué a mi casa y me quedé dormido, sentado en una silla de la mesa del comedor mientras mi esposa cocinaba, aún vestido con la ropa de hospital.

Regresé al cuarto de la paciente dispuesto a poner el catéter central en su vena yugular, como había hecho cientos de veces en otros pacientes. Sentía un poco de preocupación, pues la paciente era obesa, lo cual hace que el procedimiento sea bastante más difícil. Es importante poder identificar claramente las estructuras del cuello, el músculo esternocleidomastoideo, el pulso arterial y la clavícula. En las personas obesas es más complicado distinguir estas estructuras, lo que aumenta el riesgo de fallar e introducir la aguja en la arteria carótida en vez de la vena, o incluso acertarle al pulmón.

Comencé el proceso de esterilizarme. Me lavé las manos con agua y jabón, me puse la máscara, los guantes y la bata estériles. Coloqué a la paciente en posición "trendelenburg", o sea, con los pies más altos que su cabeza... Esto se hace para que llegue más sangre a la vena yugular y facilitar el proceso. Luego procedí a poner una manta estéril encima de la paciente, dejando el lado derecho del cuello descubierto. Todo listo para comenzar.

Traté de palpar el pulso carotídeo pero se me hacía difícil encontrarlo. El cuello de la mujer era muy grueso y compacto. Recuerdo que me sentí nervioso, lo cual no era típico en mí, pues me encantaba hacer procedimientos como ese. El cansancio me vencía; sentía que flotaba en el aire de lo agotado que estaba. Medí dos dedos por encima de la clavícula para asegurarme de introducir la aguja lejos del ápice del pulmón derecho, pero veía que la distancia entre su clavícula y su mandíbula era demasiado estrecha.

Hice un esfuerzo por sentir el pulso nuevamente y creí haberlo encontrado. Dejé mi dedo allí para no perder el pulso. Se supone que a un centímetro lateral se encuentre la vena yugular. Le comenté a la paciente que iba a sentir un pinchacito y un poco de ardor; era la anestesia local entrando en el cuello. La señora comentó que no le había dolido y pensé: "Comenzamos bien". Le advertí que iba a utilizar una aguja más grande para canular la vena yugular, pero que solo debía sentir presión, no dolor. Poco a poco procedí a introducir la aguja en el lugar anatómico que creí adecuado. Usualmente, cuando se pincha en el lugar correcto, se ve rápidamente la sangre de la vena yugular subir a través de la aguja y la jeringa. Miré pero no vi nada.

Mi sospecha se convertía en realidad. Esto no iba a ser fácil. Comencé a sudar como si estuviese corriendo un maratón. Sentía las gotas de sudor en mis piernas, en mi frente, en mis manos. Seguí manipulando la aguja en el cuello de la mujer, tratando de encontrar la dichosa vena. Ella a su vez comenzó a quejarse de que le dolía. Le puse un poco más de anestesia local y continúe intentando. Quería poder completar el procedimiento; era el orgullo del médico en entrenamiento que desea destacarse. Al mismo tiempo, quería irme a mi casa. Mi cuerpo y mi mente me indicaban que era una locura seguir despierto, y más aún tratando de introducir una aguja en el cuello de un paciente. El sistema de entrenamiento me había inculcado un alma de guerrero, de doctor que nunca se cansa y nunca se queja.

En retrospección, debí desistir con el procedimiento y haber pedido ayuda. Pero, ¿y mi reputación? Había adquirido una reputación en el hospital de ser uno de los mejores residentes, un vaquero que no le te-

mía a nada y que podía con todo. Por otros diez a quince minutos continué introduciendo aquella aguja en el cuello de la mujer, sintiendo que dependía más de suerte que de mi habilidad. Por un instante perdí mi sensibilidad; me interesaba más lograr introducir aquella vena central para satisfacer mi ego que el bienestar de mi paciente. Me sentía mareado, molesto, con dolor de cabeza e inseguro. Mi estúpida insistencia me llevó finalmente a donde concluyen situaciones como estas: a cometer un error médico.

En uno de los intentos la punta de la aguja perforó la parte superior del pulmón derecho. Lo supe de inmediato, pues la señora comenzó a mostrar dificultad respiratoria. Cerré los ojos y, en medio de una mezcla de molestia, frustración, angustia, cansancio, culpa, pena y arrepentimiento, comencé a moverme rápido para ponerle oxígeno a la mujer. ¡No sabía qué decirle! Uno de mis mejores amigos siempre dice que el error más grande usualmente no es el primero, sino el segundo en la cadena. Y tiene mucha razón... Hay médicos que en una situación como esta optan por ocultar la verdad e inventarse una excusa de por qué ocurrió la complicación. Curiosamente es esa mentira y no el error inicial el que lleva a muchos pacientes a iniciar un proceso legal en contra de ellos.

Le dije la verdad. "Lo siento mucho, señora, cometí un error y sin querer la aguja entró en la capita que cubre el pulmón. Es por eso que tiene falta de aire. Pero no se preocupe, que de su lado no me muevo hasta que lo resolvamos". La señora, con una máscara de oxígeno cubriéndole toda la cara, inclinó la cabeza hacia delante, como asintiendo a lo que le había dicho, y me agarró la mano en solidaridad. ¡Wow! Fue un perdón instantáneo el que recibí de la paciente. Se me aguaron los ojos ante semejante acto de comprensión. Nunca olvidaré la energía de ese momento; era la cara humana de la medicina en todo su esplendor. No se necesitaron palabras para entender lo que me comunicaba: "Tranquilo, eres médico, pero ni eres Dios ni eres perfecto".

La paciente estaba estable, lo que me indicaba que el colapso del pulmón no podía ser tan significativo. Con la máscara de oxígeno puesta, su oxigenación era normal. La llevé a hacerle una placa de pecho y pude ver cómo el pulmón derecho había colapsado en un 25 %. Es el *peor momento para un médico: ver directamente el resultado de su error. Se siente uno como mierda... Perdón por la expresión, pero no puedo explicarlo mejor. Le comuniqué el resultado a la paciente y le dije que no había necesidad de un procedimiento; el pulmón volvería a su normalidad después de varios días. "Ya ves que no todo son malas noticias; vamos a estar bien", me dijo. Su positivismo y el entendimiento claro de cómo funciona la vida era casi incomprensible.*

Me quedaron varios aprendizajes de dicha experiencia:

1) Las siglas M.D. que están después de mi apellido no significan "medio Dios".

2) Ser siempre totalmente claro y conducirse con la verdad ante los pacientes.

3) La humildad me lleva muchas veces a aprender de los pacientes, y eso a su vez me da herramientas para servirles mejor como su médico.

ERRORES QUE MATAN

Muchos todavía tenemos fresca en la memoria la noticia sobre la muerte de Michael Jackson, especialmente nosotros, los médicos. Y es que así como millones de fanáticos en el mundo entero se conmocionaban con su repentina desaparición, también impactaba enterarse que la razón de esa pérdida tan notable para la música se debía a un error médico: una dosis letal de propofol, un anestésico usado por su médico personal para tratar el insomnio del artista. Aún recuerdo cuando lo reporté en televisión. No podía creer que un médico utilizara en la casa un anestésico que solo se debe de utilizar en un hospital y en un ambiente controlado y preparado para posibles emergencias.

Lamentablemente esa historia no es un caso aislado. De acuerdo a un estudio publicado en 2013 en la revista *Journal of Patient Safety*, anualmente, entre 210,000 y 440,000 pacientes hospitalizados sufren algún tipo de daño que los lleva a la muerte y que pudo haberse evitado. Si te parece alarmante (lo es), debes saber que es una de las principales causas de muerte en Estados Unidos que se podrían prevenir.

Error médico no es lo mismo que "mala praxis". Esta última tiene que ver con negligencia, ignorancia o intención criminal. Un error médico, en cambio, es resultado de accidentes o equivocaciones pero sin intención de causar daño. Entre los errores más comunes están aquellos en el diagnóstico, en la administración de medicamentos y sus dosis, así como en procedimientos quirúrgicos inapropiados y el uso erróneo de ciertos equipos. La mayor parte de estos ocurre en hospitales y centros de emergencia. Uno de cada tres pacientes hospitalizados en Estados Unidos puede ser víctima de un error de este tipo.

Los errores médicos tienen muchas causas y pueden ocurrir en cualquier parte del sistema de salud. Sin embargo, los pacientes pueden tomar muchas medidas importantes para evitar ser víctimas.

En este capítulo te diré cómo evitarlos y cómo protegerte de los procedimientos innecesarios, cirugías y medicamentos. Te aconsejaré sobre cómo utilizar el sistema de salud de manera segura, con ciertas sugerencias que te ayudarán a manejarte en distintos escenarios, tanto cuando visitas el consultorio de un doctor, como en clínicas y hospitales. También te orientaré sobre cuándo debes pedir ciertas pruebas médicas, la forma de evitar la prescripción innecesaria de antibióticos y lo que necesitas saber para obtener una segunda opinión médica.

Causas más comunes de errores médicos

• **Errores en la medicación.** Este error consiste en recetar el medicamento equivocado, una dosis incorrecta, un medicamento que causa una reacción peligrosa o interfiere con otro medicamento que el paciente está tomando. A veces se debe a que en los centros asistenciales se confunden los nombres de los pacientes, generando cambios de recetas que pueden ser letales.

• **Infecciones a "través del tubo".** Entre las mayores causantes de muerte en hospitales están las infecciones adquiridas en los mismos hospitales por el uso de catéteres o líneas centrales (utilizadas para administrar al paciente antibióticos intravenosos o medicamentos de emergencia). Muchas veces los médicos y enfermeras no se percatan de que los catéteres han permanecido sin cambiarse demasiado tiempo, lo que causa estragos. Esas líneas se infectan, esa infección va a la sangre y el paciente puede llegar a morir. Lo mismo ocurre con las sondas usadas para que los pacientes puedan orinar. Cuando el paciente tiene esas sondas por mucho tiempo, especialmente en personas de edad avanzada, la orina se puede infectar provocando una infección mayor que compromete el organismo por completo. O bien, puede ocurrir cuando confunden las sondas para alimentación con las de medicinas.

• **Lesiones por caídas.** Las caídas pueden ser tremendamente complicadas para una persona enferma, en reposo o recuperación, especialmente si es mayor de 65 años. En los hospitales o centros asistenciales suelen ocurrir cuando la persona se encuentra débil luego de una cirugía o procedimiento, por algún estado de confusión, porque algo se interpone en su camino, el piso está resbaladizo o puede haber mala iluminación, entre otras cosas. Hay lesiones que pueden ser moderadas como hematomas, fracturas de piernas, brazos o caderas, o trauma a la cabeza. Sin embargo, en ocasiones las caídas resultan mortales. Casi medio millón de caídas que resultan en muerte se producen cada año a nivel mundial. En los hospitales o centros de emergencia suelen ocurrir cuando los pacientes se encuentran solos, sin la supervisión adecuada.

• **Úlceras por presión.** Son laceraciones o heridas que se producen en la piel de los pacientes cuando pasan demasiado tiempo en una misma posición, ya sea en una cama de hospital, una cama regular o una silla de ruedas. Estas heridas en la piel pueden ser letales, ya que muchas veces se infectan y, al no poder cambiar de posición, se hace difícil que cicatricen. Se supone que las enfermeras cambien al paciente de posición cada dos horas para evitar esta complicación.

• **Infecciones en sitios quirúrgicos.** Se estima que de cien personas que se someten a una cirugía, entre una y tres pueden sufrir de infecciones en aquellas zonas que fueron intervenidas durante el proceso. A veces el paciente puede ser tratado con antibióticos o con otra cirugía. Pero siempre existen riesgos de que la infección se complique aún más. Esto puede ocurrir si el personal médico no se encarga de mantener la herida limpia.

• **Coágulos de sangre.** Esto puede ocurrir en pacientes hospitalizados que por alguna razón u otra no pueden moverse y se encuentran postrados las veinticuatro horas del día. El no moverse aumenta el riesgo de que la persona desarrolle un coágulo venoso, que en ocasiones puede migrar al pulmón y poner en riesgo la vida. Para evitar esta complicación, el personal médico debe de utilizar medicamentos para licuar la sangre y utilizar unos aparatos que se le ponen al paciente en las piernas para comprimir las venas y mantener la sangre fluyendo.

•**Infecciones transmitidas por los proveedores de salud.** En todos los hospitales y centros de salud existe un universo de microorganismos, bacterias y gérmenes que llegan con los pacientes y otros que habitan de forma regular y que pueden ser transportados de un lado a otro, de un paciente a otro por el personal cuando no toma las medidas higiénicas básicas. Cada día ocurren decenas de casos de infecciones bacterianas de esta manera, muchas de las cuales acaban en muerte.

LOS ERRORES MÉDICOS SE PUEDEN EVITAR

Los errores médicos no son inevitables, ya que tanto los pacientes como sus familias y los médicos pueden tomar medidas para prevenirlos. Veamos algunas medidas para lograrlo.

En los hospitales y consultorios de todo el país existen protocolos de prevención que se están poniendo en marcha para ayudar a prevenir los errores. Por ejemplo, ocurren muchos casos de cirugías que se practican en áreas que no corresponden, como operar la rodilla derecha en vez de la izquierda. Para evitar errores como esos, la *American Academy of Orthopaedic Surgeons* (Academia Estadounidense de Cirujanos Ortopédicos) recomienda que los cirujanos firmen con sus iniciales en el área en que se va a practicar la cirugía antes de que el paciente reciba la anestesia. De esa manera podrá estar consciente y actuar si se da cuenta de que están tratando el área equivocada.

Los pacientes también pueden protegerse de los errores médicos siendo miembros activos de su equipo de cuidado de salud. Al cuestionar a tus proveedores de atención médica en cada paso, prestando especial atención a los detalles, informándote acerca de tus afecciones e informándoles cuando algo te parece mal, tú, como paciente, puedes evitar errores y salvar tu vida.

Los pacientes deben participar en cada decisión relacionada a su cuidado de salud. Los estudios muestran que quienes están más involucrados en su cuidado obtienen mejores resultados.

Si tienes la opción de escoger un hospital para someterte con una cirugía o tratamiento, opta por uno que tenga mucha experiencia y buenas evaluaciones por parte de los pacientes que se someten al procedimiento o la cirugía que requieres. Se ha demostrado que los pacientes tienen mejores resultados cuando se tratan en hospitales y clínicas con vasta experiencia en tratar la misma afección que ellos padecen.

Infórmate todo lo posible sobre la afección que padeces, cirugía y otros tratamientos a los cuales supuestamente debes someterte. Pregúntale a tu médico, enfermeras y utiliza otras vías de información que sean confiables. Acude a sitios de internet de organizaciones de gobierno que ofrezcan datos y tratamientos aprobados, con suficientes estudios que los avalen.

El paciente también es responsable de su cuidado

Puede ser difícil cuestionar a un médico, especialmente si no te sientes cómodo en ese entorno. Muchos pacientes son muy respetuosos y sienten que es una falta de educación cuestionar a sus médicos. Pero la verdad es que los buenos médicos reciben con agrado estas preguntas y dudas. Si tu médico se molesta cuando le cuestionas acerca de tu salud, tal vez deberías considerar la posibilidad de cambiar de profesional.

Como paciente, debes asegurarte de que todo el personal médico a cargo de tu cuidado tenga todo tu historial y la información médica importante y correcta. No des por sentado que esto es así. Pregunta si saben de determinada afección previa, medicinas que usas, así como el procedimiento al cual debes someterte.

No siempre la práctica de más exámenes y procedimientos implica que es mejor para tu salud. Debe estar muy claro el objetivo del examen, prueba o tratamiento que te sugieren. En ocasiones el exceso incluso puede ser contraproducente. Si no lo tienes claro o no te convence, puedes pedir no someterte a lo que te sugieren.

No infieras que si no recibes una llamada de parte del personal de salud o la oficina de tu médico luego de un examen o cirugía, eso implica que todo está bien y los resultados son positivos. Muchas veces los exámenes se cambian de una persona a otra, son archivados por equivocación o simplemente se olvidan. Es aconsejable que, después de unos días, llames para preguntar por los resultados e insistas hasta que te los entreguen.

Escenarios específicos y cómo actuar en estos

La mejor manera de mostrar cómo protegerse de los errores médicos es presentándote distintos escenarios donde estos pueden suceder. En cada uno voy a señalar una situación que podrías enfrentar y te diré algunas de las medidas que *debes tomar* y otras que *no debes tomar* para protegerte de los errores médicos.

ESCENARIO 1: EN UNA CITA MÉDICA

Tienes una cita médica importante y estás nervioso acerca de lo que puedas enterarte sobre tu estado de salud. El médico puede diagnosticar un problema grave, recomendarte un tratamiento o una cirugía.

¡No vayas solo a la cita! Prepárate y lleva contigo a un amigo o familiar.

- *Si no te sientes cómodo al hablar en inglés, busca un médico que hable español.* Entender con precisión los detalles de todo lo que te diga es muy importante para evitar errores y malentendidos. En caso de no ser posible contar con un médico en tu idioma, pregunta si alguna enfermera u otra persona del consultorio, la clínica o el hospital, con conocimiento médico, puede servirte de intérprete.

- *Pídele a un amigo o familiar de confianza que sea tu "representante".* Esta persona puede ayudarte a escuchar, a hacer las preguntas correspondientes y luego a recordar lo que el médico diga.

- *Lleva las preguntas y tus síntomas por escrito.* Antes de ir a la cita o a un procedimiento médico, tómate algún tiempo para pensar en tus preguntas e inquietudes. También es bueno llevar en detalle los síntomas que experimentas, así como su frecuencia e intensidad. Muchas veces estos van cambiando. Escríbelos y refiérete a ellos cuando hables con tu médico.

- *Pregunta qué debes hacer si tu afección empeora.* ¿Debes llamar a tu médico? Si es así, ¿cuándo? ¿En qué circunstancias debes ir a la sala de emergencia? Si esto ocurre o eres internado en el hospital, ¿tu médico estará allí?

Pide un intérprete

Si las barreras del idioma interfieren en tu capacidad para comunicarte claramente con tu médico, solicita la ayuda de un intérprete. Los proveedores de salud que reciben fondos federales (como Medicare y Medicaid) deben proporcionar servicios de interpretación a sus pacientes. Para ahorrar tiempo, solicita este servicio de interpretación al hacer tu cita. De esta manera no tendrás que esperar por un intérprete cuando llegue el momento.

Elige un "representante"

Cuando estás enfermo, cuando estás recibiendo un diagnóstico complicado, cuando estás a punto de someterte a una operación, todas estas son situaciones muy estresantes. Puede que te sientas asustado y vulnerable, y tu mente no esté tan clara como lo estaría en una situación cotidiana. El estrés puede afectar tu capacidad para concentrarte y recordar la información. Tu pensamiento puede llegar a ser aún más borroso cuando estás tomando ciertos medicamentos. Por estas razones, es importante tener a un amigo o miembro de la familia a tu lado durante las citas importantes con tus médicos, en los procedimientos y cuando te encuentres hospitalizado. Esta persona puede abogar por ti, haciendo las preguntas correspondientes y recordando las respuestas de tu médico cuando tú no lo hagas. Tu "representante" también debe estar claro sobre documentos médicos importantes, los cuales le indican a proveedores de tus salud cómo actuar en una situación en la cual necesites resucitación cardiopulmonar o ventilación artificial (en inglés se les llama *advanced directives*).

Escenario 2: Discutir los medicamentos que actualmente usas

Cuando tu médico te pregunte qué medicamentos tomas, *no* le des una lista incompleta o incorrecta ni intentes adivinar cuáles son si no los recuerdas. Mantén un registro cuidadoso de tus medicamentos y ten contigo una copia de la lista actualizada que puedas entregar a tu médico.

- *Presta atención.* Ten presente los medicamentos que tomas, así como sus dosis, y asegúrate de que todos los médicos que te traten tengan esta información. Incluye los medicamentos con receta, así como los que compras directamente en la farmacia o tienda, suplementos, hierbas y remedios naturales. El médico necesita saber qué fármacos o hierbas usas para no recetarte algo que interfiera con ellos.

- *Haz una lista de tus medicamentos.* Ten todos tus medicamentos escritos en una tabla como la que encontrarás más adelante, o bien lleva los medicamentos mismos a las citas.

- *Toma nota de las alergias.* Incluye notas sobre las alergias y reacciones adversas a medicamentos que has experimentado. Este detalle puede evitarte los graves problemas que se originan al usar un medicamento que te causa daño.

- *Pide claridad en la receta médica.* Dicen que un médico que escriba con claridad no es médico, pero esta aseveración no tiene por qué ser verdadera. Tu farmacéutico necesita entender la letra de su receta y tú también. Así es que asegúrate de que entiendes el lenguaje y la escritura de las indicaciones, de manera que tengas claro cómo tomar los medicamentos.
- *Resuelve todas las dudas sobre los medicamentos.* Cuando tu médico te recomiende un nuevo medicamento, pídele que te aclare las dudas que tengas sobre este. ¿Para qué sirve? ¿Cómo debo tomármelo? ¿En qué horario? ¿Por cuánto tiempo? ¿Tiene efectos secundarios? ¿Qué debo hacer si experimento estos efectos? ¿Puedo tomarlo junto a los otros medicamentos que uso? ¿Qué cuidados debo tener en cuenta mientras tomo este medicamento?
- *Revisa que el medicamento que te entregan en la farmacia sea el mismo que te recetó tu doctor.* Aunque no lo creas, gran parte de los errores vinculados a medicamentos tienen que ver con la dosis o el medicamento equivocado. De acuerdo a un estudio realizado por el Colegio de Farmacología y Ciencias de la Salud de Massachusetts, el 88% de los errores relacionados con medicamentos se deben a esto.
- *Revisa muy bien cuáles son los efectos secundarios de cada medicina y qué hacer si se manifiestan.* Quizá anteriormente no has experimentado efectos colaterales, pero es preferible saber cuáles son y qué medidas tomar antes de que una reacción te tome por sorpresa.

Mis medicinas

Nombre del medicamento	Para qué lo tomo	Dosis	Cómo tomarlo

Escenario 3: Proporcionar tu historial de salud

Tu médico te preguntará acerca de tu historial de salud. No le des un historial médico incompleto o inexacto. Lleva un registro cuidadoso de tu historia clínica y de los antecedentes de salud general de tus padres, hermanos e hijos.

- *Lleva un registro.* Conoce los detalles sobre las afecciones, comotu edad cuando se presentaron y la gravedad que tuvieron o tienen. Anota las fechas y los detalles de las enfermedades, tratamientos y cirugías, así como los resultados de las distintas pruebas a las que fuiste sometido. Tu médico necesita saber qué afecciones y enfermedades existen en tu familia, ya que pueden influenciar tus factores de riesgo. Por ejemplo, si tienes un fuerte historial familiar de cáncer de mama, el médico puede recomendarte que realices mamografías o pruebas genéticas.
- *Asegúrate de que tus médicos y personal de salud conozcan tu historial de salud.* No creas que todos los profesionales de la salud tienen acceso a la totalidad de tu expediente médico. Por eso es importante que mantengas una copia para poder proveerles la información cada vez que lo requieran.
- *Incluye en tu expediente la información de medicinas recetadas, no recetadas y suplementos que has utilizado.* También agrega el registro de vacunas y todo lo referente a tu estado de salud y el de tu familia.

Escenario 4: Recibir un diagnóstico o la recomendación de un tratamiento

Tu médico necesita saber si tienes alguna pregunta sobre el diagnóstico, tratamiento o procedimiento sobre el cual te está informando. No permanezcas en silencio, suponiendo que se puede dejar todo en manos de tu médico, y que si es importante que sepas algo, él te lo dirá. Pregunta sobre cualquier duda que tengas y que te parezca relevante.

- *Tienes derecho a estar informado sobre tu estado.* Si tu médico en ese momento no tiene tiempo para responder a tus preguntas, pide una cita de seguimiento.
- *Comprende bien lo que se te está recomendando.* Si un médico te recomienda una terapia, una medida a tomar o instrucciones de algún tipo, asegúrate de que entiendas de qué se trata. Solicítale que te dé una explicación más detallada si es necesario. Si es posible, pídele que te proporcione instrucciones escritas, de esa manera sea más fácil recordarlas.

- *Toma notas.* Lleva un cuaderno o libreta a las citas para que tu acompañante o tú puedan tomar notas y apuntar recordatorios. La memoria es frágil, especialmente cuando se trata de personas mayores, en periodos postoperatorios, tratamiento o bajo el efecto de ciertos medicamentos. Por eso, para no olvidar recomendaciones especiales o detalles, es mejor dejarlas por escrito.
- *Mantente enfocado.* Los médicos siempre tienen prisa y las citas suelen ser breves. Concéntrate en el tema que los ocupa. Si estás visitando a tu cardiólogo, no te vayas por la tangente y preguntes sobre un dolor en el dedo del pie. Menciona solo lo que creas que es relevante para esta cita; cualquier historia acerca de tu dedo del pie, resérvala para el médico de los pies.
- *Pregunta cómo obtener ayuda si surgen otros problemas más adelante.* Inevitablemente, una vez que llegues a casa comenzarás a pensar en otros detalles. ¿Cómo puedes conseguir que alguien te aclare esas dudas? ¿En qué casos debes llamar al médico? ¿Están disponibles las enfermeras para contestar tus preguntas?

ESCENARIO 5: CONSEGUIR UNA RECETA

Tu médico te extiende una receta para un medicamento y no estás seguro para qué te sirve, cómo tomarlo o por qué lo ha recetado. No supongas que entenderás todo sobre esta medicina cuando llegues a casa. Pídele a tu médico que te explique los detalles de la receta.

- *Comprende lo que te recetan.* Si un médico te da una receta, léela, y si no puedes entender la letra, pídele que te dé otra que sea más clara. Cuando recojas la medicina en la farmacia, comprueba que sea la indicada por tu doctor y en la dosis prescrita.
- *Pregunta acerca de los detalles de los medicamentos.* Asegúrate de que tu médico te explique para qué es el medicamento, con qué frecuencia debes tomarlo, por cuánto tiempo, qué efectos secundarios podrían presentarse, qué hacer si se producen efectos secundarios, lo que debes hacer si te das cuenta de que la medicina no te está ayudando, si debes (o no debes) tomarla con alimentos o bebidas, si debes evitar ciertos alimentos o alcohol mientras la estés tomando y si esta puede interferir con otros medicamentos o suplementos que estés usando.

- *Recuérdale a tu médico las reacciones que has tenido anteriormente con ese medicamento.* Si has tenido efectos secundarios o reacciones adversas a este medicamento o un medicamento similar en el pasado, comunícaselo a tu médico.

  Él debe estar enterado de los detalles para determinar si se trató de una situación puntual o definitivamente sufres de alergias a determinadas sustancias incluidas en la medicina. En ese caso, deberá optar por otra.

- *Confirma la dosis.* Confirma con tu médico que la dosis sugerida es la correcta para tu peso y edad, y que el horario de dosificación también es el adecuado para ti.

- *Habla con tu médico si no estás de acuerdo con la prescripción.* A veces los médicos recomiendan medicamentos que los pacientes prefieren no tomar, ya sea porque no han tenido buena experiencia al usarlos anteriormente, porque no confían en sus características o simplemente porque no sienten que lo necesitan.

  Un ejemplo de esto suelen ser los calmantes, los tranquilizantes, los ansiolíticos, etcétera. También pueden prescribir antibióticos que en ocasiones no son necesarios. Habla con tu doctor si no estás convencido de la medicación.

El uso excesivo de antibióticos

Los antibióticos son medicamentos que se administran para combatir las infecciones bacterianas. Si tienes una infección bacteriana, como la faringitis estreptocócica o amigdalitis, es perfectamente natural que tu médico te recete un antibiótico. Sin embargo, los antibióticos no funcionan en las infecciones causadas por un virus. Si tienes un resfriado sin dolor de garganta, una gripe o una infección de oído viral, tomar antibióticos como la amoxicilina, la cefalexina o la doxiciclina no te ayudarán.

Desafortunadamente, algunos médicos recetan antibióticos cuando no se necesitan. Y ocurre que cuando las personas toman demasiados antibióticos, los organismos que generan las infecciones se pueden ir haciendo más fuertes y resistentes a los mismos antibióticos. Esto conduce a una situación conocida como "resistencia a los antibióticos". Cuando eso sucede, los medicamentos con los que se combaten ciertas bacterias tienden a ser menos eficaces, van perdiendo poder. De hecho, tomar antibióticos cuando no se necesita aumenta tus probabilidades de desarrollar una infección resistente a los antibióticos en el futuro.

Si tu médico te recomienda antibióticos, pregunta si realmente son necesarios. Si la respuesta es no, no los tomes. En muchos casos, los síntomas pueden ser mejor tratados con cuidados básicos y mucho descanso. Por ejemplo, si tienes un resfriado, puedes sentirte mejor al tomar remedios que se venden directamente en la farmacia, sin receta, enfocados en la secreción y molestias nasales, en el dolor de cabeza o de garganta y otros síntomas molestos.

Si los antibióticos son necesarios para una infección bacteriana, asegúrate de tomarlos exactamente según lo prescrito y seguir tomándolos hasta que tu médico te diga que los dejes.

También deben ser tomados tal y como dicen las instrucciones. Por lo general, se deben tomar después de una comida, ya que suelen ser demasiado fuertes para el estómago.

Escenario 6: Tener una prueba médica

Tienes una prueba para detectar o diagnosticar una enfermedad y estás ansioso por conocer los resultados. No supongas que el médico te llamará tan pronto como los resultados de las pruebas estén listos. Seguramente serás tú quien deba llamar para averiguar si ya están los resultados. No creas que, si no llaman, todo está de maravillas.

- *Pregunta cuándo y cómo vas a recibir los resultados de las pruebas.* ¿Cómo te enviará tu doctor los resultados de la prueba: por teléfono, correo electrónico o correo postal? ¿Cuándo se supone que recibirás los resultados de la prueba? Si la prueba es negativa (es decir, no hay ningún problema), ¿serás notificado? O si el médico quiere que llames para saber los resultados, ¿cuándo debes hacerlo y a qué número de teléfono debes llamar? Si los resultados son positivos, ¿cuál es el siguiente paso?
- *Dile al médico si tienes alguna emergencia.* Si deseas obtener los resultados tan pronto como sea posible, pregúntale a tu médico si hay una manera de acelerar los resultados. A veces estos pueden ser apresurados.
- *Si no tienes noticias, pide una cita de seguimiento.* No supongas que si no hay noticias, esto significa que son buenas. Si no te han llamado para informarte de tus resultados, puede ser simplemente porque tu médico olvidó revisarlos o llamarte.

ESCENARIO 7: EN UNA CIRUGÍA, UN PROCEDIMIENTO MÉDICO O UNA HOSPITALIZACIÓN

Tienes una cirugía o un procedimiento médico. Tu médico te ha explicado qué esperar, pero hay algunas cosas inesperadas que están sucediendo. No supongas que todo está bien y que no es necesario saber lo que está pasando. Pregúntale a las enfermeras, los anestesistas y los técnicos lo que hacen y para qué.

- *Pregunta acerca de todo.* Cuando estés en el hospital, cuestiona todo lo que se te realiza, si se trata de la inserción de una vía intravenosa (IV) o la administración de un medicamento nuevo. Tú, un familiar o amigo deben realizar preguntas como: ¿Está seguro de que esto es necesario? ¿Puede, por favor, comprobar la dosis?

- *Expresa claramente cuando algo no te parezca correcto.* Uno de mis pacientes notó que la piel en la zona donde se había insertado una aguja IV se había puesto roja; se lo mencionó a la enfermera, quien no se había dado cuenta de que había una infección. Ese tipo de alertas puede marcar la diferencia entre la vida y la muerte, o al menos un daño permanente.

- *¡Exige el lavado de manos!* Lavarse las manos es una de las maneras más eficaces de prevenir la propagación de gérmenes. Tienes el derecho de solicitar a cualquier trabajador de la salud que va a tener contacto directo contigo que, antes de hacerlo, se lave bien las manos. Haz valer ese derecho si no quieres complicar más tu paso por el hospital.

- *Verifica la información y las acciones en torno a ti.* En el hospital, cuando una enfermera va a darte su medicina, pídele que verifique tu nombre y fecha de nacimiento con la información de identificación de la medicina, y que te diga la dosis que va a administrar. Esto será de gran ayuda para evitar errores de nombre del paciente, confusión de medicamentos o dosis. Sé tu propio custodio.

- *Consulta con tu cirujano antes de que comience la operación.* Asegúrate de que tu cirujano y tú estén de acuerdo exactamente en todo lo que se haga dentro del procedimiento y en qué área. Por ejemplo, si te van a operar la rodilla izquierda, recuérdale a todos en el equipo quirúrgico que van a trabajar en la rodilla izquierda y no en la derecha.

Segundas opiniones

Algunos pacientes pueden sentirse incómodos si van a un médico en busca de una segunda opinión. Les preocupa mostrar una falta de confianza en el primer médico. Sin embargo, contar con una segunda opinión juega un papel importante en la práctica de la medicina "saludable". En lugar de sentirse molestos porque un paciente busque una segunda opinión, los buenos médicos lo agradecen. De hecho, algunos recomiendan a sus pacientes que busquen una segunda opinión frente a un diagnóstico.

Hace algunos años, una paciente debió someterse a una cirugía ambulatoria en los ojos para retirar unos pterigiones, esas carnosidades que cubren progresivamente parte de la superficie del ojo. La intervención no dio los resultados que esperaban y de inmediato su oftalmólogo ordenó volver a operar. Sin embargo, ella buscó una segunda opinión, encontrándose con la sorpresa de que si realizaba esa segunda intervención corría grandes riesgos y no había garantías de que el tejido disminuyera. Sin esa segunda opinión, habría cometido un error si permitía que la operaran de nuevo.

Los pacientes tienen derecho a tomar decisiones libres sobre quién proporciona la atención médica, y no hay nada de malo en buscar otra respuesta frente a un problema o alternativa de tratamiento. Para los médicos, no hay nada inmoral en dar segundas opiniones con respecto al tratamiento del paciente de otro médico, si es eso lo que decide el paciente.

Obtener una segunda opinión le da confianza al paciente en que el diagnóstico del primer médico es correcto y la cirugía o el tratamiento recomendado es el mejor curso o la acción más segura. Por supuesto, una segunda opinión a veces difiere de la primera; en ese caso, no dudes en hablar de la situación con los dos médicos para comprender por qué sus enfoques son distintos.

A veces, dos médicos pueden tener dos opiniones diferentes, pero que al mismo tiempo ambas son válidas y seguras. La medicina no siempre es blanca o negra, y puede haber más de una buena manera de tratar el mismo problema. En este tipo de situación, hay que elegir la opinión con la que te sientes mejor, o bien, buscar una tercera.

Cuando vayas a decidir qué acción tomar con especialistas o cirujanos, no dudes en hablar de tu elección con tu médico de familia.

Consejos para obtener una segunda opinión

- Elige un médico de una práctica o red hospitalaria diferente a la tuya.
- Cuando llames al segundo médico para hacer una cita, informa a la recepcionista que el motivo de la visita es obtener una segunda opinión.
- Cuando hagas la cita, pregunta que exámenes, resultados de pruebas y registros médicos debes llevar.
- Infórmale a tu primer médico qué estás buscando una segunda opinión.
- Antes de ir a un médico para una segunda opinión, consulta con tu obtener seguro médico acerca de si será cubierta; la mayoría de los seguros reconocen el valor de una segunda opinión y la cubren.

¿CON QUÉ FRECUENCIA DEBES REALIZARTE UN CHEQUEO MÉDICO?

Parte del éxito en no fallar un diagnóstico, un cáncer por ejemplo, es el realizarse los estudios preventivos de rigor. Más allá de depender de que tu doctor te diga cuándo estos son necesarios, también debes compartir la responsabilidad de saber cuándo toca. La frecuencia con que ves a tu médico para un chequeo de rutina depende de tu edad y tu salud.

Lo primero a tener en cuenta en materia de salud es que prevenir siempre es mejor que curar. Por lo tanto, soy partidario de una medicina preventiva, la cual considera tomar como base los cuidados de los cuales hemos hablado a lo largo de todo este libro: alimentación adecuada, ejercicio y vigilancia de cualquier factor de riesgo en cuanto a enfermedades.

Parte fundamental de esa prevención tiene que ver con un control permanente mediante los exámenes y chequeos que corresponden de acuerdo a la edad y factores de riesgo, como antecedentes familiares y afecciones específicas del paciente (diabetes, sobrepeso, presión arterial alta, etcétera).

Si el estado de salud es bueno, una visita anual es clave para la detección temprana de enfermedades o de cualquier molestia o problema. Esto permite ampliar las opciones para que el tratamiento que se aplica resulte exitoso. Que una molestia o un dolor nos conduzcan al consultorio de un médico no indica que estemos cuidando bien nuestra salud. Normalmente cuando se llega a ese punto es cuando el problema ya está avanzado.

La frecuencia de las visitas al doctor dependen de la edad de la persona y sus condiciones de salud. Por ejemplo, no es lo mismo un niño sano, un niño que padece ciertos síndromes o una persona mayor. Por lo general, mientras más vulnerable en cuanto a edad es la persona, las visitas deben ser más frecuentes.

Parece razonable que niños y ancianos en buen estado de salud visiten al menos cada seis meses el consultorio de su doctor para un control de rutina. Esto les permite revisar que estén al día con sus vacunas, sus vitaminas, su peso, etcétera. Cuando se trata de jóvenes mayores de dieciocho años y de adultos sanos, una vez al año "no hace daño".

Seguramente el médico de cabecera le va a sugerir a las mujeres que también visiten a un ginecólogo, y a los varones mayores de cincuenta años, a un urólogo. Si has tenido antecedentes de cáncer, enfermedades de transmisión sexual o tienes factores de riesgo, debes realizar visitas más frecuentes. Las mujeres en general han entendido que visitar a su ginecólogo forma parte de sus rutinas para controlar mejor su salud. Sin embargo, los hombres son más reacios a este tipo de control, que puede alertar a tiempo sobre problemas como eyaculación precoz, disfunción eréctil, problemas de la próstata, cáncer testicular, entre otros. Les recomiendo a los hombres tomar conciencia de que una visita anual es parte vital de su cuidado preventivo.

En el tema de las visitas al doctor es importante considerar también las que se deben hacer al oftalmólogo o al oculista para exámenes de la vista. Si no tienes mayores problemas, con una visita y examen anual será suficiente, especialmente a partir de los cuarenta años, cuando la visión comienza a mostrar señales de cansancio. Pero si tienes problemas y utilizas espejuelos, es mejor revisarse cada seis meses. Muchas veces los dolores de cabeza inexplicables se deben a cambios en el nivel de visión que ameritan un cambio de graduación de los lentes. También a través de los ojos se pueden detectar a tiempo los primeros síntomas de hipertensión, estrés, diabetes o glaucoma, entre otros.

De la misma manera debe estar incluida en nuestras visitas médicas periódicas una al dentista. Tal como he mencionado en capítulos anteriores, en ocasiones la boca da señales de problemas mayores, relacionados con las principales enfermedades (digestivas, cardíacas, respiratorias, cáncer y diabetes). La revisión y mantenimiento de la dentadura y las encías puede hacer mucho por la salud. Las personas que sufren de problemas como periodontitis o gingivitis deben acudir al odontólogo al menos cada seis meses para recibir tratamiento. Lo mismo ocurre con quienes fuman o beben, pues deben mantener una higiene bucal más intensa para evitar problemas mayores. Para quienes llevan una vida relativamente sana, con al menos una visita al dentista cada doce meses se pueden mantener caries y sarro bajo control, además de una sonrisa a prueba de todo.

Los siguientes son algunos de los principales exámenes que se deben practicar al menos una vez al año:

- Colesterol y triglicéridos
- Medición de la glucosa en la sangre
- Medición de glóbulos rojos en la sangre
- Presión arterial
- Mamografía anual para mujeres mayores de cuarenta años
- Papanicolaou anual o cada dos años para las mujeres
- Examen de próstata en el caso de los hombres mayores de cincuenta años

Asimismo las mujeres deben practicarse una palpación de los senos y del área de las axilas cada mes.

Al día con las vacunas

Solemos pensar que las vacunas son un tema importante solo para los niños. Pero los adultos también se pueden beneficiar de ellas. Cuando tengas una revisión de rutina, pregúntale a tu médico si necesitas actualizar alguna. Por ejemplo, los adultos deben recibir vacunas de refuerzo contra el tétanos, la difteria y la tos ferina (también llamada DT o Tdap) cada diez años.

Las siguientes son algunas de las otras vacunas que debes solicitar:

• **Influenza.** Los Centros para el Control de Enfermedades recomiendan que todas las personas mayores de seis meses se vacunen contra la influenza todos los años durante la temporada correspondiente (aproximadamente entre octubre y mayo). Las únicas excepciones son las personas con ciertas afecciones y alergias a los ingredientes de la vacuna. De lo contrario, la vacuna contra la gripe es segura, incluso para las mujeres embarazadas. ¿Por qué preocuparse de obtener una vacuna contra la influenza? Porque es una enfermedad potencialmente grave; quien la contrae podría terminar en el hospital o incluso en el cementerio. Cada año, en Estados Unidos, entre 3 mil y 49 mil personas mueren a causa de esta infección. La mayoría de esas muertes ocurren en personas mayores, enfermas, pero incluso las personas jóvenes y sanas pueden verse afectadas. Si recibes una vacuna contra la influenza, no solo te proteges tú, sino que también ayudas a proteger a las personas de tu familia, de tu lugar de trabajo y de la comunidad que están en mayor riesgo de tener consecuencias graves relacionadas con la gripe. Esta vacuna está disponible en los consultorios médicos, las clínicas comunitarias y en la mayoría de las farmacias. Antes de vacunarte, consulta con tu médico para asegurarte de que no eres una de las pocas personas que debe evitarla.

• **Culebrilla o zóster** (el mismo virus que ocasiona la varicela). Esta es una infección viral que puede causar erupciones cutáneas bastante molestas y dolorosas. Muchas personas piensan que son inmunes a esta enfermedad porque la sufrieron cuando eran niños. Sin embargo, suele ocurrir que el virus se mantiene inactivo durante muchos años en algunos nervios del cuerpo, hasta que encuentra la oportunidad de reactivarse por alguna baja de las defensas. Las personas mayores de sesenta años deben recibir esta vacuna, incluso si ya han tenido la culebrilla, si contrajeron varicela antes de cumplir un año de vida o si han sufrido alguna bajada de su sistema inmunológico producto de alguna enfermedad o por el uso de algún medicamento.

• **Neumonía.** La neumonía es una infección que ataca a los pulmones y que cada año afecta a miles de personas. En Estados Unidos más de un millón de personas al año llegan a los hospitales por su causa, y unas 50 mil, la mayoría adultos, pierden la vida. Lo más triste del caso es que todo esto se podría prevenir con el tratamiento adecuado con antibióticos y, sobre todo, vacunándose. Las vacunas para la neumonía se recomiendan especialmente a partir de los 65 años de edad, y para los adultos de todas las edades que tengan ciertos factores de riesgo como el ser fumadores o diabéticos. Pregunta a tu médico si eres un buen candidato para recibir la vacuna contra la neumonía.

• **Otras vacunas.** Dependiendo de tu edad, historial médico, antecedentes de vacunas en la niñez, el estilo de vida que llevas, el tipo de trabajo y otros factores, tu médico puede recomendarte algunas vacunas o refuerzos de estas. Por ejemplo, para la enfermedad meningocócica o meningitis, MMR (sarampión, paperas y rubéola), el VPH (virus del papiloma humano), varicela o hepatitis A y B, entre otras. Seguramente tu médico te dará un cuestionario sencillo para evaluar qué vacunas requieres. La mayoría de los planes de salud cubren estas vacunas y pueden ser aplicadas en cualquier centro de salud o consultorio de tu doctor.

LA MAGIA DEL LAVADO DE MANOS

Lavarse las manos es un proceso muy simple y rápido. Sin embargo, muchos profesionales de la salud se saltan este paso tan importante, ya sea porque se apresuran demasiado para cumplir con sus consultas o simplemente no tienen ganas de molestarse con esto. Pero si tus proveedores de atención médica no se lavan las manos, tu deber es recordarles que lo hagan. Puede que después de leer estas estadísticas quieras mostrárselas. Hay suficientes estudios y evidencias que demuestran que el lavado de manos:

- Reduce el número de personas que se enferman de diarrea en un 31%.
- Reduce las enfermedades intestinales en las personas con sistemas inmunológicos debilitados en un 58%.
- Reduce las enfermedades respiratorias, como resfriados, en la población general entre un 16 y un 21%.

Lavarse las manos también es importante para los pacientes. Es indispensable después de ir al baño, de sonarse la nariz, de ponerse las manos en la boca, de cambiar el pañal a un bebé, de recoger basura, de trabajar en el jardín, de llegar de la calle y antes de manipular alimentos, entre otras actividades. Si escribes en tu computadora, manejas tu vehículo o contestas tu celular, *siempre lávate las manos*. Está comprobado que estos artefactos que usamos a diario suelen tener más gérmenes que un inodoro.

Es muy importante desarrollar este hábito básico de higiene entre los niños y, mientras lo adoptan, que supervises que el lavado se realice correctamente, con suficiente agua y jabón. En su necesidad de descubrir el mundo a través de sus manos, los pequeños lo tocan todo: desde juguetes, alimentos, tierra, el suelo, animales, insectos, hurgan en su nariz, recogen todo del suelo y luego, con la mayor tranquilidad del mundo, se llevan las manos a la boca o se restriegan los ojos. Siempre debemos estar atentos a limpiarles las manos para evitar que esa inmensidad de gérmenes y bacterias que van tomando terminen en sus diminutos cuerpos. Además de que es muy probable que sean víctimas de infecciones, los niños suelen contagiar a toda la familia de enfermedades como resfrío común, influenza, bronquitis, e incluso meningitis.

Sugerencias para lavarse correctamente las manos

- Trata de utilizar agua tibia para hacerla más agradable para los niños y más fácil para esparcir el jabón.
- Siempre usa jabón, ya sea de barra, líquido o en espuma. No tiene que ser necesariamente "antibacterial". Se ha demostrado que realmente lo que elimina las bacterias es el hecho de frotarse las manos con jabón, enjuagándolas con abundante agua, y no el tipo de jabón.
- Frota las manos con la espuma por al menos veinte segundos.
- Abarca desde las muñecas hasta la punta de los dedos. Asegúrate de limpiar el borde de las uñas y, sobre todo, debajo de estas, donde se acumulan y esconden los gérmenes. También lava los pulsos o adornos que usas en las muñecas. Esos también acumulan gérmenes y hongos, producto de la humedad.
- Enjuágalas muy bien.
- Seca con una toalla limpia de tela. En ocasiones, la gente utiliza toallas durante muchos días. Pero la tela húmeda junta tantos o más gérmenes que los que puedes estar lavando de las manos. Así es que lo mejor es cambiarla al menos una vez al día o bien, secarse usando toallas de papel que luego deseches.

ANTES DE DESPEDIRME...

Todos somos mundos distintos. Nadie es perfecto... Y este plan de salud y prevención tampoco es una varita mágica para combatir todos los males. Es simplemente una guía: mi contribución para que tomes el control de tu mente y de tu cuerpo.

No existe una inversión más fructífera en el mundo de la salud que la prevención. Invierte en ti ahora para que el futuro no te pase la cuenta.

Gracias infinitas por permitirme servirte e intentar poner mi granito de arena en esa prosperidad que tanto deseo para ti y los tuyos.

DOCTOR JUAN RIVERA

Fuentes

Primera parte: Nuestra salud

American Cancer Society, "Cancer Facts and Figures for Hispanics and Latinos",
en http://www.cancer.org/research/cancerfactsstatistics/hispanics-latinos
(en español: http://www.cancer.org/acs/groups/content/@epidemiologysurvei-
lance/documents/document/acspc-036792.pdf).
—, "What are the Key Statistics About Lung Cancer?", en http://www.cancer.org/cancer/
lungcancer-non-smallcell/detailedguide/non-small-cell-lung-cancer-key-statistics
American Diabetes Association, "Statistics About Diabetes", en http://www.diabetes.
org/diabetes-basics/statistics/
American Heart Association, "Aspirin and Heart Disease", en http://www.heart.org/
HEARTORG/Conditions/HeartAttack/PreventionTreatmentofHeartAttack/Aspi-
rin-and-Heart-Disease_UCM_321714_Article.jsp#.ViLhqmv_vdl
—, "Hispanics and Heart Disease/Stroke", en http://www.heart.org/HEARTORG/
Conditions/More/MyHeartandStrokeNews/Hispanics-and-Heart-Disease-Stroke_
UCM_444864_Article.jsp#.ViLhW2v_vdl
—, "Stroke Warning Signs and Symptoms", en http://www.strokeassociation.org/
STROKEORG/WarningSigns/Stroke-Warning-Signs-and-Symptoms_UCM_308528_
SubHomePage.jsp
—, "What is Cardiovascvvular Disease?", en http://www.heart.org/HEARTORG/Care-
giver/Resources/WhatisCardiovascularDisease/What-is-Cardiovascular-Disea-
se_UCM_301852_Article.jsp#
Campaign for Tobacco-Free Kids, "Tobacco Use and Hispanics" en https://www.tobacco-
freekids.org/research/factsheets/pdf/0134.pdf
Centers for Disease Control and Prevention, "Adult Obesity Facts", en http://www.cdc.
gov/obesity/data/adult.html
—, "Diabetes Latest", en http://www.cdc.gov/features/diabetesfactsheet/
—, "Health of Hispanic or Latino Population", en http://www.cdc.gov/nchs/fastats/his-
panic-health.htm
—, "Heart Disease Fact Sheet", en http://www.cdc.gov/dhdsp/data_statistics/fact_
sheets/fs_heart_disease.htm
—, "Hispanic Health", en http://www.cdc.gov/vitalsigns/hispanic-health/
—, "Obesity in Hispanics" en http://www.cdc.gov/obesity/data/table-hispanics.html
—, "Vital Signs: Leading Causes of Death, Prevalence of Diseases and Risk Factors,
and Use of Health Services Among Hispanics in the United States – 2009-2013",
en http://www.cdc.gov/mmwr/preview/mmwrhtml/mm6417a5.htm?s_cid=m-
m6417a5_w
—, "Women and Heart Disease Fact Sheet", en http://www.cdc.gov/dhdsp/data_statis-
tics/fact_sheets/fs_women_heart.htm

National Cancer Institute, "Cancer Prevention Overview", en http://www.cancer.gov/about-cancer/causes-prevention/patient-prevention-overview-pdq
—, "Cancer Statistics", en http://www.cancer.gov/about-cancer/what-is-cancer/statistics
—, "What is Cancer", en http://www.cancer.gov/about-cancer/what-is-cancer
—, "Where to Get Help When You Decide to Quit Smoking", en http://www.cancer.gov/about-cancer/causes-prevention/risk/tobacco/help-quitting-fact-sheet
National Institute of Diabetes and Digestive and Kidney Diseases, "The A1C Test and Diabetes", en http://www.niddk.nih.gov/health-information/health-topics/diagnostic-tests/a1c-test-diabetes/Pages/index.aspx
—, "Diabetes A to Z", en http://www.niddk.nih.gov/health-information/health-topics/diabetes/Pages/default.aspx
—, "Información de la salud en español", en http://www.niddk.nih.gov/health-information/informacion-de-la-salud/Pages/default.aspx
Ogden, C. L., Carroll, M. D., Kit, B. K. y Flegal, K. M., "Prevalence of Adult and Childhood Obesity in the United States, 2011-2012", *Journal of the American Medical Association*, en http://jama.jamanetwork.com/article.aspx?articleid=1832542
The State of Obesity, "Special Report: Racial and Ethnic Disparities in Obesity", en http://www.stateofobesity.org/disparities/latinos/
U.S. National Library of Medicine, MedlinePlus, "Hispanic American Health", en https://www.nlm.nih.gov/medlineplus/hispanicamericanhealth.html
—, "Stop Smoking Support Programs", en https://www.nlm.nih.gov/medlineplus/ency/article/007440.htm

PRIMER MANDAMIENTO: LA "DIETA DE POQUITO A POCO"

Almiron-Roig, E., Solis-Trapala, I., Dodd, J. y Jebb, S. A., "Estimating food portions. Influence of unit number, meal type and energy density", *Appetite*, vol. 71, 95–103, en http://www.ncbi.nlm.nih.gov/pmc/articles/PMC3857597/
Centers for Disease Control and Prevention and Prevention, "Alcohol and Public Health", en http://www.cdc.gov/alcohol/faqs.htm
—, "National Diabetes Prevention Program", en http://www.cdc.gov/diabetes/prevention/index.html
Cornell University Food and Brand Lab, "The Perils of Large Plates", en http://foodpsychology.cornell.edu/outreach/large-plates.html
Mayo Clinic, "Guide to Portion Control for Weight Loss", en http://www.mayoclinic.org/healthy-lifestyle/weight-loss/multimedia/portion-control/sls-20076148]
National Institute of Diabetes and Digestive and Kidney Diseases, "Overweight and Obesity Statistics", en http://www.niddk.nih.gov/health-information/health-statistics/Pages/overweight-obesity-statistics.aspx
—, "Diabetes Prevention Program", en http://www.niddk.nih.gov/about-niddk/research-areas/diabetes/diabetes-prevention-program-dpp/Pages/default.aspx
U.S. Department of Agriculture, "MyPlate", en http://www.choosemyplate.gov/.
Wansink, B. y Van Ittersum, K., "Portion Size Me: Downsizing Our Consumption Norms", *Journal of the American Dietetic Association*, en http://mindlesseating.org/lastsupper/pdf/portion_size_me_JADA_2007.pdf

Segundo mandamiento: El que no camina se oxida

American Heart Association, "Physical Activity Improves Quality of Life", en http://www.
    heart.org/HEARTORG/GettingHealthy/PhysicalActivity/StartWalking/Physical-acti-
    vity-improves-quality-of-life_UCM_307977_Article.jsp
—, "Walking 101", en http://www.heart.org/HEARTORG/GettingHealthy/PhysicalActivity/
    Walking/Walking-101_UCM_461766_Article.jsp
Centers for Disease Control and Prevention and Prevention, "More People Walk to Better
    Health", en http://www.cdc.gov/vitalsigns/walking/
National Cancer Institute, "Physical Activity and Cancer", en http://www.cancer.gov/
    about-cancer/causes-prevention/risk/obesity/physical-activity-fact-sheet
National Heart, Lung, and Blood Institute, "Guide to Physical Activity", en http://www.
    nhlbi.nih.gov/health/educational/lose_wt/phy_act.htm
—, "Recommendations for Physical Activity", en https://www.nhlbi.nih.gov/health/heal-
    th-topics/topics/phys/recommend
U.S. Department of Health and Human Services, "Get Active", en http://healthfinder.
    gov/HealthTopics/Category/health-conditions-and-diseases/diabetes/get-active
U.S. National Library of Medicine, MedlinePlus, "Exercise and Physical Activity", en
    https://www.nlm.nih.gov/medlineplus/exerciseandphysicalfitness.html

Tercer mandamiento: El buen sueño te brinda salud y empeño

American Heart Association, "Sleep Apnea and Heart Disease", en http://www.heart.
    org/HEARTORG/Conditions/More/MyHeartandStrokeNews/Sleep-Apnea-and-
    Heart-Disease-Stroke_UCM_441857_Article.jsp
American Sleep Apnea Association, "Sleep Apnea", en http://www.sleepapnea.or-
    g/i-am-a-health-care-professional.html
Centers for Disease Control and Prevention, "Are You Getting Enough Sleep?", en http://
    www.cdc.gov/Features/Sleep/
—, "Drowsy Driving: Asleep at the Wheel"en http://www.cdc.gov/features/dsdrowsydri-
    ving/
—, "Insufficient Sleep is a Public Health Problem", en http://www.cdc.gov/features/
    dssleep/
Harvard Medical School, "12 Simple Steps to Improve Your Sleep", en http://healthys-
    leep.med.harvard.edu/healthy/getting/overcoming/tips
—, "Sleep and Disease Risk", en http://healthysleep.med.harvard.edu/healthy/mat-
    ters/consequences/sleep-and-disease-risk
Harvard School of Public Health, "Blue Light Has a Dark Side", en http://www.health.
    harvard.edu/staying-healthy/blue-light-has-a-dark-side
Healthy People 2020, "Sleep Health", en http://www.healthypeople.gov/2020/to-
    pics-objectives/topic/sleep-health
National Center for Biotechnology Information, "Short Sleep Duration Is Associated with
    Reduced Leptin, Elevated Ghrelin, and Increased Body Mass Index", en http://
    www.ncbi.nlm.nih.gov/pmc/articles/PMC535701/
National Heart, Lung, and Blood Institute, "Your Guide to Healthy Sleep", en https://
    www.nhlbi.nih.gov/files/docs/public/sleep/healthy_sleep.pdf
National Sleep Foundation, "How Much Sleep Do We Really Need?", en https://sleep-
    foundation.org/how-sleep-works/how-much-sleep-do-we-really-need
—, "Shift Work Disorder", en https://sleepfoundation.org/shift-work/content/
    shift-work-disorder
—, "Sleep Aids and Insomnia", en https://sleepfoundation.org/sleep-disorders-pro-
    blems/insomnia/sleep-aids-and-insomnia

—, "Sleep Disorder Problems", en https://sleepfoundation.org/sleep-disorders-problems

—, "Sleep Hygiene", en https://sleepfoundation.org/ask-the-expert/sleep-hygiene

UCLA Sleep Disorders Center, "Coping With Shift Work", en http://sleepcenter.ucla.edu/body.cfm?id=54

Cuarto mandamiento: No se puede curar el cuerpo sin prestarle atención a la mente

American Heart Association, "Four Ways to Deal with Stress", en http://www.heart.org/HEARTORG/GettingHealthy/StressManagement/FourWaystoDealWithStress/Four-Ways-to-Deal-with-Stress_UCM_307996_Article.jsp

—, "How Does Stress Affect You?", en http://www.heart.org/HEARTORG/GettingHealthy/StressManagement/HowDoesStressAffectYou/How-Does-Stress-Affect-You_UCM_307985_Article.jsp

—, "Inflammation and Heart Disease", en http://www.heart.org/HEARTORG/Conditions/Inflammation-and-Heart-Disease_UCM_432150_Article.jsp

—, "Stress and Heart Health", en http://www.heart.org/HEARTORG/GettingHealthy/StressManagement/HowDoesStressAffectYou/Stress-and-Heart-Health_UCM_437370_Article.jsp

American Psychological Association, "Different Kinds of Stress", en http://www.apa.org/helpcenter/stress-kinds.aspx (español: http://www.apa.org/centrodeapoyo/tipos.aspx).

—, "Managing Your Stress in Tough Economic Times", en http://www.apa.org/helpcenter/economic-stress.aspx

—, "Stress Tip Sheet", en http://www.apa.org/news/press/releases/2007/10/stress-tips.aspx

Anxiety and Depression Association of America, "Exercise for Stress and Anxiety", en http://www.adaa.org/living-with-anxiety/managing-anxiety/exercise-stress-and-anxiety

—, "Physical Activity Reduces Stress", en http://www.adaa.org/understanding-anxiety/related-illnesses/other-related-conditions/stress/physical-activity-reduces-st

—, "Symptoms of a Panic Attack", en http://www.adaa.org/understanding-anxiety/panic-disorder-agoraphobia/symptoms

Centers for Disease Control and Prevention, "Coping With Stress", en http://www.cdc.gov/violenceprevention/pub/coping_with_stress_tips.html

—, "Managing Stress", en http://www.cdc.gov/features/handlingstress/

Harvard Medical School Health Publications, "Stress and Your Heart", en http://www.health.harvard.edu/heart-health/stress-and-your-heart

National Institute of Mental Health, "Signs and Symptoms of Depression", en http://www.nimh.nih.gov/health/topics/depression/men-and-depression/signs-and-symptoms-of-depression/index.shtml

—, "What is Stress?", en http://www.nimh.nih.gov/health/publications/stress/index.shtml

The American Institute of Stress, "50 Common Signs and Symptoms of Stress", en http://www.stress.org/stress-effects/

The New York Academy of Medicine, "New Research: Stress Linked to Emergency Room Visits", en http://www.nyam.org

U.S. National Library of Medicine, MedlinePlus, "Stress and Your Health", en https://www.nlm.nih.gov/medlineplus/ency/article/003211.htm

250

Quinto mandamiento: El sexo no es tabú, es salud

American Academy of Family Physicians, "Disfuncion erectile", en http://es.familydoctor.org/familydoctor/es/diseases-conditions/erectile-dysfunction.printerview.all.html

American Heart Association, "Erectile Dysfunction and High Blood Pressure, en http://www.heart.org/HEARTORG/Conditions/HighBloodPressure/WhyBloodPressure-Matters/Erectile-Dysfunction-and-High-Blood-Pressure_UCM_301827_Article.jsp#.ViPoAGv_vdl

—, "Sex and Heart Disease", en http://www.heart.org/HEARTORG/Conditions/More/MyHeartandStrokeNews/Sex-and-Heart-Disease_UCM_436414_Article.jsp#.ViPmOWv_vdl

—, "Sex and High Blood Pressure", en http://www.heart.org/HEARTORG/Conditions/HighBloodPressure/WhyBloodPressureMatters/Sex-and-High-Blood-Pressure_UCM_451787_Article.jsp#.ViPo12v_vdl

Food and Drug Administration, "FDA Approves First Treatment for Sexual Desire Disorder", en http://www.fda.gov/NewsEvents/Newsroom/PressAnnouncements/ucm458734.htm

Kinsey Institute, "Frequently Asked Sexual Questions", en http://www.kinseyinstitute.org/resources/FAQ.html

Loewenstein, G., Krishnamurti, T., Kopsic, J. y McDonald, D., "Does Increased Sexual Frequency Enhance Happiness?", *Journal of Economic Behavior and Organization*, vol. 116, 206–218, en http://www.sciencedirect.com/science/article/pii/S0167268115001316

National Center for Biotechnology Information, "Sexual Activity, Erectile Dysfunction, and Incident Cardiovascular Events", en http://www.ncbi.nlm.nih.gov/pmc/articles/PMC2824175/

National Institute of Diabetes and Digestive and Kidney Diseases, "Erectile Dysfunction", en http://www.niddk.nih.gov/health-information/health-topics/urologic-disease/erectile-dysfunction/Pages/facts.aspx

Sexto mandamiento: Bebés saludables, familias felices

American Pregnancy Association, "Mercury Levels in Fish", en http://americanpregnancy.org/pregnancy-health/mercury-levels-in-fish/

Centers for Disease Control and Prevention, "Chemicals in Tobacco Smoke", en http://www.cdc.gov/tobacco/data_statistics/sgr/2010/consumer_booklet/pdfs/consumer.pdf

—, "Facts About Anencephaly", en http://www.cdc.gov/ncbddd/birthdefects/anencephaly.html

—, "Facts About Birth Defects", en http://www.cdc.gov/ncbddd/birthdefects/facts.html

—, "Facts About Birth Defects", en http://www.cdc.gov/ncbddd/birthdefects/facts.html

—, "Facts About Folic Acid", en http://www.cdc.gov/ncbddd/folicacid/about.html

—, "Facts About Spina Bifida", en http://www.cdc.gov/ncbddd/spinabifida/facts.html

—, "Medications and Pregnancy", en http://www.cdc.gov/pregnancy/meds/index.html

—, "Preconception Health", en http://www.cdc.gov/preconception/overview.html

—, "Preconception Health and Health Care", en http://www.cdc.gov/preconception/planning.html

—, "Preconception Health and Health Care Facts for Men", en http://www.cdc.gov/preconception/men.html

—, "STDs and Pregnancy: CDC Fact Sheet", en http://www.cdc.gov/std/pregnancy/stdfact-pregnancy.htm

—, "Tobacco Use and Pregnancy", en http://www.cdc.gov/reproductivehealth/tobaccousepregnancy/

Cleveland Clinic, "Drugs and Male Fertility", en https://my.clevelandclinic.org/health/diseases_conditions/hic-advanced-semen-tests-for-fertility/hic-drugs-and-male-fertility

March of Dimes, "Take Folic Acid Before You're Pregnant", en http://www.marchofdimes.org/pregnancy/take-folic-acid-before-youre-pregnant.aspx

Medical Daily News, "Hispanic Babies See Higher Rates of Neural Tube Birth Defects", en http://www.medicaldaily.com/hispanic-babies-see-higher-rates-neural-tube-birth-defects-unfortified-corn-masa-flour-may-be-blame

Resolve, "Fast Facts About Infertility", en http://www.resolve.org/about/fast-facts-about-fertility.html

—, "What is Infertility?", en http://www.resolve.org/about-infertility/what-is-infertility/

U.S. Department of Health and Human Services, "Folic Acid Fact Sheet", en http://womenshealth.gov/publications/our-publications/fact-sheet/folic-acid.html

—, "Infertility Fact Sheet", en https://www.womenshealth.gov/publications/our-publications/fact-sheet/infertility.html

Séptimo mandamiento: Evitar los errores médicos

Agency for Healthcare Research and Quality, "20 Tips to Help Prevent Medical Errors", en http://www.ahrq.gov/patients-consumers/care-planning/errors/20tips/index.html

—, "Explore Your Treatment Options", en http://www.effectivehealthcare.ahrq.gov/index.cfm/options/

American Cancer Society, "Guidelines for the Early Detection of Cancer", en http://www.cancer.org/healthy/findcancerearly/cancerscreeningguidelines/american-cancer-society-guidelines-for-the-early-detection-of-cancer

American Medical Association, "Second Opinions", en http://www.ama-assn.org/ama/pub/physician-resources/medical-ethics/code-medical-ethics/opinion8041.page?

Becker's Infection Control & Clinical Quality, "9 Most Common Medical Errors", en http://www.beckershospitalreview.com/quality/9-most-common-medical-errors.html

Centers for Disease Control and Prevention, "2015 Recommended Immunizations for Adults: By Age", en http://www.cdc.gov/vaccines/schedules/downloads/adult/adult-schedule-easy-read.pdf

—, "Antibiotic/Antimicrobial Resistance", en http://www.cdc.gov/drugresistance/

—, "Antibiotics Aren't Always the Answer", en http://www.cdc.gov/features/getsmart/

—, "Handwashing Guidelines", en http://www.cdc.gov/handhygiene/Guidelines.html

—, "Handwashing: Clean Hands Save Lives" en http://www.cdc.gov/handwashing/why-handwashing.html

—, "Key Facts About Seasonal Flu Vaccine", en http://www.cdc.gov/flu/protect/keyfacts.htm

—, "Show Me the Science: Why Wash Your Hands?", en http://www.cdc.gov/handwashing/why-handwashing.html

Hospital Safety Score, "Hospital Errors are the Third Leading Cause of Death in the U.S.", en http://www.hospitalsafetyscore.org/newsroom/display/hospitalerrors-third-leading-causeofdeathinus-improvementstooslow

James, J. T., "A New, Evidence-based Estimate of Patient Harms Associated with Hospital Care", *Journal of Patient Safety*, vol. 9, núm. 3, 122–128, en http://journals.lww.com/journalpatientsafety/Fulltext/2013/09000/A_New,_Evidence_based_Estimate_of_Patient_Harms.2.aspx

Patient Advocate Foundation, "Second Opinions", en http://www.patientadvocate.org/help.php/index.php?p=691

The National Academies of Science, Engineering, Medicine, "Medication Errors Injure 1.5 Million People and Cost Billions of Dollars Annually; Report Offers Comprehensive Strategies for Reducing Drug-Related Mistakes", en http://www8.nationalacademies.org/onpinews/newsitem.aspx?RecordID=11623

U.S. Department of Health and Human Services, "Screening Tests and Vaccines", en http://www.womenshealth.gov/screening-tests-and-vaccines/screening-tests-for-women/

Sobre el Dr. Juan Rivera

El Dr. Juan Rivera es médico internista, con especialidad en cardiología y estudios realizados en el prestigioso Johns Hopkins University Hospital. Su credibilidad, experiencia, cercanía y carisma lo han convertido en el líder indiscutido en temas de salud en la comunidad hispana.

Es experto médico para la cadena Univision en programas como *Primer Impacto, Despierta América, Noticiero Univision* y *Al Punto*, con Jorge Ramos. Fue cocreador y conductor del exitoso programa *Strange Medicine* (Medicina Desconocida) que se transmitió por las cadenas FUSION y Univision, y a través del circuito interno de los vuelos de Delta Airlines. En 2015 lanzó el plan de dieta Reto 28, el cual se convirtió en la iniciativa comunitaria más exitosa de Univision.

Sus columnas en *Huffington Post* y actualmente en *People En Español* se encuentran entre las más leídas en temas de salud.

Fue asesor médico de la cadena Telemundo, participando en programas como *Al Rojo Vivo* con María Celeste Arrarás, *Un Nuevo Día* y *Noticiero Telemundo*.

Actualmente maneja su propio centro de Salud, Prevención y Bienestar Cardiovascular en el prestigioso Hospital Mount Sinaí de Miami Beach, Florida, donde también es director de Prevención Cardiovascular en la División de Cardiología.

- ⓘ drjuanjr
- 🐦 @drjuanjr
- f /drjuanjr
- ⊕ drjuan.net